Hans Eberle
Friedrich Ritzer

# Arzneimittellehre
Heilung von Krankheiten in modernen Lebenssituationen
Neue homöopathische Arzneien 1

Hans Eberle
Friedrich Ritzer

# Arzneimittellehre
Heilung von Krankheiten in modernen Lebenssituationen
## Neue homöopathische Arzneien 1

**Mit einem Vorwort von Dr. Alfons Geukens**

Verlag Müller & Steinicke München

Anschrift der Autoren:

Dr. Hans Eberle
Rathausstr. 10
83022 Rosenheim
Hans-Eberle@T-Online.de
Tel.: 08031/381274
Fax: 08031/14849


Friedrich Ritzer, Dipl. theol.
Hochsteinstr. 10
94034 Passau
Friedrich-Ritzer@T-Online.de
Tel.: 0851/40484
Fax: 0851/40486


Impressum:

© 1999    Verlag Müller & Steinicke KG, München
ISBN  3-87569-147-4
Alle Rechte der Verbreitung, auch die der photomechanischen Wiedergabe oder der Einspeisung und Rückgewinnung in Datenverarbeitungsanlagen sind vorbehalten.

Gesamtherstellung: grafik + druck GmbH, München

# Neue homöopathische Arzneien 1

## Uranium metallicum

## Plutonium

## Excrementum caninum

## Aqua Hochstein

## Scorpio europaeus

## Placenta

# Neue homöopathische Arzneien 2

**Adlerblut**

**Gras**

**Urina equina**

**Terra**

**Stahl**

**Electricitas**

## Vorwort von Alfons Geukens

Beim Lesen der Materia medica dieser aktuell untersuchten Mittel hat mich vor allem die Gründlichkeit des Werkes beeindruckt. Auch und vor allem, weil nicht gegen die Grundprinzipien der Homöopathie, die nur auf Arzneimittelprüfung aufgebaut ist, verstoßen wurde, was in manch anderen Werken meist deutlich der Fall ist.

Bemerkenswert finde ich auch, daß außer den mental-emotionalen Symptomen viele körperliche Beschwerden aufgeführt werden, was von der Totalität dieser Mittel zeugt.

Die klinischen Fälle zeigen manchmal spektakuläre Reaktionen mit dem gleichzeitigen Verschwinden der körperlichen Beschwerden, was sehr bedeutend ist für die Beurteilung der Wirksamkeit des homöopathischen Mittels.

Die Nachuntersuchung der klinischen Fälle laufen über einen Zeitraum von ungefähr 2 Jahren und zeigen eine definitive Verbesserung. Dies weist auf die Tiefe der Wirkung hin und kann nur schwer als zufällig (Placebo-Effekt) angesehen werden.

Für ihren Einsatz und die enorme Ausdauer möchte ich Herrn Dr. Hans Eberle und Herrn Friedrich Ritzer meine Bewunderung aussprechen.

Der nächste Schritt sollte nun die Einführung all dieser Symptome in unser Repertorium sein, damit wir auch an diese Mittel denken, wenn wir sie während der Repertorisation antreffen, und damit wir sie an Hand dieser Materia medica bestätigen können.

Ich danke diesen beiden Herren von Herzen für ihren Beitrag zu der Entwicklung der Homöopathie.

Dr. Alfons Geukens

## Über die Autoren

**Dr. Hans Eberle** (Jahrgang 1950) und **Friedrich Ritzer** (Jahrgang 1961) verbindet eine zehnjährige Zusammenarbeit und Forschungsgemeinschaft. 2 Jahre behandelten sie täglich ihre Patienten gemeinsam. Das vorliegende Werk ist das Ergebnis ihrer Forschung. Eine glückliche Hand für interessante, moderne und teilweise allgegenwärtige, neue Stoffe, sowie sehr genau durchgeführte Arzneimittelprüfungen und der Mut die Ergebnisse in klinische Anwendungen umzusetzen, ermöglichten das Entstehen und das Erkennen dieser zuverlässigen, häufig anwendbaren, homöopathischen Arzneien. Beide Autoren verbinden eine ausgiebige homöopathische Patientenbehandlung mit einem bewußt gewählten zeitlichen Raum für Forschungstätigkeit.

**Friedrich Ritzer**, Dipl. theol., studierte Theologie und Philosophie in Passau und München. Mit der klassischen Homöopathie beschäftigt er sich seit 15 Jahren und arbeitet seit 10 Jahren als Heilpraktiker und Homöopath. Darüberhinaus ist er Lehrer für traditionelle chinesische Medizin in München. Erste Veröffentlichung: Heilung durch Ähnlichkeit in homöopathischer und theologischer Sicht, München, 1990.

**Hans Eberle**, Dr. med., studierte Medizin in Freiburg und München. Seit 1979 ist er in eigener Praxis tätig. Seit 1982 Ausbildung und Fortbildung in klassischer Homöopathie mit Schwerpunkten bei Prof. Matthias Dorcsi, Jürgen Becker, Alfons Geukens, Rajan Sankaran und Jeremy Sherr. Große klinische Erfahrung mit klassischer Homöopathie 1982-1992 in der Kassenpraxis, seitdem in der Privatpraxis. Darüberhinaus tätig als Kontrabassist in verschiedensten Musikprojekten.

*Alle Bedingungen ändern sich ständig (...)
niemals denken, diesmal sei es perfekt, vollendet.
Es gibt kein Ende.*

**Isaak Stern**

# Inhaltsverzeichnis

**Unser Vorgehen** ........................................................................ 14

**Die Besonderheit der Lebenssituation** .................................... 17

**Miasmatische Vorüberlegungen** ............................................. 18

## Uranium metallicum

**Kurzgefaßte Arzneimittellehre mit Leitsymptomen** ................ 29

**Kurzgefaßte Kasuistik** ............................................................. 37

**Vollständige Arzneimittellehre** ............................................... 47

Essentielle Grundlinien ............................................................. 48
Mythologie ............................................................................... 49
Originale Prüfungssymptome ................................................... 52
    Gemüt/Lebenssituation-Symptome .................................... 53
    Körperliche Symptome ....................................................... 77
**Differentialdiagnosen** ............................................................ 91

**Kasuistik** ................................................................................. 93

## Plutonium

Kurzgefaßte Arzneimittellehre mit Leitsymptomen ............ 105
Kurzgefaßte Kasuistik ............ 109
Vollständige Arzneimittellehre ............ 115
Essentielle Grundlinien ............ 116
Mythologie ............ 119
Originale Prüfungssymptome ............ 123
  Gemüt/Lebenssituation-Symptome ............ 124
  Körperliche Symptome ............ 132
Differentialdiagnosen ............ 136
Kasuistik ............ 138

## Excrementum caninum

Kurzgefaßte Arzneimittellehre mit Leitsymptomen ............ 155
Kurzgefaßte Kasuistik ............ 161
Vollständige Arzneimittellehre ............ 172
Essentielle Grundlinien ............ 173
Originale Prüfungssymptome ............ 176
  Gemüt/Lebenssituation-Symptome ............ 177
  Körperliche Symptome ............ 201
Differentialdiagnosen ............ 211
Kasuistik ............ 214

## Aqua Hochstein

**Kurzgefaßte Arzneimittellehre mit Leitsymptomen** ............ 235

**Kurzgefaßte Kasuistik** ............ 241

**Vollständige Arzneimittellehre** ............ 252

Essentielle Grundlinien ............ 253
Typologie ............ 254
Originale Prüfungssymptome ............ 256
    Gemüt/Lebenssituation-Symptome ............ 257
    Körperliche Symptome ............ 283
**Differentialdiagnosen** ............ 294

**Kasuistik** ............ 296


## Scorpio europaeus

**Kurzgefaßte Arzneimittellehre mit Leitsymptomen** ............ 323

**Kurzgefaßte Kasuistik** ............ 327

**Vollständige Arzneimittellehre** ............ 331

Essentielle Grundlinien ............ 332
Originale Prüfungssymptome ............ 333
    Gemüt/Lebenssituation-Symptome ............ 334
    Körperliche Symptome ............ 344
**Differentialdiagnosen** ............ 348

**Kasuistik** ............ 349

# Placenta

Kurzgefaßte Arzneimittellehre mit Leitsymptomen ............... 361
Kurzgefaßte Kasuistik ............... 367
Vollständige Arzneimittellehre ............... 376
   Essentielle Grundlinien ............... 377
   Originale Prüfungssymptome ............... 378
      Gemüt/Lebenssituation-Symptome ............... 379
      Körperliche Symptome ............... 386
Differentialdiagnosen ............... 392
Kasuistik ............... 393

## Unser Vorgehen bei der Entwicklung der neuen Arzneien

Die **Prüfungen** wurden in der Regel mit C200, vereinzelt mit C30, Q-Potenzen und C1000 durchgeführt. Die Prüfer nahmen die Arznei mehrmals täglich an 2-3 Tagen in Wasser aufgelöst. Die Q-Potenzen ließen wir teilweise über Wochen einnehmen, je nach Entwicklung der Symptome. Die Prüfer wurden angehalten ihren Körper, ihr Gemüt, Stimmungen und Veränderungen in ihrer Lebenssituation genauestens zu beobachten und aufzuschreiben.
Wir sprachen die Symptome in engmaschigen Telefonaten oder Treffen mit den Prüfern durch, um uns über jedes Symptom sofort Klarheit zu verschaffen, solange es noch frisch vorhanden oder zumindest im Gedächtnis des Prüfers war. Der Beobachtungszeitraum erstreckte sich nicht über 3 Monate hinaus, wobei wir die größte Menge der Symptome bereits in den ersten 4-6 Wochen bekamen. Nur bei sehr wenigen Prüfern sahen wir, daß sie über die 3 Monatsgrenze hinaus an Symptomen litten.

Nach Abschluß der Prüfung gingen wir daran die Originalsymptome der einzelnen Prüfer zu gruppieren, was uns im Gemütsbereich den Wesenskern der Arznei eröffnete und uns neben den körperlichen Symptomen einen guten Einstieg in die **klinische Verordnung** ermöglichte. In der Anwendung der geprüften Arzneien wurden wir durch unsere Erfolge geführt zu **essentiellen Grundlinien, Typologien und Leitsymptomen**, die die Verordnung erleichtern.
In täglichen Gesprächen über den Stand der Erfahrungen aktualisierten wir dauernd gegenseitig unser Wissen über die Arzneien. Ein Arbeitstag in der Woche gilt ausschließlich der Erforschung der von uns geprüften Arzneien.
Durch **reichlich gesicherte klinische Bestätigung** und ihre Aufarbeitung in einem von uns in Zusammenarbeit mit einem Computerfachmann eigens dafür entwickelten **Computerprogramm** ist es

uns möglich geworden bereits eine gesicherte, **kurzgefaßte Arzneimittellehre und eine Sammlung aller geheilten Einzelsymptome und Fälle,** zu erstellen. Durch Eingabe aller Verordnungen in eine Datenbank können wir die Wirkung der Arzneien in verschiedensten Richtungen abfragen und unsere gesamte klinische Erfahrung einholen, übersichtlich machen und konzentrieren. Für die geheilten Krankheiten und Symptome haben wir ein **Benotungssystem von 1-5 Stufen** konzipiert, um auch die Qualität und Intensität der Heilung zu erfassen. Für die Erstellung der kurzgefaßten Arzneimittellehre benutzten wir nur Heilungsergebnisse, die wir mit den Notenstufen 1-2 erfaßt haben, was auf eine sehr gute bis gute Heilung hindeutet.

Bedanken möchten wir uns an dieser Stelle bei Jeremy Sherr, dessen Buch über Arzneimittelprüfungen uns wertvolle Verfahrenshinweise gab. Außerdem bekamen wir von ihm die Anregung zu den Prüfungen von Scorpio europaeus, Plutonium und Adlerblut.
Dank schulden wir all denen, die mit uns diese Arzneien geprüft haben, und uns durch ihre Erfahrungen und Leiden die wertvollen Symptome geschenkt haben, gedankt sei unseren Freunden vom Homöopathiekreis Passau und Rosenheim. Herr Markus Breitenberger hat uns bei der Prüfung von Gras als Prüfungsleiter assistiert.
Dank gilt auch Frau Marie-Luise Lohschmidt für die vielen Arbeiten am Computer sowie Frau Verena Kowalski für die Computereingabe und die sorgfältige Korrekturlesearbeit.

Ohne die Einsatzbereitschaft von Fritz Wild, mit dem zusammen wir Computerlaien das Computerprogramm „Use-it" entwickelten und immer wieder verbessern konnten, wäre auf keinen Fall dieser Überblick über die erfolgten Heilungen durch die neuen Arzneien möglich geworden.

Unseren Familien, die die Prüfung und Entstehung der Arzneien mit ihrer ganzen Kraft mitgetragen haben, sind wir besonders dankbar.

Die Arzneien hatten verschiedene Wege auf sich aufmerksam zu machen. Excrementum caninum, Aqua Hochstein und Gras kamen durch Träume zu uns. Terra verdanken wir der Frage eines unserer Kinder, warum wir denn nicht Erde prüfen. Bei den übrigen Arzneien folgten wir jeweils bestimmten Überlegungen, die sich uns mehr oder weniger aufdrängten.

Große Neugierde und unermüdliche, lebendige Kommunikation untereinander, mit den Prüfern und mit den Patienten haben uns die Arzneien und deren Geheimnisse erschlossen.

## Die Besonderheit der Lebenssituation für die Arzneimittelfindung

Die **Lebenssituation** des Patienten hat unser Hauptaugenmerk in der Anamnese und der Analyse eines Falles. Neben den körperlichen, und ergänzend zu den schematisierten Gemütssymptomen einer zu behandelnden Krankheit, gibt sie und ihre individuelle Schilderung durch den Patienten uns **oft den entscheidenden Hinweis für die Arzneimittelwahl**. Sie ist hochspezifischer Ausdruck der Person und gehört für uns deshalb zu der Gesamtheit der Symptome, die wir als Homöopathen zu erheben haben.

Dieser **erweiterte Blick** auf Arzneien ist uns möglich durch die Beobachtung eben dieser **Lebenssituationen** und ihrer teilweise tiefgreifenden Veränderungen **bei den Prüfern während der Prüfung**, sowie bei den Patienten in der praktischen, klinischen Anwendung.

Jede Arznei brachte hierbei ein für uns unvorhersehbares, für sie aber völlig spezifisches Zentrum ihrer Wirkung auf die Lebenssituation hervor.

Entscheidende Lebenssituationen sind zum Beispiel: Geburt, Ablösung von der Mutter, Schule, Pubertät, geschlechtliche Identität, beruflicher Weg und Ausdruck, Ablösung von den Eltern, Wohnungssituation, Partnerschaft, Familie, Elternschaft, Trennung, Klimakterium, Altern, Tod -in der Umgebung. Die Verweigerung oder Unmöglichkeit der eigenen Wandlung, entsprechend der jeweiligen Lebenssituation, kann krank machen. In seiner Krankheit treffen wir den Patienten in einer der jeweiligen Lebenssituationen an und nutzen diese als Hinweis für die Arzneimittelfindung und helfen mit der Arznei dem Patienten bei seiner Wandlung zur Heilung.

## Miasmatische Vorüberlegungen zu den 12 Arzneien

Arznei mit miasmatisch-zeitgeschichtlicher Dimension:

## Uranium metallicum

In der Arznei Uranium metallicum scheint sich am zentralsten der Wandel der modernen Zeit zu spiegeln. Die Arzneimittelprüfung liest sich wie eine Landkarte für modernes Zeitgeschehen und scheint daher Ausdruck einer miasmatischen Grundsituation unserer Zeit zu sein. Im Mittelpunkt dieser Arznei steht die grenzensprengende, männlich-väterliche, schöpferische Energie mit ihrem gesamten Spannungsgefüge und ihren Entgleisungen.

1. Uranium metallicum spiegelt den **Schnittpunkt** zwischen der **alten patriarchalen Gesellschaft** und der neuen, auf **Gleichberechtigung basierenden Beziehung** zwischen Mann und Frau. Insofern ist in Uran-met. ein Grundphänomen moderner Zeitgeschichte enthalten, der Neudefinition der Geschlechterrollen, in dem der moderne **Krieg der Geschlechter** entbrennt.
2. Uranium metallicum spiegelt den Willen **des modernen Menschen**, **den persönlichen, kulturellen, wirtschaftlichen, sprachlichen Horizont** zu überschreiten und **weltweit** sich umzusehen und sich zu engagieren. Eng damit verbunden ist der moderne Begriff der **Freiheit**.
3. Uranium metallicum spiegelt den modernen, wissenschaftlichen **Forschungs- und Entdeckerdrang**, der den gegenwärtigen Fortschritt ermöglicht. Computer und Informatik stehen im besonderen Maße damit in Beziehung.
4. Uranium metallicum spiegelt den modernen Menschen in der **Überschreitung, Ablehnung und Zurückweisung überkommener Traditionen**, in dem Mut und dem Auftrag seinen eige-

nen Weg zu gehen, selbständig zu denken entgegen aller überkommener Anschauungen.

5. Uranium metallicum spiegelt das **moderne, wirtschaftliche Schaffen und den Fortschritt,** den hohen Stellenwert der **Finanzen und der Sicherheit** sowie die hohe damit verbundene Anstrengung und den Zwang des modernen Lebens.

Der Schatten dieses modernen Aufbruches ist mächtig und äußert sich in großen Spannungen, die in der homöopathischen Arbeit häufig mit Komplementärarzneien aufgegriffen werden müssen.

■ Dem **schöpferischen**, innovativen, kreativen, geistigen und nach **Freiheit** strebenden Prinzip stehen ein großer **Zwang,** ein extremes Durchhaltevermögen, sowie ein Perfektionismus gegenüber. Das Freiheitsbedürfnis kollidiert mit einem **Versicherungswahn** und Sicherheitsbedürfnis.
■ Dem Bedürfnis und der Fähigkeit zur Macht und Autorität stehen Konkurrenz, Ohnmacht, Versagen gegenüber.
■ Der Gleichberechtigung der Geschlechter stehen **Kastrationsgefühle, männliche Ohnmacht gegenüber der Frau** und **die Unschlüssigkeit der Geschlechter** zueinander bzw. der Krieg der Geschlechter gegenüber. Uranium metallicum muß seine neue Rolle in der Beziehung der Geschlechter zueinander erst finden, die gemäß einer anderen Fähigkeit von Uranium metallicum von Freiheit und sich gegenseitig Freigeben in der Beziehung geprägt sein könnte. Aqua Hochstein deckt den Zweifel und die Unklarheit in den Beziehungen ab, ob nun Trennung oder Verbindung angesagt ist, wie auch die Identitätsproblematik des modernen Mannes, die häufig auch ein geschlechtlicher Identitätszweifel ist.
■ Der **Freiheit** und Achtung des **Ich** sowie der Abschaffung und Ablehnung der väterlich autorisierten und überwachten **Traditionen** stehen Entwurzelung, **Ausgeschlossensein und keinen Platz in der Welt** zu haben gegenüber. Uranium metallicum ist

Opfer und Täter des Themas Nichtdazugehören, Ausgeschlossensein. (Excrementum caninum ist Komplementärarznei zu diesem Thema).

- Dem weltweiten Ausgriff von Uranium metallicum stehen die Zerstörung der **Vielfalt** kultureller Identitäten gegenüber. **Vereinheitlichung und Vermassung (Excrementum caninum)** stehen im Gegensatz zu der erwünschten Freiheit und Individualität von Uranium metallicum.

Alle 12 Arzneien stehen in einer engen Beziehung zueinander und gruppieren sich um das zeitgeschichtliche miasmatische Uraniummetallicum-Problem.

**Plutonium:** Das Hauptkomplement zu Uranium metallicum ist Plutonium und verhält sich zu ihm wie dessen Schatten. Das Unbewußte, der Wesensgrund, das Kollektiv – alles Plutoniuminhalte – stehen in Spannung zum Bewußten, zum Ich, zum Wollen, zum weltlichen Aufrichten und Schaffen von Uranium metallicum. Bei völlig unterdrücktem "uranischen" Ich (keinen Platz in der Welt, kein Schutz der persönlichen Freiheit) entstehen Panik, Angst, Zwang und Bedrohungsgefühl von Plutonium. Uranische Kraft heißt schöpferisch tätig werden und sich von schöpferischen Prozessen ergreifen lassen. So vermittelt sich gesunde uranische Kraft im Schaffen und sich Ergeben als notwendige Pole menschlichen Lebens, die den Wandlungsprozeß der irdischen Existenz vorantreiben. In der Krankheit verselbständigt sich das Eingreifen, das Schaffen, dominiert vom blinden Willen des Menschen, was die Natur, den innersten Wesenskern (Plutonium) bedroht und in den Zerfall und in die Zerstörung bringt. Es zeigte sich eine Verschränkung (Komplementarität) von Uran und Plutonium gemäß der Verbindung von Mensch und Natur, von Bewußtem (Uran-met.) und Unbewußtem (Plut.), von Wille (Uran-met.) und innerstem Wesenskern (Plut.).

**Excrementum caninum:** Uranium metallicum mit seiner grenzüberschreitenden, vereinnahmenden Energie führt auf der anderen Seite zu industrieller Gleichschaltung, Vereinheitlichung, Vermassung, Arbeitslosigkeit, dazu, keinen eigenen Platz in der Welt zu haben, Konsum und modernem Bürgertum mit seinen familiären Verklebungen, was in Excrementum caninum sich widerspiegelt.

**Aqua Hochstein:** Die uranische Infragestellung der definierten Geschlechterrollen führt zu Identitätskrisen, Beziehungszweifeln, Trennungen und neuen Verbindungsmöglichkeiten, die im Aqua Hochstein sich spiegeln. Wasser gehört mit Plutonium und Excrementum caninum nach dem Stand unserer jetzigen Erfahrung zu den häufigsten Arzneien im uranischen Miasma.

**Scorpio europaeus:** Ärger, Wut, Aufstand gegen die eigene Unterdrückung durch Uranium metallicum, Anstrengung, Fokusierung, Spezialisierung und Professionalisierung, Radikalisierung, Fundamentalismus und Fanatismus mit dem Ziel der eigenen Aufrichtung sind Kräfte in Scorpio, die uranischen Kräften einerseits verwandt sind (z.B. wissenschaftliche Forschung und Erkenntniskraft, Aufrichtung des Ich) aber auch in schwerer Spannung zu ihnen stehen. Moderne, auf Freiheit basierende Lebensart (Uranium metallicum) steht nicht selten mit fundamentalistischen Positionen (Scorpio) in Konflikt.

**Placenta:** Ablösung von der Mutter und Verzicht auf ideale Zustände ermöglichen erst das uranische Zupacken auf die Welt. Die erbarmungslose Wirklichkeit von Uranium metallicum weckt Sehnsüchte nach placentarer Geborgenheit.

**Adlerblut:** Zupacken, enorme Anstrengung, hoher Anspruch, Freiheit, problematische Mann-Frau-Beziehungen kennzeichnen beide Arzneien, wobei Adlerblut eine extreme Zuspitzung dieser uranischen Problemkreise zeigt. Der Anspruch der Selbstverwirklung, die Einsamkeit, die tragischen, schicksalsmäßigen Abbrüche sind bei Adlerblut steiler. Auch das Thema des Ausgeschlossenseins findet sich bei Adlerblut im Thema Elternverlust, adoptierte Kinder.

**Gras:** Kann und will nicht mehr zupacken, nachdem schlimme Ereignisse, wie Selbstmord in der Familiengeschichte geschehen sind, die zum Beispiel zu schweren Depressionen, Psychosen und Morbus Addison mit schweren Schuldgefühlen führten. Gras steht für Folgen von schwersten syphilitischen Zerstörungen, die die innerste Natur eines Wesens betreffen, die auch in besonderer Weise in unserer Zeit durch das rücksichtslose Ausgreifen der Uranium metallicum-Energie hervorgerufen worden sind. Gras steht in gewisser Weise für die Folgen der geschädigten und geschundenen innersten Natur im uranisch-plutonischen Zeitalter.

**Urina equina:** Innere Wahrheit oder Programmierung auf bestimmte, evt. erwartete Rollen, Eingespanntsein ist das Thema von Urina equina. Wertvermehrung, Firmenaufbau, Häuserkauf, Aktienkauf sind parallele Themen zu Uranium metallicum. Urina equina entspricht dem Jungmann, der mit Höchstleistung in den täglichen Trott geht, der von ihm erwarteten Rolle gegenüber seiner Frau, seiner Familie, seiner Umgebung, der Gesellschaft entspricht ohne Ich- und Selbstreflexion.

**Terra:** Panische Angstzustände, Furcht vor / und Verlust des Eigenen (z.B. Kind), des Eigentums über das man sich so gefreut hat, sind Themen von Terra und treten im Umfeld von Uranium metallicum mit seiner Rücksichtslosigkeit und seinem Zupacken auf. Ergänzend zur uranischen Forschungskraft und Vielfalt bringt Terra die systematisierende und ordnende Denkfähigkeit voran. Die bedingungslose, tolerante Art von Terra korrespondiert mit der Großzügigkeit und Toleranz von Uranium metallicum, wobei dieses das völlig Andere erst achtet, wenn es ein Verständnis dafür entwickelt hat. Heftiges Tanzen und sich frei bewegen von Terra korrespondieren mit den abgeschafften Traditionen und Zwängen und der neuen Freiheit in der „Uran-Zeit". Oder andererseits wird die Erde in ihrer Freude und ihrem Bewegungsdrang niedergedrückt und produziert Depression, Angstzustände, massive Schwindelzustände, Hektik, Depersonalisation, Entwurzelung.

**Stahl:** Fähigkeit, sich zu verbinden, Zwang, etwas durchzuhalten, Ängstlichkeit, Zwang, sich zu organisieren, Fähigkeit, zu dienen, Dienst in einem Verband kombiniert mit Überheblichkeit gegenüber Andersdenkenden und der Impuls, sich von diesen Zwängen zu befreien und in die Freiheit zu kommen als Themen von Stahl, hat Ähnlichkeit mit Uranium metallicum, wobei Stahl für kleinere Einheiten steht, vor allem wenn es um die Vermittlung von Dienst / Zwang / Liebe und der persönlichen Freiheit geht. Außerdem stehen alle von uns geprüften Metalle (Uranium metallicum, Plutonium und Stahl) mit dem Vaterprinzip in Verbindung, jedes aber in seiner Besonderheit.

**Electricitas:** Kontakt und Verbindungsfähigkeit über alle Grenzen hinweg als Fähigkeit von Uranium metallicum findet bei Electricitas als fast zwanghafter Vorgang statt. Die bewußte Erkenntnis der Qualität einer Verbindung fällt dabei äußerst schwer. Einseitige Ausnützungs-, überkommene Unterstützungsphänomene, zwanghaftes und unbewußtes Festhängen in alten Strukturen fallen unter die Wirkung von Electricitas.

Der Begriff des Miasmas bedeutet für die Autoren, daß die Krankheit aus der negativen Seite, aus dem Schatten des zeitgeschichtlichen Geschehens erwächst. Persönliche Krankheit entsteht daraus oder ist doch zumindestens dadurch eingefärbt. Sie trägt zwar die individuelle, schicksalshafte Handschrift, aber im Kern ist sie auf Grundmuster rückführbar, die sich um das zeitgeschichtlich aktuelle, zur Zeit uranische Miasma der Freiheit, der Selbstbestimmung, Gleichberechtigung und der weltweiten Verbindungsfähigkeit eng gruppieren. Miasma heißt Teilhaben an etwas größerem Ganzen ähnlich den Epidemien, die für Hahnemann akute Miasmen darstellten und an denen er den Begriff des chronischen Miasmas entwickelte.

Lebensgeschichtliche Aspekte laufen großenteils parallel mit der miasmatischen Dimension der Zeitgeschichte. Bei der Untersuchung der Lebensgeschichte und Lebenssituation ergeben sich immer wieder gleiche Grundproblematiken bei jedem Menschen. Diese sind durch entsprechende Arzneien abgedeckt. Sie dienen als wichtige Wegmarken im Dschungel der Einzelsymptome, an denen entlang wir sicherer verordnen können, auch wenn manchmal auf kleineren Seitenwegen nach dem Heilmittel gesucht werden muß. So ist auch hier die große Straße wichtige Orientierung und das kleinere Heilmittel ist nur eine spezielle Variante des größeren Themas. Die hier vorliegenden Arzneien beinhalten jedenfalls einen Teil der uranischen, modernen Lebensproblematik und zeigen somit etwas von der miasmatisch - zeitgeschichtlichen Dimension auf.

Uranium metallicum steht mit seiner Ich-Betonung und Individualität, dem Auftrag zu Wandlung und Entwicklung hauptanteilig im syphilitischen Miasma. **Diese Vorstellung entspringt bestimmten von uns gemachten Beobachtungen der Erscheinungsformen der Miasmen:**

- **Psora** entspricht der Kindheit und Abhängigkeit, den elementaren Themen wie Versorgtwerden und Mangel.

- **Sykose** steht für Frau, Mutter, Familie, für die Zeit nach der Kindheit bis zur Mitte des Lebens, für Versorgen, für Tragen, Aufbauen, für ein immer Mehr, Fähigkeit zu Kontinuität und entspricht mehr dem Weiblichen, dem Reich der Pflanzen, der Ortsständigkeit und der Abhängigkeit durch Bleibenmüssen.

- **Syphilis** steht für Mann, Vater, Verantwortung, Einzelwesen, Individualität, Mobilität, Verlangen zu reisen, Gehirn, Ideen, geistige Kreativität, Fähigkeit zu Abbrüchen und steilen Veränderungen, sie entspricht eher dem Tierreich, mit seiner Fähigkeit zu Aggression, mit der besonderen Rolle der Sexualität, dem Dominanzverhalten.

Wenn in der **Hoffnungslosigkeit** der Syphilis, bisher hauptsächlich vertreten durch die nicht radioaktiven Metalle, mit der für sie typischen Vereinzelung, Konkurrenz, Aggression, Dominanzverhalten usw., die Zerstörung vorherrscht, so kann man doch feststellen, daß im Uran-Thema Freiheit, Achtung, Individualität, Verbindungsfähigkeit, interkultureller Austausch, globales Denken und Verstehen als menschliche Qualitäten aufzuleuchten beginnen. **Hoffnung** sehen wir darin, daß in den radioaktiven Stoffen nicht nur Zerstörung, Vereinzelung und Vereinsamung sich manifestieren, sondern ganz neue Qualitäten der Vereinbarkeit von Freiheit, Einzelwesen und Gemeinschaft, jenseits moralischer Fesseln möglich werden.

# Uranium metallicum

*Ich unterschätze wirtschaftlichen Fortschritt nicht,
vor allem aber brauchen wir Freiheit – das heißt Glück.*

**Dalai Lama**

**Herkunft:**
Nach Auskunft des Herstellers Schmidt-Nagel stammt die Arznei direkt von Pierre Schmidt, der keine Angaben über die Herkunft des Präparates hinterließ. Die Nachforschungen der Firma Schmidt-Nagel dauern noch an. Nachdem Pierre Schmidt bei Schülern von Kent Homöopathie studierte und alle schon bekannten Uranium metallicum-Symptome - außer den Nachträgen von Vithoulkas - von Kent stammen, ist es durchaus möglich, daß das Präparat auf Kent selbst zurückgeht.

**Hersteller:** Schmidt-Nagel
SA-27 rue du Prè-Bouvier-CP 310
CH 1217 Meyrin 1 – Geneve
FAX: 0041/22/7191920

**Zahl der Prüfer:** 20 (Hinter jedem Symtom steht in Klammern die Nummer des Prüfers - m für männlich, f für weiblich)

## Kurzgefaßte Arzneimittellehre

Die Symptome der kurzgefaßten Arzneimittellehre basieren entweder auf Prüfungssymptom und klinischer Bestätigung oder auf mehrfach durch Prüfer herausgeprüften Symptomen oder mehrfacher klinischer Bestätigung ohne Prüfungssymptom. Auf dieser Basis sind alle hier beschriebenen Symptome besonders zuverlässig und sicher.

**Uranium metallicum** wurde bisher in **217** dokumentierten Fällen von uns **verordnet**. Davon überblicken wir bisher **87 Heilungen mit der Note 1– 2** bei chronischen sowie akuten Krankheiten.

Mit (K) sind Symptome von Kent, mit (Vh) Symptome von Vithoulkas gekennzeichnet.

# Uranium metallicum

**Wirkungsbereich**
Gestörte Mann-Frau-Beziehung, Wirbelsäule, Nacken, Magen-Darmtrakt, Blähungen

**Leitsymptome**
Energielosigkeit, Fähigkeit und völlige Unfähigkeit, zuzupacken. Unfähigkeit, sich zu konzentrieren, Entschlußlosigkeit, Unfähigkeit, Dinge anzupacken und auf den Weg zu bringen

Erwartungsspannung, Prüfungsangst

Konzentrationsschwäche

großer Wissensdurst und Forscherdrang

**Packen wir's an-Gefühl**
– Freude am Gestalten
– unbeirrbar im Handeln
– Lähmung in der Entscheidung
– Verlangen Jogging

**Machtbedürfnis**
– machtvoll
– mutig
– geht nach vorne, obwohl er seine Schwäche sieht

**Verantwortungsbewußtsein**

**Sicherheitsbedürfnis in finanziellen Angelegenheiten**

**Furcht vor gesellschaftlichem und wirtschaftlichem Zusammenbruch**

**Verlangen, ein Haus zu bauen**

# Uranium metallicum

**Schwere und Leichtigkeit**
- Schwere der Augenlider und Müdigkeit
- Gefühl von Gewicht rechte Schädelbasis
- Schwere des Kopfes, der in alle Richtungen fallen will
- Gefühl, Hals zu dünn für den riesigen, schweren Kopf
- Schwindel plötzlich, wie wenn sich nach vorne bewegen würde und nach oben wie leichtes Abschweben nach vorne und oben.
- Schweregefühl der Zunge
- nach kurzzeitigem Leichtigkeitsgefühl Schwindel und Schwere in der Stirn
- Leichtigkeit geht von den Schulterblättern nach oben Richtung Kopf, leichtes Gefühl im Oberkörper wandelt sich in Schwere, die dann vom Kopf nach unten bis zu den Knien geht.
- Beine wolkig leicht

**Perfektionistischer Zwang**
- Durchhalten

**Lust, "auszusteigen"**
- will frei haben

**Beziehung**
- das Wollen, der Wille des Anderen im Kontakt ist unerträglich
- Sexualität vermindert
- heftige Vorwürfe und Streit mit Ehepartner

**Entfremdungsgefühl gegenüber dem Zuhause**
- Gefühl des Ausgeschlossenseins

**Ausgeschlossensein aus Familie, Erbe, Beruf**

**Stirnhöhlenentzündung**

**Verlangen Tabak**

**Massiv stinkende Blähungen**

**Rückenschmerzen**
- Verspannung und Schmerz im Nacken ziehend, spannend, als ob schwer getragen hätte
- BWS-Schmerz erstreckt sich intercostal nach vorne

**Hautausschlag**
- aufsteigender, massiver Hautausschlag von den Waden zum Thorax

**Müdigkeit und Schwere**

Das durchgängige Prinzip bei Uranium metallicum ist auf allen Ebenen die Spannung zwischen Schwere und Leichtigkeit, wie z.B. Zwang, Perfektionismus und Aussteigermentalität oder auf der körperlichen Ebene die häufig kombinierten Symptome zwischen Schwere und Leichtigkeit.

**Gemüt / Lebenssituation**
Energielosigkeit, Fähigkeit und völlige Unfähigkeit, zuzupacken. Unfähigkeit, sich zu konzentrieren, Entschlußlosigkeit, Unfähigkeit, Dinge anzupacken und auf den Weg zu bringen, Prüfungsangst, Erwartungsspannung, Furcht in der Öffentlichkeit aufzutreten, Scheu, Erfolglosigkeit, Verschlampheit, mangelnde geistige Schärfe und Klarheit, abgehobenes Theoretisieren mit Genialität bei unmöglicher praktischer Umsetzung, verwirrender Ideenreichtum anstatt Fixierung und Gestaltung des Möglichen. Sonderling, jugendlicher Habitus, Aufnahmefähigkeit, Lernbereitschaft, Weltoffenheit. Schwierige Mann-Frau-Beziehung, mangelnde sexuelle Energie, Schwierigkeiten Nähe und Distanz richtig zu finden, Verlangen und Sehnsucht nach Nähe, Abneigung Nähe, viele Ehen und Scheidungen, mehrere Berufe, Beziehungen werden als Einschränkung der Freiheit erlebt, unfähig sich zu Beziehung, zu Ehe zu entscheiden aus Freiheitsgründen, lässige, ehrgeizige Männer, insuffiziente Männer, erfolgreiche Männer mit Aussteigermentalität, zupackende, viel redende offensive Frauen, Geld ist im Überfluß vorhanden, Erfolg, perfekte Familie mit Zwang und viel

# Uranium metallicum

Ehrgeiz aufrechterhalten, Furcht vor plötzlichem Herztod. Konflikte und Überlastungen bei Übergabe und Übernahmesituation von Erbe, Ausgeschlossensein aus Familie und Sippe, rund um den Hausbau, Erdrücktwerden von Schulden, Furcht vor wirtschaftlichem und finanziellem Zusammenbruch. Viele Umzüge, Verlangen zu reisen. Depression, Erschöpfung, Schwäche und Depression bei Krebserkrankung, Folgen von massiver schulmedizinischer Behandlung.

**Schwindel**
Bei Kopfbewegung Schwindel, mit Bedürfnis Kopf zu bewegen und zu kreisen, Schwindelanfälle, Wirbelgefühl im Gehirn und im Stirnbereich, Schwindel mit Schweregefühl im Kopf, Schwindel beim Wasserlassen, Schwindel bei Menses (K).

**Kopf**
Kopfschmerz, Stirn, Hinterkopf, Hinterhauptshöcker stechend, drückend, Kopfschmerz morgens, wie nach Alkoholexzess, Schweregefühl Kopf erstreckt sich nach unten bis zu den Knien.

**Augen**
Lichtempfindlichkeit, undeutliches Sehen, unscharfes Sehen, deswegen Verlangen, die Augen zu reiben, Verlangen, die Augen zu schließen, Gerstenkörner, mit Verlangen zu reiben, Lidschwellungen, Lidzucken, Tränenfluß, Schmerz Auge erstreckt sich zum Hinterkopf (K), Augen verklebt (K), Müdigkeit mit Schwere der Augenlider, daß plötzlich einschlafen könnte, schläfriger Blick, scharfer Blick.

**Nase**
Sinusitis frontalis, Absonderung einseitig, blutig, wäßrig blutig, Absonderung eitrig (K), Krusten, Schorfe in der Nase (K), Absonderung wundfressend (K), Schnupfen ohne Absonderung, Stockschnupfen, Nasenjucken (K).

**Ohren**
Tinnitus, Ohrenschmerzen, Otitis media.

**Gesicht**
Akne, Pubertätsakne, Schmerz, Trigeminusneuralgie, druck- und berührungsempfindlich, Lidschwellungen, Sinusitis frontalis mit auffallender Müdigkeit, Schmerz über der Stirnhöhle, <Druck.

**Mund**
Schweregefühl der Zunge, verwaschene Sprache, Speichelfluß mit häufigem Schluckzwang.

**Zähne**
Zahnschmerzen.

**Äußerer Hals**
Schmerz massiv, stechend, drückend in der Schilddrüse, Druckempfindlichkeit der Schilddrüse, Hals wie zugeschnürt, <Streß, <Ärger.

**Magen**
Chronische Gastritis, Schmerz brennend nagend (Vh), mit Gurgeln im Bauch, chronische Ulcera ventriculi, Erbrechen anfallsweise (K), Erbrechen Blut (K), Sodbrennen, Übelkeit, kann nur wenig essen, will nicht essen; Durst extrem, Verlangen: roher Schinken (K), Joghurt, Grapefruit, Orangen, Rauchen, Salat.

**Abdomen**
Lautes Gurgeln und Glucksen, massiv stinkende häufige Blähungen, schmerzhafte Blähungen, die das ganze Zimmer erfüllen, Bauchschmerzen, drückende Schmerzen im Oberbauch, Auftreibung Abdomen, Wechselstühle.

**Rectum**
Diarrhoe, Pruritus ani, Gastroenteritis.

# Uranium metallicum

**Blase**
Harndrang 2.°° nachts, Enuresis nocturna, Blasenschmerz wund empfindlich (K), Urinieren häufig tags und nachts (K), Urinieren unwillkürlich, große Schmerzen beim Versuch, den Urin zurückzuhalten (K), Harnröhre brennender Schmerz während Urinieren (K), Urin eiweißhaltig nach Scharlach, in der Schwangerschaft (K), Urin zuckerhaltig (K), Wasserlassen nachts mit Schwächeanfall.

**Nieren**
Akute Glomerulonephritis, Nephritis (K).

**Genitalien, männlich**
Kastrationsangst, schlaffes Scrotum (Vh), sexuelles Verlangen vermindert, Desinteresse.

**Genitalien, weiblich**
Menses unterdrückt.

**Brust**
akute und chronische Bronchitis, Bronchialverschleimung, Kitzelhusten, Brustwassersucht (K), stechender Schmerz Herzgegend, Druck und Beklemmungsgefühl Thorax, Brustspannen vor Menses.

**Rücken**
Nackenschmerz, ziehend, spannend, erstreckt sich zur Schulter, zum Hinterkopf, Nackenschmerz als ob zu schwer getragen hätte, Nackensteifigkeit, Verspannung im Nacken, erstreckt sich zum Kreuzbein paravertebral, Schwäche der Nackenmuskulatur, daß Kopf nicht halten kann; BWS-Schmerzen, einschießend, scharf wie durch Messer, erstreckt sich intercostal nach vorne; LWS- Schmerzen, heftig stechende Schmerzen Nierengegend, >Wärme, >warme Wasseranwendung.

**Extremitäten**
Eiskalte Finger und Zehen, Zehen wie gefroren, rote Verfärbung der Zehen in der Kälte, Schwächegefühl der Knie, Gliederschmerzen bei Erkältung, Waden: Hautausschlag hellrot, leuchtende Flekken, trocken, schuppend, leicht juckend, breitet sich nach oben aus bis seitlicher Thorax.

**Schlaf**
Einschlafstörungen, Schlafstörungen mit Geschäftssorgen, Erwachen schwer morgens wie nach Alkoholexzess, vermehrtes Schlafbedürfnis.

**Fieber**
Frostigkeit, starkes Wärmebedürfnis.

**Haut**
Waden:Hautausschlag hellrot, leuchtende Flecken, trocken, schuppend, leicht juckend, breitet sich nach oben aus bis seitlicher Thorax, Jucken am ganzen Körper, Kratzen bessert, Pickel Rücken, Oberarm, Oberschenkel, hinter Ohr, verfault modrig stinkende Kleidung an Armen und Oberschenkeln.

**Allgemeines**
Müdigkeit anfallsartig, mit Schwere von Kopf und, Augenlidern, Schlaf bessert nicht, Erschöpfung durch unumgängliche Tätigkeiten, <Alkohol, <morgens, >Wärme, >warme Wasseranwendung, einseitige Symptome, nach massiver schulmedizinischer Behandlung, nach Impfung.

## Kurzgefaßte Kasuistik

(Geheilte Krankheiten, Symptome, Symptomenkomplexe aus geheilten Einzelfällen)

**Müdigkeit / Depression / Erschöpfung**

Depression und Müdigkeit, Erschöpfung bei metastasierendem Carcinom.

Antriebslosigkeit, Humorlosigkeit.

Depression mit Erschöpftheit und Schwäche bei Krebserkrankung.

Konzentrations- und Lernunfähigkeit, bringt nichts hin, mit Energielosigkeit und Schwäche bei Prüfungsvorbereitung.

Müdigkeit, keinen Elan bei Sinusitis.

**Erwartungsspannung / Prüfungen / Konzentrationsstörungen / geistige Schwäche**

Prüfungsangst mit Antriebslosigkeit.

Prüfungsangst als Erwachsene in der Schule.

Prüfungsangst, Konzentrationsprobleme vor Prüfung.

Ruhelosigkeit, Konzentrationsschwäche.

Prüfungsangst, geistige Behinderung.

Erwartungsspannung vor Firmenvorstellung in der Öffentlichkeit.

Überforderungszustand / Erschöpfungszustand nach Umzug und Stellenwechsel als Pfarrer mit Kampf gegen alte Strukturen.

Angstzustände.

Lernen, geht um die Bücher herum, mangelndes Selbstbewußtsein.

Leichte geistige Behinderung mit Scheu.

**Beruf / Geld / Geschäfte / Hausbau**

Geschäftssorgen mit Schlafstörungen und Erschöpfung, zwanghaftes Sichverbohren in Geschäftsprobleme.

Übermäßiges Verantwortungsbewußtsein mit gewaltigem Druck am Arbeitsplatz, Verlangen zu Joggen mit Rectumabszeß.

Hausbau, Schulden, 3 kleine Kinder, deren Aufzucht wie ein Unternehmen betrieben wird, Energielosigkeit und Erschöpfungszustand der Mutter.

Furcht vor persönlichem wirtschaftlichem Zusammenbruch, Zustand nach schweren finanziellen Verlusten.

**Komplizierte Beziehung**

Kastrationsängste, hat ohne Wissen seiner Freundin seine Ex-Frau

# Uranium metallicum

wieder geheiratet, Müdigkeit, Erschöpfungszustand, Gelenkschmerzen, Appetitlosigkeit.

Quälerische Mann-Frau-Beziehung konnte aufgelöst werden.

Chronischer Ehestreit, der zu Antriebslosigkeit und Energielosigkeit führte.

Kein Kontakt zu ihrem Ehemann.

Führen Ehe wie im Studentenstatus, kann keine Entscheidung zu eigenem Haus und Kind fällen mit Depression und Gefühl sie ist in einer Sackgasse, Nackenschmerz erstreckt sich zu Schulter.

Leberadenom nach Tod ihres Ehemannes, ohne den "nie eine freie Minute" verbrachte, Abmagerung, Nervosität, Gereiztheit.

**Ausgeschlossensein**

Ischialgie bei junger Frau, die nach 27 Jahren erstmals ihre Familie kennenlernt, leiblicher Vater zeigt wenig Interesse, ärgerlich auf ihn, daß er sie nicht genügend in seine Familie integriert.

Tiefe Verletztheit durch Mutter, die sie vor Jahren aus dem Haus gewiesen hat, als sie ersten Freund hatte mit Druck auf Brustbein und Schmerzen an der Brustwirbelsäule.

20 Jahre lang Sinusitis, Erwachen mit panikartiger Angst und Herzklopfen, Angst, daß sterben muß mit Panikzustand bei einer Frau, die als Kind nach Scheidung der Eltern ausgeschlossen von den neuen Familien ihrer beiden Elternteile bei ihrer Großmutter aufwachsen mußte.

Nackenschmerz plötzlich morgens, kann nicht mehr drehen, Steifheit des Nackens, leichte Besserung durch Bewegung, >Wärme, nach Auseinandersetzung mit zweiter Lebensgefährtin, die seine Tochter aus erster Ehe bei einer Feier ausschließen wollte. Bei diesem Patienten war vorher wegen einer Hüftarthrose Excrementum caninum hervorragend.

## Schwindel

Energielosigkeit, Schwäche, Schwindel beim Gehen, Gesichtsschwellungen, Lidschwellungen.

Schwindelzustände, Energielosigkeit, Schlafstörungen.

Schwindelanfälle, daß sich fast nicht auf den Füßen halten kann und Schlafstörungen bei interessierter, wacher, beweglicher Frau mit drittem Beruf.

## Kopf

Chronische, täglich wiederkehrende Kopfschmerzattacken bei Betriebswirt, der in der EDV einer Bank tätig ist.

Haarausfall, Vergeßlichkeit, bei schnell und laut redender, freundlicher, offensiver Frau.

Haarausfall, Schwäche, Erschöpftheit, klebrige Handschweiße bei Krebskrankem.

## Ohren/Hören

Tinnitus bei ideenreichem Informatiker mit Vaterproblem.

# Uranium metallicum

Tinnitus bei einem Anwalt nach langen Verhandlungen und langer Autofahrt.

Ohrensausen und Hallen der eigenen Stimme bei Krebspatient.
Akute schmerzhafte Otitis.

Eitrige Otitis bei Kind, mit neugierig forschendem Wesen, Verlangen Salat.

## Nase

Sinusitis: Druck rechte Stirn und Kieferhöhle, es löst sich nicht, mit Müdigkeit und ohne Elan bei ehrgeizigem Steuerberater und Sportler, mit großem Verlangen nach Innovation in seinem Beruf.

Sinusitis: 25 Jahre lang bei einer Frau, die als Kind nach der Scheidung der Eltern zu der Großmutter gegeben wurde.

## Gesicht

Gesichtsakne in der Pubertät.

Gesichtsschmerz drückend rechts bei massiver Cervicalarthrose, Gefühl wie wenn Katarrh hätte, Gefühl der ganze Gesichtsbereich ist zu. Schmerz im Nacken brennend und drückend >Wärme, Erwachen wegen Nackenschmerzen bei kauzigem Typ, der zwei Ehen hinter sich hat.

Erythem.

**Äußerer Hals**

Schwellung mit Stechen und Druck der Schilddrüse mit Schlafstörungen und Konzentrationsproblemen in der Prüfungsvorbereitung.

Schmerzen massiv in der Schilddrüse mit Zuschnürungsgefühl im Hals durch Ungleichbehandlung und Finanzproblem in der Firma.

**Magen**

Bohrender, nagender Schmerz in der Magengegend und links unter dem Rippenbogen bei chronischen Ulcera ventriculi.

Chronische Gastritis mit Gurgeln im Bauch, Magenempfindlichkeit.

Akute Gastritis mit Übelkeit bei Prüfungsvorbereitung mit Konzentrationsproblemen.

Sodbrennen.

Sodbrennen und chronische Bauchschmerzen.

Anhaltende Gastroenteritis bei Studienüberlastung.

**Abdomen**

Stinkende Blähungen.

Schmerzhafte, laute Blähungen nachts nach Antibiotika-Dauertherapie.

Schmerzhafte Bauchkrämpfe nachts nach Impfung.

# Uranium metallicum

Chronische Bauchschmerzen, wahnsinnige Blähungen, Sodbrennen, Pruritus ani.

Bauchschmerzen reißend, wie Knoten im Bauch, Obstipationsneigung, Gefühl der unvollständigen Entleerung.

Akute Bauchschmerzen, Verdacht auf akute Blinddarmreizung bei offensiver Geschäftsfrau.

Durchfälle, Bauchschmerzen, anhaltende Gastroenteritis bei Studienüberlastung.

Leberadenom nach Tod ihres Ehemannes, ohne den sie "nie eine freie Minute" verbrachte, Abmagerung, Nervosität, Gereiztheit.

### Genitalien, weiblich

Abszeß Labien bei Geschäftsfrauentypus, sofort redend, dominant.

### Rectum

Rectumabszeß bei hochgespanntem unter Druck stehendem Informatiker.

Pruritus ani.

Pruritus ani, chronische Bauchschmerzen, Gastroenteritis, Studienüberlastung.

Pruritus ani, Ruhelosigkeit, Konzentrationsschwäche.

**Brust**

Bronchitis, anhaltende Verschleimung unter Antibiotika-Dauertherapie, laute, schmerzhafte Blähungen, vor allen Dingen nachts.

Bronchitis, rasselnd, nach Impfung mit schmerzhaften nächtlichen Bauchkrämpfen.

Kitzelhusten mit Erbrechen, nachts, bei unkonventionellem, lockeren Kind in bunter Kleidung.

Bronchitis, chronisch bei Diabetes mellitus.

Druck auf dem Brustbein.

**Rücken**

Massive Cervicalarthrose mit drückend, brennenden Schmerzen im Nackenbereich, >Wärme, Erwachen wegen Nackenschmerz.

Nackenschmerz plötzlich morgens, kann nicht mehr drehen, Steifheit des Nackens, leichte Besserung durch Bewegung, >Wärme nach Auseinandersetzung mit zweiter Lebensgefährtin, die seine Tochter aus erster Ehe bei einer Feier ausschließen wollte.

Nackenschmerz stechend, erstreckt sich zur Schulter.

Schmerz Brustwirbelsäule.

**Extremitäten**

Chronisch kalte Füße bei chronischer Gastritis mit Gurgeln im Bauch.

Periarthritis humero-scapularis rechts, akute Lumbago, schmerzhafte Gonarthrose, Kniegelenkserguß links. (Innerhalb von 3 Jahren unabhängig voneinander aufgetretene Erkrankungen.) Laut und schnell redende, offensiv-dominante Frau.

Fingersteifigkeit morgens.

Schweregefühl mit Venenschmerzen im rechten Oberschenkel. Gelenkschmerzen, Müdigkeit.

Ischialgie: Schmerz erstreckt sich vom Sacrum über das Gesäß in Richtung Fuß. Schwäche der Innenseite des Oberschenkels, kann linkes Bein nicht richtig belasten. Schmerz Flanken erstreckt sich zum Rücken bei Ausgeschlossenheitsthema.

Wackelige Beine bei chronischem Krankheitsprozeß.

Ekzem rot schuppig erstreckt sich nach oben, vom Unterschenkel Richtung Oberschenkel.

## Schlaf

Einschlafstörungen von mindestens 1 ½ Stunden seit der Geburt bei „coolem", frechen, in der Schule unterforderten Buben, der auf dem Schreibtisch des Therapeuten lümmelt und wie der Vater permanent auf Power eingestellt ist.

Schlafstörungen mit Geschäftssorgen.

Schlafstörungen. (2 Heilungen)

**Haut**

Windeldermatitis.

**Allgemeines**

Erschöpfung, Müdigkeit und Depression bei metastasierendem Carcinom und massiver schulmedizinischer Behandlung, Kapselschmerz der Leber.

Erschöpfung, Schwäche, Depression bei Krebserkrankung.

Nach Impfung anhaltende Bronchitis.

Schmerzhafte Bauchkrämpfe nachts nach Impfung.

Unter Antibiotika-Dauertherapie Bronchitis und schmerzhafte Blähungen.

Schwäche, Energielosigkeit bei Prüfungsvorbereitung.
Schwäche.

Energielosigkeit nach Hausbau, bei Schulden und Aufzucht von drei Kindern.

Schwächezustand, Energielosigkeit bei dauerndem Ehestreit.

Diabetes mellitus bei schwerstkrankem Krebspatienten verbesserte sich mit Werten von 250-300 auf 100-140, hat aber nur einige Wochen angehalten. Der Allgemeinzustand verbesserte sich langfristig.

# Vollständige Arzneimittellehre

**Essentielle Grundlinien**

**Mythologie**

**Originale Prüfungssymptome**

**Differentialdiagnosen**

**Kasuistik**

# Essentielle Grundlinien

## Uranium metallicum
## Zeugen – Schaffen – Wandeln

Der Mensch muß und darf schöpferisch tätig eingreifen und er muß sich von schöpferischen Prozessen ergreifen lassen. So vermittelt sich gesunde uranische Kraft im Schaffen und sich Ergeben als notwendige Pole menschlichen Lebens, die den Wandlungsprozeß der irdischen Existenz vorantreiben. Uran ist Weltgestaltung, notwendiges Tätigwerden und Eingreifen. Dazu muß dem Menschen einerseits ein Platz in der Welt gegeben sein, sowohl ideell als Zugehörigkeit (Familie, Sippe etc.) als auch materiell sichtbar durch Ausbildung, Beruf usw., andererseits muß er diesen auch ergreifen. In der Krankheit verselbständigt sich das Eingreifen dominiert vom blinden Willen des Menschen, was die Natur, den innersten Wesenskern (Plutonium) bedroht und in den Zerfall und in die Zerstörung bringt. Es zeigte sich eine Verschränkung (Komplementarität) von Uran und Plutonium gemäß der Verbindung von Mensch und Natur, von Bewußtem (Uran-met.) und Unbewußtem (Plut.), von Wille (Uran-met.) und innerstem Wesenskern (Plut.). Bewußtsein und Wille beherrschen einseitig das Leben zu Lasten der Natur und des Geschehenlassens. Übersteigertes willentliches Durchsetzungsvermögen und Machtbedürfnis kann oft gerade bei den Menschen gefunden werden, deren Platz in der Welt durch Ausgeschlossenheit aus der Familie, Vaterlosigkeit und Unehelichkeit bedroht ist. Der Verlust des Machtbereichs, des Platzes auf dieser Welt führt zu Erkrankungen wie nihilistische Stimmung, tiefe Depression, Hyperthyreose, Tinnitus, massiver Vertigo, extreme HWS-Schmerzen bei schwerer Cervicalarthrose.

# Mythologie

"Uranus, der Himmelsgott, kam in der Nacht zu seiner Gattin, der Erde, der Göttin Gaia (...). Uranus kam allnächtlich zur Begattung. Aber die Kinder, die er mit Gaia zeugte, waren ihm von Anfang an verhaßt. Sobald sie geboren wurden, pflegte er sie zu verbergen und ließ sie nicht zum Licht hinauf. Er verbarg sie in der inneren Höhlung der Erde (...). Die riesige Göttin Gaia stöhnte und fühlte sich eng durch die innere Last. (...) Zu ihren Kindern, aber hauptsächlich zu den Söhnen, sprach Gaia in ihrer Bedrängnis: "Ach, meine Kinder, und Kinder auch eines verruchten Vaters, wollt ihr nicht auf mich hören und eueren Vater für diese böse Mißhandlung bestrafen?"
(...) Alle erschraken und niemand tat den Mund auf. Nur der große Kronos, von krummen Gedanken, faßte Mut: "Mutter" – sagte er – "ich verspreche es und tue das Werk. Ich kümmere mich nicht um unseren Vater verhaßten Namens (...)!"
Da freute sich Gaia, versteckte ihren Sohn am Ort, der zum Hinterhalt geeignet war, gab ihm die Sichel in die Hand und weihte ihn ein in die ganze List. Als Uranus mit der Nacht kam und, zur Liebe entbrannt, die Erde umfaßte und sich ganz über sie legte, griff der Sohn aus dem Hinterhalt mit der Linken zu. Mit der Rechten nahm er die riesige Sichel, schnitt die Männlichkeit des Vaters ab und warf sie hinter seinen Rücken. (...) Die Männlichkeit des Vaters fiel in das Meer, und so wurde Aphrodite geboren (...). Die Urzeugung nahm ihr Ende und es folgte die Herrschaft des Kronos."[1]

**Uranus ist eine Art Archetypus des Männlich-Väterlichen, der als Urahn vor allem in seinem Machtbedürfnis für seine Nachkommen sowie seine Beziehung (Gaia) gefährlich unterdrückend wirkt.**

---

[1] Kerényi, Karl, Die Mythologie der Griechen, Bd I. S. 23

Die Arzneimittelprüfung und klinische Erfahrung mit Uran-met. brachte ebenfalls das Thema des Männlich-Väterlichen sowie des Allgemein-Schöpferischen hervor. Zentral zeigte sich auch das Thema der Partnerschaft zwischen Mann und Frau (Uranus und Gaia) in ihrer modernen Problematik (Krieg der Geschlechter).

Auch das Thema des Ausgeschlossenseins aus dem Machtbereich des Vaters, wie es der Mythos berichtet, ist eine deutliche Parallelität zur Arzneimittelprüfung, wobei sich dieses Thema fast geradezu notwendig aus dem extremen Machtbedürfnis von Uran-met. ergibt, indem er seine Macht nicht freiwillig an seine Kinder weitergeben will und sie deshalb unterdrücken muß. Das Ende der patriarchalen Gesellschaft (entmannter Uranus) und die damit verbundene Abschaffung der Tradition als gegenwärtige Aktualität des Mythos bringt zum einen Freiheit und Gleichberechtigung und das Ende unterdrückender Herrschaftsverhältnisse, kann aber auch zu Mißachtung und Verleugnung der eigenen Herkunft führen, was in der gegenwärtig hohen Bedeutung und Heilungskraft systemischer Familienaufstellungen zum Tragen kommt.

Geheilt zeigte sich zu diesem Thema das Symptom eines Prüfers: "Fühlt sich wohl, wenn er daran denkt, woraus er stammt: Eltern, deutsche Geschichte, worin er selbst weiterwirken will."
In diesem Sinne werden die Urahnen nicht zur belastenden, erdrückenden und unterdrückenden Erfahrung, sondern zu einem Weg, der weiterentwickelt und weitergegangen werden muß.


**Astronomie**
Uranus wurde als neuer Planet 1781 von Herschel entdeckt. Uranus sprengte das bis dahin altvertraute geschlossene Sonnensystem, indem er jenseits von Saturn liegt, der bis dahin als der äußerste Planet unseres Sonnensystems galt.

**Astrologie**
In der Astrologie gilt Uranus als ein Prinzip, das neue Dimensionen aufreißt, den Rahmen des Gewohnten sprengt, Traditionen,

Bindungen und festgelegte Gesetzmäßigkeiten auflöst. "So wird Uranus zur Forderung unsere Individualität und Einmaligkeit unserer Person auszubauen, Festes und Gesichertes aufzugeben im Wagnis, uns ganz auf uns selbst zu stellen."[2] Außerdem gilt Uranus als Prinzip höchster Spannung, die mit explosiver Dynamik und eruptiver Plötzlichkeit zur Entladung drängt und radikale Veränderungen bewirkt.

Er gilt als höhere Oktav des Planeten Merkur, indem er schöpferisch, intuitiv Einzelteile zu einer ganzheitlichen Schau führen kann und quasi Merkur dadurch transzendiert.

---

2   Riemann, Fritz, Lebenshilfe Astrologie, Gedanken und Erfahrungen, München, 13 Aufl. 1992, S. 194.

# Originale Prüfungssymptome

## Gemüt/Lebenssituation
(geordnet nach essentiellen Grundlinien)

1. Schöpfungskraft - Forschungskraft

2. Kraft, Gestaltung und Wille

3. Ich - Macht - Autorität

4. Finanzen und Sicherheit

5. Durchhalten und Zwang (Perfektionismus) alles Hinwerfen (Aussteiger)-Freiheit

6. Beziehung zwischen Mann und Frau

7. Tiefe Depression, Entfremdungsgefühl und Fall

8. Empfindungen, Bilder und Träume von Entmannung

9. Ausgeschlossensein

10. Übrige Geistes- und Gemütssymptome

## 1. Schöpfungskraft – Forschungskraft

**Die dem Menschen in besonderer Weise eigene Kraft der Schöpfung, Forschung und des Wissens, die im wesentlichen auch mentale, vernunftmäßige Fähigkeiten des Menschen darstellen und anatomisch mit seiner mächtigen Großhirnrinde korrelieren, stehen in engster Weise mit Uran in Verbindung.**

Die Prüfung zeigte in diesem Punkt Symptome wie:
- Großer Wissensdurst und Forscherdrang.
- Verlangen nach philosophisch theoretischer Auseinandersetzung.
- Freude an eigenständigem Denken (sapere aude).
- Will sein Wissen in andere Kulturen bringen.

oder sie brachte genau gegenteilige Symptome heraus wie:
- Geistige Bedeckung, Ideenlosigkeit.
- Extreme Gedächtnisschwäche, die deutlich auf eine Fehlfunktion der Großhirnrinde hinweisen.
- Entsprechend verdichtet zeigten sich auch die körperlichen Symptome des Kopfes (s. Kopf).

# Uranium metallicum

- Wissensdrang, möchte Dingen auf die Spur kommen (4 m)
- Hatte keine Lust sich Wissen anzueignen, weil sich vor dem Wissen des Vaters so winzig vorkam. Wird ihr bewußt nach Einnahme (12 f)
- Will und kann theoretische anthroposophische Literatur lesen (12 f)
- Ihr wird bewußt: hat sich wegen der eigenen Minderwertigkeit vor dem Vater nur auf's Gefühl verlegt und theoretische Wissensaneignung abgelehnt (12 f)
- Lernt fleißig fremde Sprache, wie besessen (2 m)
- Haben unabhängig voneinander die Idee, die Homöopathie nach China oder Afrika zu bringen (1 m, 2 m)
- Gefühl, zum ersten Mal in ihrem Leben, daß sie eigenständiges Denken hat (12 f)
- Der übergreifende Gedanke tut gut. International für das Ganze eintreten (1 m, 2 m)
- Verwirrtheit, kann sich schwer konzentrieren, Gedanken verschwimmen. Hat einen Gedanken, kann ihn aber nicht weiterverfolgen, wäre zu anstrengend (7 m)
- Müdigkeit im Kopf. Findet es nicht der Mühe wert, weiterzudenken. Empfindet eine Art Gleichgültigkeit (7 m)
- Gedanken gehen wie Blitze durch ihren Kopf, kann keinen einzigen festhalten (17 w)
- Zu Prüfungsbeginn: fühlt die Potenz in sich, Forschungsarbeit ganz allein zu gestalten (2 m)
- Der geistige Funke fehlt (2 m)
- Gefühl der geistigen Bedeckung auf der Stirn (2 m)
- Keine Verbreiterung der Ideen, gewisse geistige Lähmung (2 m)
- Eigene Forschungstätigkeit unmöglich. Kann gut Zeitung lesen und Vokabeln lernen (2 m)
- Innere Ruhe, aber keine Resonanz auf geistige Anregung (2 m)
- Zu Beginn der Prüfung: liest Texte, aber versteht sie nicht, 14 Tage später: kann lesen und verstehen, aber keine Impulse aufnehmen und verwandeln (2 m)

- Viele Ideen im Kopf, setzt sich hin, um sie aufzuschreiben. Sobald er sitzt, sind die Ideen weg. Beim Gehen kommen die Gedanken wieder. (2 m)
- Benommenheit im Kopf (2 m)
- Nicht aufnahmefähig, Kopf und Stirn wie zu (2 m)
- Kann nicht unterscheiden was wichtig ist, wenn er einen Text liest (2 m)
- Alles spielt sich im Kopf ab, viel Energie im Kopf, wie Schwindel (5 f)
- Alles ist ihm zuviel mit leichter Übelkeit und leichtem Schwindel, Neigung zu sitzen oder unentschlossen hin und her zu gehen (1 m, 2 m, 8 f, 3 m). Nimmt Dinge in die Hand, die gemacht werden müßten und legt sie wieder so hin wie er sie genommen hat und geht zum nächsten Unerledigten weiter. Muß sich zwingen in die Einsamkeit, ins eigene Zimmer zu gehen und Stück für Stück das Notwendige zu erledigen. Dann wird Kraft und Stimmung besser (1 m, 2 m, 5 f)
- Unternehmungen bessern, muß großen Widerstand zuvor überwinden (1 m, 2 m, 8 f)
- Erwartungsspannung, Konzentrationsschwäche und Schwierigkeit Dinge geordnet vorzutragen während öffentlichem Vortrag (1 m, 11 m)

**Gedächtnis**

- Kann die Namen seiner Patienten im Bestellbuch oder auf Karteikarte nicht mehr in Verbindung mit den Personen bringen (2 m)
- Sagt sich die Namen seiner Töchter vor und kann sich nicht vorstellen, daß die so heißen. Hat Gefühl, er vergißt diese sofort wieder (1 m)
- Als Patienten kommen, die 3 Stunden zuvor angerufen haben, kann er sich an den Anruf und Bestellung gar nicht mehr erinnern (1 m)

Uranium metallicum

- Glaubt nach 2 Tagen, daß sich ein Patient schon 2 Wochen nicht gerührt hat (1 m)
- Glaubt, Patient war in den letzten paar Tagen bei ihm, obwohl er schon 3 Wochen nicht da war (1 m)
- Kann sich gut vorstellen, daß man plötzlich alt ist und glaubt, daß man gerade erst angefangen hat zu leben (1 m)
- Nimmt viele Dinge in die Hand und legt sie wieder hin (1 m, 2 m)
- Unordnung, die er fast nicht bewältigen kann (1 m)
- Sucht viele Dinge, weil er sie immer an einen anderen Platz einfach hinlegt oder liegenläßt, z.B. findet er das Homöopathielehrbuch in einer Schublade, wo sonst der Geldbeutel liegt (1 m)
- Liest einen Text und weiß nicht, was er gelesen hat. Muß sich sehr anstrengen, um sich zu konzentrieren (2 m)
- Hatte Gedanken im Kopf, wollte den formulieren, kommt unter dem Reden auf ganz etwas anderes. Hinterher fällt ihm ein, daß er das nicht rausgebracht hat, was er eigentlich sagen wollte (11 m)
- Bei öffentlichem Vortrag weniger Klarheit als sonst beim Denken (11 m)

## 2. Kraft, Gestaltung und Wille

**Bei den Prüfern zeigte sich teilweise eine starke Kraftentwicklung, ein: "Packen wir's an"-Gefühl und eine Aufbruchstimmung die notwendigen Dinge des Lebens, Hausbau, Beruf etc. in Angriff zu nehmen und zu gestalten, bis hin zu einer Starrheit und Unbeirrbarkeit des Willens.**

- Packen wir's an-Gefühl (1 m)
- Möchte den Kampf, den Spaß am Einmischen, Mitmischen ergreifen (1 m)
- Morgens sehr fit, will früh aufstehen, um den Tag nicht zu versäumen (2 m)
- Es ist wirklich schade um jeden Tag, den er so untätig mit tausend kleinen Tätigkeiten angefüllt verstreichen läßt (1 m)
- Spürt Aufbruchstimmung bei Beruf und Hausbau (10 f)
- Energieschub: packt Dinge an, die schon bis zu einem Jahr auf ihre Erledigung warten (15 f)
- Verlangen zu wüten, zu schreien (1 m, 12 f), zu springen wie ein Affe (1 m)
- Die ganze Kraft gut in ihrem Körper verteilt, steckt gut in ihrem Körper drin (13 f)
- Braucht nicht auf die Aktivität von anderen zu warten und braucht auch das Können anderer nicht zu fürchten (1 m)
- Ich kann was, ich habe Gewicht (1 m)
- Er zieht seine Bahn wie ein Planet; nichts kann ihn aus der Ruhe bringen (11 m)
- Trotz großem Tempo in der Arbeit, unerschütterlich in seinem Vorgehen (11 m)
- Macht alles entschiedener (4 m, 1 m, 2 m)
- Kann sich schneller entscheiden (11 m)
- Große Ruhe und freier Raum, um mich nicht tausend Hindernisse (1 m)
- Wie gelähmt, wenn vor Entscheidung gestellt. Hält die Luft an und traut sich nicht mehr weiterdenken oder -schauen (10 f)

# Uranium metallicum

- Fühlt sich im Beruf überfordert, ihr droht Verlust des Überblikkes (17 f)
- Fährt mit großer Begeisterung und Spaß Fahrrad (5 f)
- Verlangen Jogging (1 m)
- Beginnt wieder zu tanzen im Tanzstudio. Was sie vor 4 Jahren wegen intensiver beruflicher Anstrengung aufgehört hat (8 f)
- Freude am Gestalten (2 m)
- Starkes Bedürfnis nach eigener Kreativität, setzt sich seit Jahren zum ersten Mal wieder ans Klavier (12 f)
- Freude daran, daß man gemeinsam etwas unternimmt (10 f)
- Gefühl, sie hat eigenen Weg (12 f)
- Gefühl, er will selbständig handeln (1 m)
- Gefühl, er muß und will Zeit und Geld investieren, um sein Können und Wissen zu präsentieren (1 m)
- Unbeirrbarkeit in seinem Willen: (1 m, 2 m, 11 m)
- Ungeduldig, weil durch Unverständnis einer Angestellten gehindert wird. (11 m)
- Spürt, es muß so laufen in der Praxis, wie er das will, weil er der Chef ist (11 m)
- Was er machen will, läßt sich durchführen, sonst immer das Gefühl:
    1. der oder die anderen sind zu lasch, zu faul. Deswegen geht nichts weiter.
    2. Der oder die anderen haben so viele Qualitäten, die er nicht hat, so daß er ohne sie nichts hinbrächte. (1 m)
- Beim Autofahren immer wieder das Gefühl, er ist auf klarer fester Bahn, läßt sich nicht abbringen (11 m)
- Gefühl, er läßt sich weniger durch äußere Unruhe und Unordnung drausbringen bei der Arbeit (11 m)
- Konnte nicht aushalten, daß jemand in der Arbeit einen langsameren Arbeitsstil praktiziert (11 m)
- Innerlich sehr ungeduldig (11 m)
- Rastloses Hin- und Hergehen (11 m)
- Schnelles Autofahren (11 m)
- Arbeit schnell durchziehen (11 m)

## 3. Ich – Macht – Autorität

Uranium metallicum ist mit den Kräften des Ich, der Macht und der Autorität verbunden. Bedürfnis nach Macht, nach Gesehenwerden, Furcht vor Diebstahl geistigen Eigentums, autoritäre Eltern-Kind-Beziehungen, eifersüchtige Konkurrenz, kompromißlose Auseinandersetzungen bis hin zur Freude über seinen eigenen Mißerfolg, um von seinem Machthunger befreit zu werden, sowie intensive Ohnmachts- und Versagensgefühle als gegenteilige Symptome, förderte die Uran-met. Prüfung zutage.

- Fühlt Bedürfnis nach Macht in sich. Er will gesehen werden, hat Angst, daß andere seine Erkenntnisse stehlen könnten, ihm zuvorkommen könnten. Sehr starkes Gefühl, obwohl er sich dafür schämt (2 m)
- Schimpft seinen Sohn heftig und fordert als Vater Respekt und Gehorsam (2 m)
- Schimpft Kind hart (2 m)
- Nach Streit mit Tochter erkannt, daß sie recht hatte, gibt es aber nicht zu (4 m)
- Große Reizbarkeit mit innerer Spannung grundlos (8 f)
- Ungehemmt in der Konfrontation zum Patienten (4 m)
- Kompromißloser bei Auseinandersetzungen, die versöhnliche Masche läuft nicht, keine Lust, Schleim draufzulegen (4 m)
- Aggressionen kommen raus, die er sich sonst nie geleistet hätte (4 m)
- Er geht nach vorne, obwohl er seine Schwäche sieht (4 m)
- Fühlt sich körperlich gefestigter, markanter, meint, beim Boxkampf würden seine Schläge besser sitzen (4 m)
- Will sich politisch betätigen (13 f)
- Hat klarere Konturen, das tut gut. Ist klarer bei Trennung, was seine Sache ist, worauf er besteht oder worauf er verzichtet. Das bin ich, das bin ich nicht (11 m)

- Fühlt sich erleichtert durch Mißerfolg in der Behandlung, weil er merkt, daß dieser ihn von seinem Stolz und Machthunger befreit (2 m)
- Angriffe können gut durchschaut werden und spielerisch entgegnet oder aufgelöst werden (1 m, 2 m)

**Ohnmacht – Versagen**

- Gefühl, sie schafft es nicht (10 f)
- Kann keiner Anforderung standhalten (17 f)
- Erschrickt beim Läuten des Telefons, weil eine Anforderung von anderen an ihn kommen könnte (2 m)
- Angst vor den Anforderungen, die von Patienten auf ihn zukommen (2 m)
- Starke Erwartungsspannung vor öffentlichem Vortrag (1 m, 11 m)
- Fährt aus Hektik vor seinem Vortrag mit Auto an eine Mauer (1 m)
- Gefühl, von seinen Angestellten ausgenutzt zu werden (16 m)
- Will nicht weiter die Verantwortung für alles im Geschäft übernehmen (16 m)

**Respekt – Konkurrenz**

- Gefühl: er habe keine Chance gegen den älteren Bruder (2 m)
- Gefühl, Kollegen respektieren und anerkennen nicht seine Leistung und sein Können. Er steht nicht auf, sondern wird innerlich zum zornigen stampfenden Zwerg (1 m)
- Große Beklemmung seinen Standpunkt und sein Tun zu vertreten vor Kollegen, weil er die Einstellung des Gegenüber, der ihn völlig übersieht und unterdrückt, völlig verstehen kann und normal findet (1 m)

- Darf das, was in ihr ist nicht zum Ausdruck bringen, weil das sofort niedergemacht würde durch Lächerlichmachen oder argumentativ (10 f)
- Gefühl am Morgen: ich habe keine Lust, es reicht mir endgültig, daß jemand meint, was ich mache, mein Leben, sei nur Show, die ich inszeniere (1 m)
- Das ist mein Leben und ich lebe nicht als Zufall und ich will nicht als Zufall leben, das muß endlich von der Umgebung respektiert werden (1 m)
- Gefühl, ihr fehlt der Durchblick sich adäquat zu wehren, dadurch abgrundtief traurig (10 f)
- Muß während der Prüfung mit schlechem Gewissen immer an den Hahnemann-Satz denken: „Macht's nach, aber macht's genau nach" (11 m)
- Nach Jogging und Schreien kommt ihm das Haus der Eltern überhaupt nicht mehr riesig groß vor. Eher hübsch und klein. Mag das jetzt übernehmen. (1 m)
- Idee: keine Angst mehr vor den Vorfahren und ihrer vermeintlichen Größe, Aude sapere! (1 m)

## 4. Finanzen und Sicherheit

**Uranium metallicum ist mit dem Schaffen der irdischen Existenzmöglichkeit verbunden, was sehr wesentlich mit den Themen wirtschaftliche Prosperität, Finanzen und Sicherheitsbedürfnis zusammenhängt.**

- Verlangen, ein Haus zu bauen.
- Furcht vor gesellschaftlichem und wirtschaftlichem Zusammenbruch und Arbeitslosigkeit, Existenzängste, Kauflust und Versicherungsbedürfnis prüften sich als Symptome deutlich heraus.

- Interessiert sich plötzlich für Zeitungsmeldungen über Wirtschaft (4 m)
- Furcht vor Lawine von Arbeitslosigkeit (1 m, 4 m)
- Furcht vor gesellschaftlichem, wirtschaftlichem Zusammenbruch (2 m)
- Nach Einnahme von Uran-met. redeten 7 Leute der Prüfungsgruppe nur über Geld und Versicherung.
- Will unbedingt ein Haus kaufen, wie besessen davon (6 m, 2 m)
- Angst, daß Entscheidung sich ein Haus zu bauen (10 f) oder zu kaufen (2 m) die falsche Entscheidung ist.
- Sagt Hauskauf mehrmals zu und ab, aus Angst vor Unfreiheit durch finanziellen Druck. Auch Versuchung gutes Geschäft zu machen: billiger Kauf, Steuervorteile etc. ... (2 m)
- Schlaflosigkeit wegen Hauskauf, mehrere schlaflose Nächte (2 m)
- In dem Moment, in dem Prüfer mehr dazu tendiert ein Haus zu kaufen, stellen sich erdrückende Gefühle ein. Er fühlt sich schwer bedrückt unter der Last eines Besitzes, nicht nur aus finanziellen Gründen (2 m)
- Beneidet Leute wie Studenten, die nichts haben und frei und unbeschwert sich bewegen können (2 m)
- Möchte altes Haus verkaufen, um Solaranlage und Durchbrüche ins Freie im neuen Haus zu finanzieren und Investitionen für

die Musik vornehmen zu können (1 m)
- Kann besser über Geld reden, kann z.B. den Patienten klar fragen, ob er Geld dabei hat (3 f)
- Ordnet ruhig und selbstbewußt seine finanziellen Angelegenheiten (11 m)
- Beruflich mehr Aufträge während der Prüfung (16 m, 8 f)
- Existenzängste, beruflich, bessern sich (16 m, 8 f)
- Massive Existenzängste, daß keine Patienten mehr kommen (4 m)
- Große Freude am Einkaufen, kauft Mengen teurer, aber im Schlußverkauf reduzierter Waren (5 f)
- Träume
  Geldsäcke, Basar (11 m)
  Er hat neues Haus bezogen, Vorbesitzer einen Zettel hinterlassen, darauf steht "fuckin' shit house" (1 m)

## 5. Durchhalten und Zwang (Perfektionismus) - alles Hinwerfen (Aussteiger) – Freiheit

Die tägliche Pflichterfüllung kann bei Uran zur zwanghaft perfektionistischen Haltung werden, die sich zum Gegenteil wenden kann und den einzigen Ausweg darin sieht, alles hinzuschmeißen, auszusteigen, um darin die Freiheit wiederzufinden.

- Gefühl: ich halte durch, ich schaffe es schon (2 m)
- Starke Anstrengung, weil die Verpflichtung spürt nach außen anders zu sein, als ihr innerlich zumute ist (10 f)
- Glaubt, es bleibt vor lauter Verpflichtungen oder auch konzentrierter Hobbypflege keine Zeit mehr mal weg- oder rauszufahren (1 m)
- Insbesondere beim Autofahren, aber auch sonst während der Prüfung immer wieder das starke Gefühl, er fahre, sein Leben bewege sich auf klarer, vorgeschriebener Bahn, auf Gleisstrecke klar und ruhig und unbeirrbar wie ein Planet (11 m)
- Verlangen nach Ordnung (13 f)
- Verlangen nach Sauberkeit, mag keinen Schmutz, will endlich keinen Staub mehr (13 f)
- Dem Prüfer fällt in der Männergruppe die Unwandelbarkeit, Starrheit und Fixiertheit vieler Menschen auf (2 m)
- Glaubt um 13.00 es ist schon bald Abend und auf keinen Fall mehr Zeit zum Skifahren (1 m)
- Will konzentriert arbeiten. Hat keine Angst vor der Arbeit, daß dadurch Freizeit begrenzt wird. Es geht darum die kurz bemessene Zeit des Lebens in jedem Augenblick angemessen schöpferisch zu gestalten (2 m)
- Will Arbeit aufhören (1 m, 18 m)
- Nach anstrengender Arbeit in der Mittagspause Gefühl der Beziehungslosigkeit (1 m)
- Will frei haben (2 m)
- Will 2 Semester vom Studium pausieren (10 f)
- Will alles aufhören: Arbeit, Ehe, Familie mit dem Satz: Ich will nicht mehr (1 m)

- Keine Lust mehr zu täglicher Routine (1 m)
- Gefühl von Hemmung und Beklemmung und in festgefahrenen Bahnen zu sein, will da raus (12 f)
- Fühlt sich eingesperrt in einem Panzer der Überkontrolle (17 f)
- Vor lauter Angst, Wichtiges zu vergessen, kontrolliert sie sich selbst und alles um sie herum (17 f)
- Spürt zuviel Arbeit, Verantwortung und Kontrolle (17 f)
- Hat Schwierigkeit nach der Mittagspause seine Arztrolle wieder zu finden und zu spielen (1 m)
- Gefühl, alles: Beruf, Beziehung ist vorbei, er ist nun er selbst und ist froh darüber (1 m)
- Nach dem Gefühl der Beziehungslosigkeit zur Arbeit und zu seiner Frau äußerst locker, kann Übergriffe seiner Frau locker entgegnen und Konkurrenz der Kollegen für unwichtig halten (1 m)
- Große Freiheit, Lockerheit, Ungebundenheit (1 m)
- Kann genießen was gerade jetzt passiert, denkt an nichts anderes (5 f, 9 m, 2 m)
- Gelassener in Tun und Wirken (7 m)
- Bei Brunch im Gasthaus, das Gefühl, alles ist für sie gemacht, fühlt sich frei, tanzt zur Musik, obwohl die eigentlich nicht zum Tanzen gedacht ist (2 m, 5 f)
- Gelassener, weniger zwanghaft, zwingt sich selbst weniger (11 m)
- Kann im Fernsehen Sportsendungen ohne schlechtes Gewissen, daß er gerade nichts tut, ansehen (11 m)
- Angenehmes Gefühl die Jugend nachzuleben (12 f)
- Läßt sich von seiner Frau zur Freizeit verführen. Entgegen dem sonstigen Gefühl: "Jetzt nicht noch mehr Streß durch Freizeit dazu" fährt er mit in die Natur und erlebt einen schier ewig langen sonnigen Nachmittag (1 m)
- Kann aus einer Verpflichtung weggehen. Muß nicht alles zu Ende bringen. Wie eine Befreiung von ihrem Perfektionismus (10 f)
- Fühlt sich sehr leicht, nicht so schwer, leicht und frei (3 m)

## 6. Beziehung zwischen Mann und Frau

### Krieg der Geschlechter, blockierte Beziehung
### (zeitgemäße Beziehung: Gleichberechtigung und sich gegenseitig freigeben)

Da es Schöpfung und Entstehen von Neuem im ureigentlichen Sinn nur durch die Verbindung des Männlichen mit dem Weiblichen gibt, wie es die Zeugung neuen Lebens am deutlichsten vor Augen führt, hat Uran-met. als männlich-schöpferisches Prinzip in der Prüfung sehr viele Symptome herausgeprüft, die die Verbindung mit dem Weiblichen betreffen. In einer Zeit des Endes patriarchaler Strukturen ist das Mittel in dieser Hinsicht von großer Brisanz (vgl. auch Mythologie).

- Gefühl, Sexualität ist Verlust der Eigenständigkeit.
- Heftige Vorwürfe gegen den Ehepartner.
- Verletzungen und Kränkungen.
- Sexistische Gedanken.
- Verlust der erotischen Empfindungen.
- Will die Ehe verlassen.
- Ehemann wird ihr fremd.
- Abneigung gegen körperlichen Kontakt und Nähe sowie intensives Bedürfnis danach.
- Fühlt sich von ihrem Ehemann vernachlässigt.
- Der Wille des Partners ist unerträglich.
- Will sich vor seiner Frau und Mutter verstecken.

In diesen Symptomen zeigt sich der moderne Krieg der Geschlechter, der ein Ausdruck der Krise und Wandlung der Beziehung zwischen Mann und Frau ist, die im Ideal ein Höchstmaß an Individualität, Identität und Eigenständigkeit bei gleichzeitiger Verbundenheit in Liebe anstrebt, entsprechend gespalten zeigen sich die Symptome.

- Massiver Wutanfall mit ausfallendem Schimpfen gegenüber seiner Frau, als die anderer Meinung ist, daß sie entweder allein mit ihm oder gar nicht ausgehen will (1 m)
- Heftiger Vorwurf an seine Frau, daß sie kein Geld verdient, zu Hause sein darf (1 m)
- Starke Verletztheit, fühlt sich in seiner Leistung vom Partner überhaupt nicht gesehen (13 f, 1 m)
- Er könnte alles an die Wand klatschen vor Zorn, weil seine Frau seine Mutter immer in Schutz nimmt und ihm widerspricht (1 m)
- Will aus Groll nichts mehr mit seiner Frau zu tun haben (1 m)
- Empfindlich auf Worte – Neigung, alles mißverständlich auszulegen (8 f)
- Schrecklich abweisend zu seiner Frau (11 m)
- Starke Abgrenzung zu seiner Frau (4 m)
- Sexuelle Energie deutlich weniger (11 m, 4 m, 1 m, 14 m)
- Gefühl, Sexualität ist Verlust der Eigenständigkeit, die er braucht, ist wie Terrainverlust: der Gegner rückt sofort auf (1 m)
- Sexistische Gedanken: denkt bei jedem Wort, das nur im entferntesten mit Sex in Verbindung ist wie "besuchen" etc. an Sex. Ohne wirkliches erotisches Gefühl (2 m)
- Traum: hört die Worte "oath's love", dazu sieht er, wie er seinen Penis auspackt, ihn auf etwas drauflegt und ihn mit einer Pistole sich abschießt (1 m)
- Idee und Gefühl seine Hoden haben sich aufgelöst, sind weg, er habe nur noch Penis, Hodensack sei leer (1 m)
- Ihm fällt stark erotische große junge Bedienung auf, möchte sie kennenlernen. Findet aber es wäre lächerlich. Er ist zu alt dafür (1 m)
- Gefühl: Beziehung zu ihrem Mann ist gefährdet, sie leben nur so nebeneinander her (12 f)
- Wacht nachts auf und tastet nach seiner Frau, vergewissert sich, ob sie noch da ist (6 m)
- Als Ehemann nachts später heimkommt, hat sie die Phantasie, daß ihm etwas Tödliches passiert sein könnte. Überlegt gleich

# Uranium metallicum

wie sie mit 2 Kindern weiterleben könnte, wo sie hinzieht (5 f)
- Gefühl, er will von seiner Frau weg, endlich (1 m)
- Ehemann ist ihr fremd geworden (5 f)
- Kein Verlangen nach körperlichem Kontakt (5 f)
- Geht ihm besser in der Beziehung, wenn er alleine ist (16 m)
- Nach 9 Stunden Arbeit hat er abends ein schlechtes Gewissen gegenüber seiner Frau, weil die den ganzen Tag am Umzug und für alle gearbeitet hat, dabei das Gefühl, er muß schnell gehen und wie wenn ihn jemand am Oberkörper nach vorne schiebt, so daß er schneller und nach vorne geneigt gehen muß (1 m)
- Nachdem am ersten Tag der Prüfung keine Nähe wollte, geradezu flüchtete, wünschte die Prüferin am zweiten Tag der Prüfung sehr viel Nähe, konnte dies aber nicht artikulieren. Dies führte zu Reizbarkeit (8 f)
- Kann Bedürfnis nach Nähe nicht äußern und zieht sich aggressiv zurück (5 f)
- Spürt Sehnsucht nach Nähe, die sie aber nicht bekommt (12 f)
- Fühlt sich vernachlässigt, einsam, weil Ehemann nicht da, Angst, daß er nicht zurückkommt (5 f)
- Konnte Bedürfnis nach Nähe nicht äußern, versuchte aber durch Vorwurfshaltung in Kontakt zu kommen. Wenn schon nicht positiv, dann wenigstens so (8 f)
- Tieftraurig, daß ihre Freundin ohne Würdigung und scheinbar ohne Schmerz plötzlich weggezogen ist (13 f)
- Soll der andere doch ohne ihn sein Zeug machen, wenn er nicht sagt, daß er ihn braucht (1 m, 16 m)
- Erlebt seine Freiheit eingeschränkt, weil seine Frau etwas anderes will als er, merkt nicht, daß gerade darin seine Freiheit steckt (1 m)
- Das Wollen, der Wille des Anderen im Kontakt ist unerträglich (8 f, 16 m) kann deswegen keinen Blickkontakt halten (8 f)
- Mag nicht, daß jemand anderer in ihren Kreis kommt (8 f)
- Wollte nicht, daß ihm jemand zu nahe tritt (3 m)
- Als Besuch kam, hat er sich zurückgezogen, körperliche Berührung unangenehm (3 m) Berührtwerden ist unangenehm (8 f)

- Will sich im Restaurant hinter Mauer vor einer Frau verstecken, die ihm gefällt (1 m)
- Will sich abwenden, alleine sein (8 f)
- Verlangen Dunkelheit und von niemandem beansprucht zu werden (8 f)
- Angst, nachts durch Geräusch der Toilette könnte seine Mutter oder seine Frau aufwachen, möchte sich verstecken vor denen (1 m)
- Will nicht in U-Bahn fahren wegen des hellen Lichtes und der unfreiwilligen Nähe zu so vielen Menschen (8 f)
- Mag nicht zuhören, was andere sagen (2 m, 8 f)
- Versunken in eigenen Gedanken (2 m)
- Ist sich nicht sicher, ob Liebesbekundungen überhört oder nicht wahrgenommen hat (13 f)
- Kontakt zu Pflegekind (15 J. alt) dessen beide Eltern verstorben sind wird in der Familie wochenlang besser, so entspannt wie nie. Hatte vorher das Gefühl als Pflegemutter: alles was sie sagt, findet das Pflegekind überflüssig und blöd (15 f)
- Kann sich nach Einnahme von seiner Frau berühren, massieren lassen. Bitteres Weinen bei der Berührung durch seine Frau und dabei die Idee: "Ich gebe auf", "ich ergebe mich" (1 m)
- Gleichzeitig verschwinden Blockaden zu anderen Frauen (1 m)
- Verlangen Sexualität und zärtliches Gefühl zum Freund, von dem sie sich getrennt hat. Weniger Angst vor Unterdrückung und Gewalt, die sie von ihrem Freund erfahren hat (10f)
- Überwindet Angst vor einer Frau im Cafe, vor seinem Gefühl zu dieser Frau und setzt sich zu ihr an den Tisch, um mit ihr zu reden (1 m)
- Spontaner Spaß mit unbekannter Frau (1 m)
- Lustige, erotische Stimmung sehr schnell, wie im Fasching (1 m)
- Will Freundschaften am Ort schließen (13 f)
- Will im Ort dazugehören (13 f)

## 7. Tiefe Depression, Entfremdungsgefühl und Fall

Uran ist in seinem Zeugen und Schaffen zuerst einmal eine aufwärtsstrebende Energie, die, wie die vorhergehenden Symptome zeigen, zur Überspannung neigt, der ein Absturz, eine tiefe Depression und Sinnlosigkeit mit Entfremdungsgefühl folgt.
- Fühlt sich in ihrer Depression wie ein Vogel, der abstürzt.
- Neigung zu fallen.
- Sinnlosigkeit.
- Entfremdungsgefühl gegenüber ihrem Zuhause.
- Geheiltes Entfremdungsgefühl:
  Empfindung des Dazugehörens zu einer Ordnung und Tradition, an der er mitwirken kann und die er weiterentwickeln soll, will und darf.

- Traurig, er fragt sich, ob er überhaupt Lust habe weiterzuleben. Gefühl, es wäre ihm egal (1 m)
- Möchte sagen: ich mag nicht mehr (1 m)
- Sinnlosigkeit, tiefer seelischer Schmerz, wie wenn es sie in tiefes Loch hineinziehen würde. Zuwendung bessert, Alleinsein unerträglich, kommt schubweise (10 f)
- Verlust der religiösen Empfindung (2 m)
- Niedergeschlagen, völlig am Ende (12 f)
- Depressiv und aggressiv, morgens (16 m)
- Gefühl, sie ist in einer Sackgasse und kommt nicht mehr heraus (10 f)
- Will nur noch liegen, ist verzweifelt (1 m)
- Gefühl, alles wird ihr unter den Füßen weggezogen und Angst, weiterzugehen (10 f)
- Verzweifeltes Selbstmitleid (17 f)
- Gefühl, allein und verlassen in der Welt zu sein (10 f)
- Verlorenheitsgefühl, unerträgliche Depression (4 m)
- Traurigkeit über den Verlust der Freundin (13 f)

- Traurigkeit über den Verlust ihrer Kinderspielsachen (13 f)
- Kann sich vorstellen, wie er wieder da sitzt und die Welt läuft an ihm vorbei (1 m)
- Gleichmütig, alles egal, nichts hat ihn aus der Ruhe gebracht in seiner schwermütigen Stimmung (3 m)
- Kann sich selbst nicht leiden (8f, 12 f)
- Tiefe Depression bricht schlagartig ab, ist dann nicht mehr zu spüren (13 f)
- Weint über alte Kränkung, erinnert sich an alte Kränkung (13 f, 17 f)
- Entfremdungsgefühl gegenüber ihrem Zuhause (13 f)
- „Ich bin da, wo ich geboren wurde und ich finde es schrecklich" (1 m)
- „Ich muß hier raus, ich will mit meinem Haus, meiner Mutter, der Kirche, dem Vater nichts zu tun haben. Ich will von meiner Frau weg" (1 m)

**Fallen**

- Neigung zu Fallen beim Gehen, bei Treppen, im Sand im Urlaub (14 m)
- Glaubt, die Treppe nach oben zu nehmen und fällt in den Keller (14 m)
- In der Depression kommt sie sich vor wie ein Vogel, der abstürzt (10 f) (vgl. Mythologie)

## 8. Empfindungen, Bilder und Träume von Entmannung

Auch in diesen Prüfungssymptomen findet sich eine deutliche Parallelität zum Uranus-Mythos, in dem der Urvater entmannt wird.

- Idee und Gefühl, seine Hoden haben sich aufgelöst, sind weg, er habe nur noch Penis und Hodensack (1 m)
- Traum: hört die Worte "oath's love", dazu sieht er, wie er seinen Penis auspackt, ihn auf etwas drauflegt und ihn mit einer Pistole sich abschießt (1 m)
- Bild: ihr früherer Freund, von dem sie ein Kind hat, hat sich kastrieren lassen, sie ist verzweifelt und rät ihm, sich zu einer Frau operieren zu lassen, damit er wenigstens äußerlich einem Geschlecht zugehört (17 f)
- Traum: von androgynen Männern (18 f)
- Denkt über seine Sexualität nach, daß es ihm vor dem Genitale des Großvaters gegraust hat (4 m)
- Angst, nachts durch Geräusch der Toilette könnte seine Mutter oder seine Frau aufwachen, möchte sich verstecken vor denen (1 m)

## 9. Ausgeschlossensein

**Positive "Uran-Kraft" heißt:**
**Dazugehören, seinen Platz im Leben bekommen, wie auch finden, sie ist die väterliche Kraft, die den Kindern über die Zeugung hinaus ihren Platz im Leben zusichert oder auch nicht. Daher ergab sich in der Prüfung das Thema des Ausgeschlossenseins bzw. Dazugehörens, was auch soviel bedeutet wie Übergabe der Macht, des Wissens und der Kraft an die jüngere Generation, bzw. deren Übernahme und Weiterführung.**

- Will nach Umzug am neuen Wohnort Leute kennenlernen und wissen, wer wo wohnt, nicht so ausgeschlossen und anonym leben wie am vorigen Wohnort (13 f)
- Entfremdungsgefühl gegenüber ihrem Zuhause (13 f)
- Will Freundschaften am Ort schließen (13 f)
- Kann sich wieder vorstellen, wie er dasitzt und die Welt läuft an ihm vorbei (1 m)
- Soll doch der andere ohne ihn sein "Zeug" machen, wenn er nicht sagt, daß er ihn braucht (1 m)
- Gefühl, allein und verlassen in der Welt zu sein (10 f)
- Kontakt zu Pflegekind (15 Jahre), dessen Eltern verstorben sind, wird wochenlang besser, so entspannt wie nie (15 f)
- Ich muß hier raus, ich will mit meinem Haus, meiner Mutter, der Kirche, dem Vater nichts zu tun haben, ich will von meiner Frau weg (1 m)
- Er fühlt sich wohl, wenn er daran denkt, woraus er stammt: Eltern, deutsche Geschichte, worin er selbst weiterwirken will (1 m)
  Kommentar: Der Prüfer fühlt sich nicht ausgeschlossen, sondern erkennt sich als in einer Tradition stehend, erfährt, daß er dazugehört ähnlich Prüfer 10 f.
- Jedes Mal nach Einnahme von Uran 200 sofort Glücksgefühl, sie empfindet sich als Teil der Welt und dazugehörig: "ich gehöre ja dazu!"(10 f)
- Nach Jogging und Schreien kommt ihm das Haus der Eltern

überhaupt nicht mehr riesig groß vor. Eher hübsch und klein, er mag das jetzt übernehmen. (1 m)

**Interpretation:**
Keine Angst vor den Vorfahren und ihrer vermeintlichen Größe

**Träume von Prüferin 5 f:**
Kommt zurück zu ihren Eltern nach China, läutet an der Tür, die machen nicht auf, weil sie zu faul sind und gerade Majiang spielen. Als die Mutter dann doch aufmacht, sagt sie zur Träumerin, daß weder sie noch ihr Vater sie bräuchten, die Träumerin fühlt sich rausgeschmissen, ausgeschlossen, traurig, verletzt und ärgerlich.

Taufe: Die Träumerin fragt ihre Schwägerin, warum sie ihre beiden jüngsten Kinder nochmals taufen lassen will, worauf die Schwägerin antwortet, daß sie sie vorher nur privat getauft hätte, jetzt müßte man sie aber offiziell kirchlich taufen lassen, das wäre jetzt dran.
Kommentar: Taufe als Aufnahme eines Kindes in eine Gemeinschaft, Einschluß, nicht Ausschluß.

Prüferin bringt mit ihrem Ehemann 4 Kinder ohne Eltern (Straßenkinder) ins Kino, weil sie etwas Gutes für sie tun wollen.

Kommentar: Thema von Uran: Scheidungskinder, Waisen, die aus der vollständigen Elternschaft herausfallen. vgl. Prüferin 15 f, die durch Uran einen besseren Kontakt zu ihrem Pflegekind bekommt.

## 10. Übrige Geistes- und Gemütssymptome

**Geräusche**
- empfindlich auf Geräusche (2 m, 19 m)
- Geräusche sind sehr nah und deutlich, sehr laut wahrnehmbar, wie wenn er sie am Ohr hätte (2 m, 19 m, 7 m, 6 m)
- Musikverlangen, fetzige Musik tut gut (12 f)
- Verlangen klassische Musik, Mozart (20 m)

**Furcht**
- in der Öffentlichkeit aufzutreten (1 m, 11 m)
- vor plötzlichem Herztod (5 f)

**Wahnidee**
- Prüfer ist ein umerzogener Linkshänder und hat während der Prüfung beim Schreiben das anhaltende Gefühl der großen Entfernung seiner rechten von der linken Hand (1 m)
- Gefühl, er kann doch rechts gar nicht schreiben, er müßte links schreiben (1 m)
- Gefühl, seine beiden Körperhälften sind getrennt und es besteht keine Verbindung (3 m)
- Hoden haben sich aufgelöst, sind weg, er habe nur noch Penis, Hodensack sei leer (1 m)

**Schreien**
- Verlangen, laut zu schreien (1 m)
- möchte nur brüllen und rausschreien (12 f)

**Freude am Träumen**
- Jeden Abend freut er sich auf seinen Schlaf, weil er jede Nacht intensiv schön und interessant träumt, obwohl er die Träume am nächsten Tag nie weiß. Über Wochen (11 m)

# Körperliche Symptome

**Kopf**
- Kopfschmerz leicht morgens (15 f)
- wacht auf mit Kopfschmerz – Stirn und gesamtes Schädeldach (1 m)
- Kopfschmerz morgens wie nach Alkoholexzess (1 m)
- Kopfschmerz Stirn beim Erwachen links mehr als rechts (14 m)
- Kopfschmerz drückend Stirn, wie wenn zu viel geistig gearbeitet hätte (17 w)
- Kopfschmerz dumpf drückend: Stirn, Ruhe und Schlaf bessert (7 m)
- Kopfschmerz Scheitelgegend (10 f), erstreckt sich zu den Schläfen: Druck mit den Fingern bessert (9 m) Essen bessert (5 f)
- Kopfschmerz stechend (5 f, 10 f) Hinterkopf (5 w)
- Kopfschmerz drückend, wie wenn ihr Schädel zusammengequetscht würde (10 f)
- Stiche in Hirn wie durch Stricknadel (10 f)
- Druck im Kopf und Stirnbereich (17 f, 2 m)
- Denken an Kopfschmerz und Ruhe verschlechtern, Ablenkung und Bewegung bessern (17 f)
- Fühlt sich getrieben etwas zu tun, um von Schmerzen wegzukommen (17 f)
- Leichter neuralgischer Schmerz rechts neben dem Scheitel bei Bewegung der Kopfhaut und bei Berührung (1 m)
- Kopfschmerz linke Stirn, erstreckt sich zur linken Schläfe (11 m)
- Gefühl wie Kastanie hinter linker Stirn und Schläfe (11 m)
- Stirnhöhlen beidseits druckschmerzhaft (1 m)

- Hitzegefühl im Kopf (16 m, 2 m)
- Trockene Kopfhaut mit Schuppen und Gesichtshaut trocken (16 m)
- Juckreiz der Kopfhaut, Verlangen Kopf zu waschen (2 m, 5 f)
- Schweregefühl Kopf erstreckt sich nach unten bis zu den Knien (6 m, 3 m)

**Schwindel**
- Total schwerer Kopf, der in alle Richtungen fallen will (10 f)
- Gefühl, Hals zu dünn für den riesigen schweren Kopf (10 f)
- Wirbelgefühl im Gehirn und Stirnbereich (8f, 10 f)
- Schwindel (14 f, 12 f, 11 m, 1 m, 9 m, 5 f, 8 f)
- Gefühl, wenn nach unten schaut, daß der Boden sich nach links zur Seite bewegt (14 m)
- Boden triftet nach links weg, wenn nach unten schaut (12 f)
- Schwindlig, kurz getaumelt, als aus Auto aussteigt (12 f)
- Schwindel beim Kopfdrehen (11 f)
- Kopf weitet sich, alles geht etwas weiter weg, aber er bleibt in Verbindung mit Umwelt (11 m)
- Schwindel leicht beim Auf- und Abbewegen des Kopfes (11 m)
- Gefühl von Gewicht an der rechten Schädelbasis (1 m)
- Schwindel plötzlich, wie wenn sich nach vorne bewegen würde und nach oben, wie leichtes Abschweben nach oben vorne (1 m)
- Schwindel akut, während Stehen vor der Klobrille beim Wasserlassen nachts, mit Übelkeit und Schwäche, daß fast nicht mehr stehen kann, Hinlegen bessert deutlich, plötzlich wie betrunken beim Wasserlassen (1 m)
- Schwindel beim Bücken und gleichzeitigem Kopfdrehen (11 m)
- Schwindel geht von links hinten am Kopf nach rechts im Uhrzeigersinn (11 m)
- Nach kurzzeitigem Leichtigkeitsgefühl plötzlich Schwindel und Schwere in der Stirn (8 f)
- Bei Schwindel Bedürfnis Kopf zu bewegen und zu kreisen (10 f, 8 f)

## Augen
- Lichtempfindlich (13 f, 8 f)
- Will verdunkeltes Licht (13 f)
- Will Augen halb geschlossen halten (8 f)
- Schleier vor Augen wie wenn Brille verschmutzt wäre (10 f)
- Will Augen reiben, weil undeutlich sieht (10 f)
- Will rechtes Auge reiben und zumachen (1 m)
- Farben erscheinen eher grau und neblig (11 m)
- Jucken bis Schmerzen in beiden Unterlidrändern (1 m)
- Zwei Gerstenkörner links am Unterlid mit Verlangen zu reiben (1 m)
- Morgens beim Aufstehen total verschwollene Augen und Lidränder (13 f)
- Lidzucken rechtes Unterlid quer nach rechts und links, kann man im Spiegel sehen (15 f)
- Klares Sehen, schärfere Konturen (4 m)
- Als Augen aufmacht, sieht er alles heller klarer, weiter offener (19 m)
- Flimmern vor Augen wie zu Anfang ihrer Migräne kennt (12 f)
- Müdigkeit mit Schwere der Augenlider, daß plötzlich einschlafen könnte (5 f)
- Augentränen (5 f)
- Rötung der Augen (5 f)

## Ohren
- Ohrenschmerz rechts (15 f)
- Hitze rechte mehr als linke Ohrmuschel (1 m)
- Hitze linkes Ohr (17 f)
- Aus linkem Ohr läuft Wasser wie nach Baden (17 f)
- Wärmegefühl erstreckt sich über Nacken zu den Schultern (9 m)

## Nase
- Nasenbluten (5 f)
- Blutiges Nasensekret (5 f)

- Nasenschleimhaut dick wie entzündet, schmerzhaft bei Druck (5 f)
- Verstopfung (10 f)
- Absonderung: wässrig blutig (17 f)
- Extremer Fließschnupfen, daß kein Taschentuch hilft (13 f)
- Grünlich blutige Absonderung aus rechtem Nasenloch (15 f)
- Blutiger Schnupfen (1 m)
- Schmerzen beim Schneuzen (1 m)

**Gesicht**
- Druckempfindliches rechtes Jochbein (15 f)
- Schmerzhaftigkeit rechte untere Backenhälfte (13 f)
- Trigeminusneuralgie rechts, berührungsempfindliche Haut gesamte rechte Gesichtshälfte (1 m)
- Ziehende Empfindung in den submandibulären Speicheldrüsen, faßt sich seitlich an den Hals (5 f)
- Dunkel bzw. grünliche Ringe unter den Augen, sinken nach unten bis zum Jochbein wie ein Haematom (2 m)

**Mund**
- Mundgeschmack milchig (10 f)
- Schwergefühl der Zunge (8 f)
- Speichelfluß mit häufigem Schluckzwang (8 f)
- Trockenheit Mund morgens (15 f)
- Sprache: plötzlich undeutliche verwaschene Worte, die trotz Konzentration und Wiederholung nicht deutlich rausbringen kann (1 m)
- Zahnschmerz bei Erkältung ziehend im Unterkiefer (10 f)
- Lippen trocken, besonders morgens (15 f)

**Zähne**
- Rechts Zahnschmerzen, die nicht geortet werden können ob oben oder unten (13 f)
- Verlangen, die Zähne zu fletschen wie ein Affe (1 m)
- Zähneknirschen (17 f)

## Hals
- Gefühl: Kloß bildet sich aus im Hals (8 f)
- Trockenheit im Hals, wie wenn dicker Schleim im Hals wäre, muß sich dauernd räuspern, aber löst sich nicht (5 f)
- Halsschmerz, rechtes oberes Gaumensegel, erstreckt sich zum Ohr beim Schlucken (1 m)

## Magen
- Empfindlicher Magen (10 f)
- Magenschmerz und Gefühl, ihr Hals ist zugeschnürt, weshalb sie nichts essen kann, morgens schlechter, kann erst ab mittag essen (10 f)
- Krampfschmerz im Magen wie durch Zuschnürungsgefühl im Hals ausgelöst (10 f)
- Muß länger kauen, bis runterschlucken kann (10 f)
- Anorexie, will nichts essen, aber zwingt sich, weil sie denkt, daß ja essen muß, wegen ihrer Gesundheit, Übelkeit beim Gedanken an Essen, nicht durch das Essen an sich (10 f)
- Übelkeit durch Fett essen (10 f)
- Appetitlosigkeit und Völlegefühl, obwohl nichts gegessen hat, muß sich zum Essen zwingen (10 f)
- Appetitlosigkeit wegen Druck im Magen, brachte nicht viel runter (3 m)
- Abneigung zu essen beim Anblilck einer großen Speisemenge (10 f)
- Verlangen: sich gesund zu ernähren mit Müsli, Mineralstoffen und Vitaminen (10 f)
- Verlangen:
  - Joghurt (5 f, 2 m, 10 f)
  - Grapefruit (5 f, 2 m, 10 f)
  - Orangen (5 f, 2 m, 10 f)
  - schwarzer Tee mit Milch (10 f)
  - Tabak (11 m, 4 m, 1 m, 2 m)
    denkt schon in aller Früh an Rauchen,
    was er zu dieser Zeit normalerweise
    verabscheut (1 m)

- Salate (1 m)
- Fleisch (11 m)
* Abneigung:
  - süß (11 m)
  - Kaffee (10 f)
* Übelkeit durch Kaffee (10 f)
* Durst groß (17 f)

**Abdomen**
* Wärmegefühl Solarplexus (7 m)
* Bauchschmerzen ziehend in der Mitte unterhalb des Nabels, abends sofort nach hinlegen (5 f)
* Bauchschmerz, gesamter Bauch tut weh, aber konzentriert in rechtem Unterbauch begleitet von Frösteln (1 m)
* Druckschmerz unter rechtem Rippenbogen (1 m)
* Oberbauch: im Oberbauch ein Kribbelgefühl, der Bauch ist wie aufgeregt, wie aufgewühlt (8 f)
* lautes Gurgeln und Glucksen und Pfeifen im Bauch, wovon er erwacht (1 m)
* lautes Gurgeln im Bauch (13 f)
* massiv stinkende, häufige Blähungen, die das ganze Zimmer erfüllen (1 m, 2 m, 5 f)

**Rectum**
* Gefühl, Anus steht offen, dabei Schmerz vom Os sacrum zum Anus (12 f)

**Blase**
* Wasserdrang, 2.00 nachts (1 m)
* Wasserlassen nachts mit Schwächeanfall (1 m)

**Genitalien**
* Sexuelles Verlangen eindeutig weniger (1 m, 4 m, 11 m, 14 m, 15 f)
* Völliges Desinteresse an Sexualität (15 f)
* Geht früh ins Bett, möchte sich verkriechen (15 f)

- Weniger Interesse an erotischem Abenteuer (4 m)
- Abweisend zu seiner Frau, "schrecklich", sagt seine Frau, will nur seine Geschäfte und Finanzen ordnen und sich nicht drausbringen lassen (11 m)
- Denkt über seine Sexualität nach, daß es ihm vor dem Genitale des Großvaters gegraust hat als Junge (4 m)
- Beschäftigt sich mit ihrer Sexualität, ihren sexuellen Erlebnissen (12 f)
- Findet, daß Sex bei einer gewissen Zuneigung nicht nötig gewesen wäre (12 f)
- Denkt über angenehme erotische Erlebnisse und Abenteuer außerhalb seiner ehelichen Beziehung nach, die ihm vermehrt einfallen (4 m)
- Träumt von Jugendliebe und hat das Gefühl er kriegt alles von dieser. Seliges Gefühl: sie schenkt sich ihm ganz (4 m)
- Vermehrte Lust auf Sex in der zweiten Phase der Prüfung (11 m)
- Menses 2 Wochen zu früh, zum Eisprung bekommen, danach wieder im 4-Wochen-Rhythmus weiter (12 f)
- Periode kürzer, plötzlicher Beginn, pötzlich zu Ende (12 f)

**Husten**
- trockener Husten, anfallsweise kurze Hustenstöße, ausgelöst durch Reiz in der Trachea (10 f)
- Wärme auf der Brust löst Schleim aus der Lunge, zähen farblosen Schleim (10 f)
- Husten durch Reden schlechter, Reden löst Kratzen in Trachea aus, was den Husten fördert (10 f)
- Blutgeschmack im Mund nach Husten (10 f)

**Brust**
- bandförmiger Schmerz um den Thorax in Herzhöhe kombiniert mit Schmerz in BWS (1 m)
- Druckgefühl linke Brust, kommt und geht (16 m)
- Beklemmungsgefühl linker Thorax (11 m)
- stechender Schmerz in der Herzgegend (11 m, 5 f)

- Brustspannen, wie sie in der Schwangerschaft hatte, 2 Wochen lang bis Einsetzen der Menses (12 f)
- Nach Besuch im Schwimmbad: Frieren und ein Schmerz ausgehend vom Sternum (Schlüsselbeinhöhe), der in den linken Arm ausstrahlt, der ganze Arm ist kalt und verkrampft, ihre Finger krampfen sich zu einer Faust. Bei Druck auf Ausgangspunkt kommt Atemnot und Erstickungsgefühl (10 f)
- Herzklopfen, als ob ihm das Herz beim Hals raushüpfen würde, dauert 2 Stunden an (16 m)
- Unruhe im Herz (16 m)
- Depression bei Herzschmerz (11 m)

**Rücken**
- Schmerz und Verspannung, gesamter Rücken, weiß nicht wie liegen oder stehen soll, vor lauter Schmerzen (hält mehrere Wochen an)
- brennend heiß
- Wärmeverlangen
- links liegen unmöglich
- kann weder sitzen noch stehen, Bewegung und Ruhe schlecht
- muß nach Schlaf v.a. Mittagsschlaf auf allen Vieren aus dem Bett (12 f)

**Cervicalregion**
- Nackenschmerz (5 f, 8f, 15 f, 12 f, 14 m, 9 m)
- Nackenschmerz ziehend, spannend, als ob zu schwer getragen hätte (5 f)
- Nackenschmerz ziehend spannend rechtsseitig (5 f, 8 f)
  erstreckt sich zur rechten Schulter (8 f, 5 f)
  erstreckt sich zum Hinterkopf (5 f)
- Nackenschmerz mit Steifigkeit, dauernder Druckschmerz oder Krampfschmerz, Verlangen nach Massage (9 m)
- Nackenschmerz, weiß nicht wie den Kopf heben soll (15 f)
- Verspannung Nacken (12 f, 14 f, 5 f, 8 f, 9 m)
- Verspannung Nacken, kann Kopf nicht mehr nach links drehen, kann Kopf nicht mehr seitlich neigen (14 m)

- Verspannung Nacken erstreckt sich bis Kreuzbein paravertebral (12 f)
- Schwäche der Nackenmuskulatur, daß Kopf nicht halten kann (5 f)

**Dorsalregion**
- Massive Schmerzen in BWS und Schultergürtel, weiß nicht, wie sich setzen soll, in Ruhe und Bewegung besser, Massage und Berührung bessert (13 f)
- Schmerz medialer Rand linke Scapula (14 m)
- BWS-Bereich, rechter Musculus erector spinae so schmerzhaft, daß sich nicht rühren konnte (12 f)
- BWS-Schmerz bei bestimmten Bewegungen einschießend, wie wenn mit einem Messer geschnitten wäre (12 f)
- Schmerz BWS zwischen 3.–5. BWK und zwischen 10. und 11. Rippe, erstreckt sich intercostal nach vorne (12 f)
- Kann sich nicht mehr bewegen wegen BWS-Schmerz (12 f)
- BWS-Schmerz einschießend rechtes unteres Ende des Schulterblattes erstreckt sich zu den unteren Rippenbögen bis nach vorn und verhindert Schlaf (12 f)
- Schmerz Brustwirbelsäule 5. BWK erstreckt sich bandförmig um den Brustkorb bei grippalem Infekt (1 m)
- BWS-Schmerz rechts erstreckt sich zu unterem Rippenbogen, stechend scharf wie durch ein Messer (12 f)
- Klammerschmerz erstreckt sich von der Mitte der Wirbelsäule (8. BWK) über die Rippenbögen nach vorne (17 f, 2 m)
- Schmerz 8. BWK plötzlich einschießend beim Fußballspiel, erstreckt sich wie eine Klammer nach vorne (2 m)
- Leichtigkeit geht von den Schulterblättern nach oben Richtung Kopf, leichtes Gefühl in Oberkörper wandelt sich in Schwere, die dann vom Kopf nach unten bis zu den Knien geht. (3 m, 6 m)
- Muskelkatergefühl Brustwirbelsäulenbereich (8 f)

**Lumbalregion**
- Schmerz LWS Mitte morgens beim Erwachen, erstreckt sich

nach vorn zum Unterbauch, dumpf, drückend, verspannt (17 f)
- Ziehender Schmerz L5/S1 (17 f)
- Heftig stechender Schmerz linke Nierengegend beim Lachen und tiefen Atmen, will mit Faust auf dem Rücken liegend dagegendrücken (9 m)
- Massive Rückenschmerzen LWS, Hexenschuß (15 f)
- LWS-Schmerzen nach langem Sitzen beim Aufstehen (15 f)
- LWS-Schmerz nach Kälte und kalten Füßen, sowie steif zu Beginn der Bewegung (15 f)

**Os sacrum**
- Dumpfer und stechender Schmerz vom Os sacrum zum Anus mit Gefühl, als sei der offen (12 f)

**Os coccygis**
- Schmerz, kann sich nicht hinsetzen, beim Umdrehen im Bett wacht auf davon und nachts wie wund (17 f)

**Extremitäten**
- Eisige Finger (12 f)
- Kalte Füße (3 m)
- Zehen wie gefroren (3 m, 12 f)
- Schmerzhaft in der Kälte (12 f)
- Rote Verfärbung in der Kälte (1/2 Jahr geblieben) (12 f)
- Brennend berührungsempfindlich bis zum ersten Gelenk (12 f)
- Rechte Großzehe heiß, linke Großzehe eiskaltes Gefühl (13 f)
- Schmerz stechend und ziehend in beiden Schultergelenken (5 f)
- Alte Verletzung rechte Schulter schmerzt wieder mehr (11 m)
- Schmerz Zeigefinger 1. Glied wie kraftlos, wie wenn Luft drin wäre, unbeweglich dadurch (3 m)
- Schmerz stechend rechte Kniescheibe (8 f)
- Schmerz drückend an der Sehne der großen Zehe, nach unten gehen schlechter, Druck der Schuhe schlechter (5 f)

- Eiterpickel einzeln Innenseite linker Oberschenkel nahe Schamgegend (5 f)
- Jucken Innenseite der Beine, muß kratzen, Kratzen bessert (5 f)
- Fußschweiß vermehrt (11 m)
- Rauheit und Trockenheit der Finger und besonders Fingerspitzen (5 f)
- Haut der Finger trocken und erscheinen weiß (5 f)
- Kribbelgefühl an Oberarm und Biceps (8 f)
- Kribbelgefühl rechtes Schienbein (8 f)
- In beiden Waden spürt kreisende, ruhige Bewegung gegen Uhrzeigersinn synchron auf einer Ebene (11 m)
- Trotz starker Anstrengung am Tag sofort nach der Einnahme ganz leichte Beine, sehr angenehm (13 f)
- Im Liegen im Bett Füße und Beine ganz wolkig, weich, wie wenn sie gar nicht so stofflich wären, nach oben durch den Körper ausstrahlend, leicht (12 f)
- Knieschwäche, Gefühl, als würde sich nicht auf den Beinen halten können und Knie wegsacken, als müßte in die Knie gehen (8 f, 1 m)
- Will unruhig mit rechtem Knie wippen (1 m)
- Gliederschmerzen bei Erkältungsbeginn (15 f)
- Warzen rechter Fußballen, dann linker (1 m)

**Schlaf**
- Schlaflosigkeit und Angst, als Ehemann nicht rechtzeitig zurückkommt (5 f)
- Schlaflosigkeit, ist aber trotzdem fit am nächsten Tag (6 m)
- Konnte plötzlich einschlafen bei Schwere von Kopf und Augenlidern (5 f)
- Könnte den ganzen Tag schlafen (17 f)
- "Ewiges Schlafbedürfnis", möchte sich zurückziehen (15 f)
- Wacht schwer auf morgens, fühlt sich wie nach einem Alkoholexzeß, obwohl sehr wenig getrunken hat (15 f)
- Erwachen durch Gurgeln im Bauch (1 m)

**Fieber/Frost**
- Rechte Körperhälfte wärmer als linke (13 f)
- Starkes Frieren – 2 Stunden später heißer Kopf (17 m)
- Gefühl beginnender Erkältung mit Müdigkeit (15 m)
- Starkes Wärmebedürfnis (15 m)
- Linke Körperseite ganz warm (12 f)
- Wärmeverlangen bei Rückenschmerzen (12 f)
- Wahnsinnige Frostigkeit, eisige Finger, will sich warm anziehen (12 f)
- Fröstelig (1 m)
- Frieren in der Haut nachts am ganzen Körper, besonders beim Umdrehen und bei Berührung der Bettdecke (1 m)
- Anhaltend kalte Hände und Füße (1 m)
- Muß eiskalte Füße, wenn sitzt, auf Heizung legen, sonst sofort wieder kalt (1 m)
- Verlangen warmes, heißes Wasser lange über Hände laufen zu lassen, "dadurch geht der Brustkorb auf"-Gefühl (1 m)
- Furchtbar gefroren, mußte sich zudecken (3 m)

**Haut**
- Warzen rechter Fußballen, dann linker (1 m)
- Juckreiz am ganzen Körper ohne Hautreaktion, Kratzen angenehm (5 f)
- Stechen und Jucken, wie durch Nadeln an wechselnden Stellen, Reiben bessert (5 f)
- Pickel an Rücken und Oberarm (1 m), hinterm Ohr (17 m), am Oberschenkel (5 f)
  3 – 4 Wochen nach Einnahme:
- hellrote, leuchtende Flecken, trocken schuppend, leicht juckend, zuerst linke Wade, später Schienbein und Sprunggelenk, dann rechte Wade, schließlich breitet sich dieser Ausschlag nach oben aus bis zum Thorax seitlich (1 m)

nach 5 – 6 Monaten:
- Abklingen des Ausschlags von oben nach unten, wo der Anfang und die schlimmsten Flecken waren, an der linken Wade bleiben Hautreliefzerstörungen und braune Pigmentierung übrig (16 Monate später) (1 m)
- Trocken rissige Finger und Fingerspitzen (5 f)
- Kleidungsstücke stinken wie verfault und modrig, an Armen und Oberschenkel, schon nach einem Tag, dieser Geruch geht sogar beim Waschen teilweise nicht heraus (1 m)

**Allgemeinsymptome**
- Müdigkeit (2 m, 5 f, 17 f, 15 f)
- Müdigkeit anfallsartig (2 m, 5 f, 11 m)
- Müdigkeit im Freien und bei Bewegung besser (2 m, 5 f, 11 m)
- Plötzlich auftretende Müdigkeit mit Schwere von Kopf und Augenlidern, daß unmittelbar einschlafen könnte (5 f)
- Müdigkeit, Schlaf bessert nicht (2 m, 5 f)
- Müdigkeit und Schwere, wie ein Stein (17 f)
- Müdigkeit, die der Prüfer normalerweise zwischen 13.00 und 15.00 hatte, bessert sich, wollte um diese Zeit sonst schlafen (9 m)
- Müdigkeit und "Morgenmuffeligkeit" zwischen 7.00 und 10.00 bessert sich vollkommen (8 f)
- Müdigkeit, sehr müde, könnte sich vergraben, zu Beginn der Prüfung, dann aber auffallenden Auftrieb, Energieschub (15 f)
- Völlige Erschöpfung durch unumgängliche Tätigkeiten (Umzug etc.) (1 m, 13 f)
- Anfallsartige Schwäche während nächtlichem Wasserlassen (1 m)
- Schweregefühl erstreckt sich von Kopf über Schulter zu Knie (3 m, 6 m)
- Alle Bewegungen sehr schwer und langsam, wie in Zeitlupe (7 m)
- Morgens schlechter (16 m, 8 f, 1 m, 15 f)
- Seiten: rechts (5 f)
- Frostig (10 f)

- Rauchen verschlechtert (17 f)
- Alkohol verschlechtert (7 m)
- Antidot: Nat-m. (Prüfung bei Prüfer 5 f und 12 f damit antidotiert)

## Differentialdiagnosen

**Nähe Sulfur:** Wegen Neigung nichts anzupacken, zu verschlampen, Fähigkeit zum konsequenzlosen Theoretisieren, wegen der grenzenlosen Egozentrik und der Schöpfungskraft und Kreativität, Durchfällen, Wechselstühlen, stinkenden Blähungen, Hautausschlägen.

**Unterschied:** Uranium metallicum ist moderner, hilft, wenn Sulfur erfolglos gegeben, hat mehr Mann- Frau- Beziehungsstörung, ist hektischer und damit auch Nux vomica ähnlich.

**Nähe Lycopodium:** Wegen gemeinsamer Dominanz und autoritärer Art wegen der Blähungen und der Vergeßlichkeit.

**Unterschied:** Uran hat nicht das Thema der Feigheit; das Thema der Forschung und Innovation steht im Vordergrund.

**Nähe Medorrhinum:** Wegen der gemeinsamen Ruhelosigkeit und Kraft, Unternehmungen zu starten, Erwartungsspannung.

**Unterschied:** Uran ist seriöser, weltweit in seinen Überlegungen, gewichtiger.

**Nähe Natrium muriaticum:** Wegen der gemeinsamen Fähigkeit, Gefühle auszuklammern und Verletzlichkeit, Erwartungsspannung sowie der Fähigkeit, mit Geld umgehen können.

**Unterschied:** schwierig

**Nähe Nux vomica:** Wegen der Fähigkeit, Dinge gut zu managen, erhöhte Streßbelastung, beide ein Inbegriff des modernern Lebens in Hektik, Streß und Arbeit.

**Unterschied:** Nux vomica mehr ein Akutmittel, oberflächlicher wirksam. Uran ist eines der tiefgreifendsten Arzneimittel überhaupt (Symptome der Prüfung bis 1 ½ Jahre nach Einnahme).

**Nähe Tuberculinum:** Wegen des gemeinsamen Freiheitsbedürfnisses und dem Wunsch, aus der Gesellschaft auszusteigen, des gemeinsamen kosmopolitischen Wesens. Verlangen zu rauchen. Verlangen roher Schinken. Beide Arzneien haben eine starke Wirkung auf Nierenentzündungen.

**Unterschied:** Dem Aussteigertum von Uran-met. geht häufig ein angestrengtes, hochgestreßtes Berufsleben voraus, was bei Tuberculinum nicht der Fall sein muß. Das Thema Macht fehlt bei Tuberculinum.

# Kasuistik

**Patient, 32 Jahre alt**, Informatiker, kommt zu mir wegen eines walnußgroßen Abszesses im Analbereich.
Vorgeschichte:
6 Monate vorher hatte er einen Abszeß an derselben Stelle: Behandlung damals mit Antibiotica und folgendem Ekzem am Oberschenkel Innenseite, bis zum Erscheinen des zweiten Abszesses.
Gemüt:
Patient macht sich einen unglaublichen Streß in seinem Beruf als Informatiker in einer Computerfirma: "Es herrscht ein gewaltiger Druck am Arbeitsplatz, jeder ist ersetzbar", so die Worte des Patienten. Zuverlässig, verantwortungsbewußt, Perfektionsdrang, so charakterisiert der Patient sein eigenes Wesen.
Zusätzlich konnte ich aus der Anamnese
– Zähneknirschen im Schlaf
– Nägelbeißen
– Verlangen Jogging
ermitteln.

*Analyse:* Der extreme Druck, Durchhalten, ich muß es schaffen, "jeder ist ersetzbar", sowie der Perfektionsdrang, Verlangen nach extremem Jogging führten meinen Blick in Richtung Uran-met..

*Ergebnis:* Uran-met. wurde von C 200 bis XM in steigenden Potenzen verabreicht, der Abszeß verschwand innerhalb einer Woche. Das Ekzem verschwand ebenfalls und der Patient fühlt sich in der Folge entspannter.
Diff: Nux vomica

**Patient**, kräftige Erscheinung, Notar, 40 Jahre im Beruf, sehr erfahren in der Arbeit, ist Personalrat, singt im Chor, gibt Kurse.
Zum zweiten Mal verheiratet. Probleme mit seiner Frau. Er erschrickt schon, wenn er nach Hause kommt und ihr Auto steht vor der Türe. Frau will immer, daß er zu Hause bleibt.
Wechselstühle: Durchfälle, seltener Verstopfung, Bauchschneiden, schneidende Schmerzen Oberbauch und Mittelbauch ab 18.00, wenn er heimkommt. Nachts wacht er von schneidenden Bauchschmerzen und schmerzhaften Blähungen auf.

Stark stinkende Blähungen.

*Ergebnis:* Bauchschmerzen nach Uran-met. 200 sofort weg, ebenso die Wechselstühle und Blähungen
Beobachtungszeit: 2 Jahre

Verhältnis zur Frau nach wie vor schlecht. Er will gehen, aber macht den Schritt nicht, jetzt Verordnung von Aqua Hochstein.

*Analyse:* Die kräftige, zupackende, zuverlässige Art des Notars, die auffällige Bauchsymptomatik, heftig stinkende Blähungen sowie der Wunsch, seine Frau zu verlassen (vgl. Prüfer 1 m Beziehung) führten uns zur Verordnung von Uran-met.
Die folgende Verschreibung von Aqua Hochstein gründet sich auf die Komplementarität von Uran und Wasser. Bei der Prüfung von Aqua Hochstein ergab sich als Hauptidee Klarheit in der emotionalen Bindung. Vgl. auch zur Komplementarität von Uran und Wasser die mythologische Seite: die Männlichkeit des Urans fällt ins Meer.

**Patientin, 77 Jahre,** kräftig, wendig, läuft, nachdem sie aufgerufen worden ist vom Wartezimmer ins Sprechzimmer: "ich will ganz kurz alles sagen". Heimatvertriebene, mit viel Fleiß sich großes Haus erwerkelt. 2 Töchter mit Familien wohnen mit im Haus.
Vor vier Jahren begonnen, daß nach dem Essen der Bauch anschwillt. Gallensteine festgestellt. Jeden Tag morgens nach dem Frühstück breiiger Stuhl. 5 Minuten später wässriger Stuhl, flüssige zweite Portion sieht aus, als ob gärt.
Blähungen schmerzhaft nach Mittagessen, wenn Winde abgehen bessert sich der Schmerz. Im Unterbauch wie eine Quelle, ein Rumoren.
Laborbefund: Hyperthyreose.

*Ergebnis:* Nach Uran-met. sofort keine Blähungen mehr, Stuhlgang nur mehr einmal und geformt, keine Bauchschmerzen mehr. Beobachtungszeitraum 2 Jahre.

Ein Jahr später, nach Zerrung: massive immobilisierende Schmerzen im Os sacrum, ausstrahlend in linken Unterbauch und linken Oberschenkel, daß nur liegen kann: "Ich muß liegen, ausgerechnet, wo ich doch alles selber mache."
Auch durch Uran-met. geheilt.

*Analyse:* Kräftige, männlich zupackende Frau, Vorliebe für großes Haus, schmerzhafte massive, stinkende Blähungen mit Bauchauftreibung führten zur Verordnung.

**Patient, 27 Jahre**, kräftig, gerade Erscheinung freiberuflich mit Freund in dessen Firma tätig. Entwickeln Software für Computer. Haben gemeinsam studiert, Beruf und Computer sind sein Hobby. Er hat sehr viel, auch die größten Kunden zur Firma gebracht. Die Firma gehört, weil er das Kapital hatte, dem Freund und der schikaniert ihn jetzt und ist kleinlich zu ihm.
Wenn sich ärgert, bekommt er Schmerz in der Schilddrüse. Als er in die Behandlung kam, war der Schmerz anhaltend, der Hals wie zugeschnürt. Früher hatte er nur zeitweise, bei Streß oder Ärger, Druck im Hals und bei Anstrengung Pulsieren in der Schilddrüse.

*Ergebnis*: 2 Tage massive Verschlechterung des Schmerzes und des Drucks in der Schilddrüse, seither ist der Patient beschwerdefrei (Beobachtung 2 Jahre).

*Analyse:* Der innovative schöpferische Geist des Patienten als Computerspezialist, sowie seine ausgegrenzte Stellung in der Firma durch seinen Freund führten zur Verordnung von Uran-met.

# Uranium metallicum

**Patient, 36**, hat "irre" Magenschmerzen seit dem 13. Lebensjahr. Damals Trennung der Eltern und Ausschluß aus der Familie. Nach dem Essen besser. Starker Druck, wie wenn er einen Stein verschluckt hätte, Schweregefühl, dann scharfer Stich wie mit einem Messer. Wärme bessert, Schmerz strahlt in den Rücken aus und erstreckt sich im Rücken nach oben. Hat alle Untersuchungen und alle möglichen Behandlungen hinter sich.
"Die Magenschmerzen sind eine irre Katastrophe".
Er erzählt seine Geschichte mit aufgerissenen Augen und drastischen Worten und Gebärden.
In der Firma ist er sehr kreativ, aber sein Chef streicht immer die Lorbeeren ein. Er möchte rufen: "Ich, ich, ich habe mir das ausgedacht und das durchgeführt."
Seine Eltern (Metzger) haben sich getrennt als er 13 und sein Bruder 8 waren. Vater hat eine andere Frau gefunden, aber er und sein Bruder mußten allein in einer Wohnung im selben Haus wohnen. Durften mal zum Abendessen raufkommen. Es wurde nie zusammen gegessen. Nach der Mahlzeit mußten sie wieder in ihre Wohnung gehen, obwohl es räumlich leicht möglich gewesen wäre, daß alle zusammenwohnen. Er hat sehr früh den starken Mann gespielt, geraucht.

*Ergebnis:* Magenschmerz sofort weg
Gefühl:   er "joggt nicht mehr nur durch's Leben",
          "das Vergrauen, die grauen Zeiten sind vorbei",
          schaut jetzt jedem Rock nach, aber bevor er
          fremdgeht, stürzt die Welt ein.

*Analyse:* Der Patient erlebt den Ausschluß aus seiner Familie, wie aktuell in seiner beruflichen Stellung. Sein Platz, seine Macht wird ihm nicht zuerkannt. Weiter deutete sein kreativer und innovativer Geist auf seine positive Urankraft hin.

**Patientin, 59 Jahre**, hatte einen "Aussetzer", wußte 2–3 Minuten lang nicht mehr, wer sie war. Vorher und nachher hatte sie einen "komischen Kopf", konnte nicht klar denken. Wie wenn am Abend zuvor etwas getrunken hätte. Allgemein stellt sie fest, daß sie sehr vergeßlich wird. So weiß sie schon nach 2 Tagen nicht mehr, wo sie für einen Ausflug losgefahren oder wo sie hingefahren ist. Traut sich kein Glas Wein mehr trinken, weil sie Angst hat, noch vergeßlicher zu werden. Körperlich sehr fit. Versorgt Enkelkinder, geht putzen, macht viele Freizeitunternehmungen.

*Analyse:* Zur extremen Gedächtnisproblematik dieser Patientin vgl. Kapitel: Gedächtnisschäche.
Die bewegliche und agile Art der Patientin, die große Freude an Freizeitunternehmungen hat, kann ebenfalls als Uranwesenszug gewertet werden.

*Ergebnis:* Nach Uran-met. 200 kann sie klarer denken. Einen Monat später bekommt sie C 1000, danach seit 10 Monaten ist die Vergeßlichkeit so gut wie verschwunden.

**Patient, 50 Jahre**, Rechtsanwalt leidet seit 3 Tagen an einem massiven Tinnitus im linken Ohr. Er hört ein sehr hohes Pfeifen, dazu ein Rauschen. Eine Infusionsbehandlung ist geplant. Die Woche vor Beginn der Erkrankung war er in seiner neuen Kanzleizweigstelle, siebeneinhalb Stunden Autofahrt, am nächsten Tag 7 Stunden Besprechungen, am übernächsten Tag in aller Frühe 9 Stunden Heimfahrt.
Er ist sportlich, macht Krafttraining, Bewegung ist sein Leben. Sein Vater hat die Familie verlassen als er 2 Jahre war. Er beschreibt ihn als "Tausendsassa", ein Idol, der ihn aber sobald er Jura absolviert hatte, ausgenutzt hat.
Sein Leben ist prall gefüllt mit Beruf. Er ist anpassungsfreudig und überfreundlich, so schildert er sich. Er hat einen übertriebenen Ehrgeiz und unglaublichen Erfolg. Er ist zum Erfolg verdammt. Was er auch anpackt wird ein Erfolg. "Ich will Erfolg, ich will ihn und dann mach ich auch alles."
Trotzdem ist er nicht befriedigt dadurch. Obwohl Geld keine Rolle

mehr spielt, hat er immer das Gefühl, er habe nicht die ausreichende Sicherheit. Er hat ein "unglaubliches Sicherheitsbedürfnis".

*Analyse:*
Die unternehmerische Kraft, der unglaubliche Ehrgeiz, zum Erfolg verdammt, aber trotzdem ein extremes Sicherheitsbedürfnis führten zur Uran-met.-Verordnung.
Interessant ist auch hier, daß der Vater früh aus der Familie ausgeschieden ist

*Ergebnis:* Nach Uran-met. 200 war am nächsten Tag der Tinnitus verschwunden.


**Patientin, 45 Jahre,** beginnt mit den Worten: "Die Leichtigkeit, die ich früher hatte, ist nicht mehr da, ich möchte meine Ängste eliminieren, es geht in Richtung Depression bei mir." Die Patientin hat riesige Ängste wegen ihrer beruflichen Situation als Unternehmerin.
Sie hat vor einiger Zeit Millionen verloren und muß sich jetzt wieder hocharbeiten.
Es plagen sie große Ängste wegen ihrer geschäftlichen Situation, obwohl es eigentlich nicht schlecht läuft, "aber vielleicht geht doch alles runter". Wenn es geschäftlich gut läuft, dann geht es ihr auch privat wieder besser. Hat die letzten 10 Jahre nur gearbeitet. Die Patientin sagt: "Ich muß positiv nach vorne gehen, obwohl ich meine Schwäche sehe."
Sie selbst hat sich in den letzten Jahren vernachlässigt, "möchte mich auch wieder als Frau in den Vordergrund stellen, die Männer haben gut von mir profitiert, ich habe von meinen Männern unterm Strich nie irgendetwas gehabt." Ihr Freund "betrügt sie" mit einer anderen Frau.
– Hautausschlag flächig, schuppendes Ekzem am Unterschenkel, das sich bisweilen bis zum Oberschenkel erstreckt und dann wieder zurückgeht
– Extremer Juckreiz am After wurde mit Cortison behandelt

- Intensives Tabakverlangen, 40 Zigaretten pro Tag
- Intensives Kaffeeverlangen
- Verlust der sexuellen Empfindung
- Schweregefühl
- Rückenschmerzen HWS und zwischen den Schulterblättern (zur Zeit nicht)

Bezüglich ihres Berufes kommt es zu scheinbar widersprüchlichen Aussagen, "ich liebe meinen Job", aber sie spricht auch von Aussteigen, zumindest den Arbeitsplatz an einen sonnigen Platz verlegen in einem südlichen Land.

*Analyse:*
- Die kräftige Unternehmerin, der eine gewisse Härte nachgesagt wird, mit ihren Ängsten vor wirtschaftlichem Mißerfolg "geht nach vorne, obwohl sie ihre Schwäche sieht".
(Prüfungssymptome: massive Existenzängste, Furcht vor wirtschaftlichem Zusammenbruch, geht nach vorne, obwohl er seine Schwäche sieht)

- Ihre Widersprüchlichkeit im Beziehungsthema: fühlt sich von Männern ausgebeutet, andererseits merkt aber auch, daß sie selbst ihre Weiblichkeit nicht lebt, Verlust der sexuellen Empfindung zeigen das Prüfungsthema, Kampf der Geschlechter, geringere sexuelle Energie
- Hautausschlag Unterschenkel rot schuppig erstreckt sich nach oben vgl. Prüfungssymptom Kapitel Haut
- extremes Tabakverlangen
- Schweregefühl von Schultern nach unten vgl. Prüfungssymptome Rücken
- Schmerz HWS und zwischen Schulterblättern vgl. Prüfungssymptome Rücken

Fast jedes relevante Symptom kann in der Prüfung wiedergefunden werden.

*Ergebnis:* Einen Monat nach Einnahme von Uran-met. 200 hat die Patientin ihre Ängste vor wirtschaftlichem Mißerfolg sowie ihre Existenzängste verloren. Nach einigen Wochen muß die C 1000 wiederholt werden. In der Folge wird ihre Beziehungsproblematik klarer, die dabei auftretende Kummersituation wird erfolgreich mit Ignatia Q6 behandelt.
Die Patientin trennt sich von ihrem Freund.

# Plutonium

**Offizielle Bezeichnung des Prüfungsstoffes:**
Plutonium nitricum


**Hersteller:** Helios Homeopathic Pharmacy
97 Camden Road TN1 2QR
Tunbridge Wells, Kent, England
Tel. +44 1892-536393
Fax +44 1892-946850


**Zahl der Prüfer:** 11     (Hinter jedem Symtom steht in Klammern die Nummer des Prüfers - m für männlich, f für weiblich)

## Kurzgefaßte Arzneimittellehre

Die Symptome der kurzgefaßten Arzneimittellehre basieren entweder auf Prüfungssymptom und klinischer Bestätigung oder auf mehrfach durch Prüfer herausgeprüften Symptomen oder mehrfacher klinischer Bestätigung ohne Prüfungssymptom. Auf dieser Basis sind alle hier beschriebenen Symptome besonders zuverlässig und sicher.

**Plutonium** wurde bisher in **232** dokumentierten Fällen von uns **verordnet**; davon überblicken wir bisher **113 Heilungen mit der Note 1 – 2** bei chronischen sowie akuten Krankheiten.

# Plutonium

## Wirkungsbereich
Psyche, Angst, Panik, Zwang, Kopf, Bronchien, Wirbelsäule, Schlaf

## Leitsymptome
**Panik, Angst, Gefühl der Existenzbedrohung, alle Formen existenzieller Bedrohung** z.B. durch vermutete oder echte Krankheit auch in der Umgebung, auch Bedrohungsgefühl durch das jeweils andere Geschlecht, **kombiniert mit schweren Depressionen**

**Retter**

**Kaiserschnitt: Kinder und Mütter**

**Klaustrophobie**

**Zwang, Ordentlichkeit, Sauberkeit, sklavische Berufsausübung, zwanghafte Perfektion**

**Unbeugsamer Wille, gebeugter Wille, Bravheit**

**Spastische Bronchitis bei Kindern, Asthma**

**Saisonale Allergie**

**Eitrige Tonsillitis, rezidivierend**

**Ruhelosigkeit, Schlafstörungen**

**Chronische Müdigkeit, Schweregefühle wie Blei**

## Gemüt/Lebenssituation
Panik, Angst, Gefühl der Existenzbedrohung, alle Formen existentieller Bedrohung mit schwerer, dunkler Depression, Furcht vor Gewalt, vor Krankheit, Krebs bei sich selbst oder bei anderen, Damoklesschwert-Situationen, Kaiserschnitt: Kinder und Mütter, Kinder auf Intensivstation, Frühgeborene, Monitorüberwachungen. Angst in der Spätschwangerschaft bei Terminüberschreitung oder vor der Geburt, Angst, Panik in Beziehung, fühlt sich bedroht vom anderen Geschlecht, bedrohte Ehe, Kinder in bedrohten Ehen. Klaustrophobie, Kontaktscheu, kann nicht unter Leute gehen, große Innerlichkeit, Religiosität, tiefe Spiritualität. Retter in Auflösungs-, Bedrohungssituationen, große Anstrengungen zu retten. Zwang zu Ordnung und peinlicher Sauberkeit ohne absehbares Ende, sklavische Berufsausübung, fühlt zu viel Zwang durch verschiedenste, scheinbar notwendige Tätigkeiten, glaubt Erwartungen entsprechen zu müssen, weiß nicht wie mit allen Anforderungen zurecht kommen soll. Starke Identifikation mit einer Rolle, die er meint sein zu müssen, Erwartungsspannung mit Panik. Fühlt sich eingesperrt, verzweifelt, droht in seiner Verzweiflung auch mit Gewalt. Hyperaktive Kinder, Ruhelosigkeit, Ruhelosigkeit nachts, Schlafstörungen. Unbeugsamer Wille, gebeugter Wille, Bravheit, geduldig, lieb. Entwicklungsrückstand.

## Kopf
Haarausfall, Migräne, Kopfschmerzen, wie wenn Schädeldecke abhebt und explodiert, Schweregefühl.

## Nase
Saisonale Allergie, Niesen, Verstopfung.

## Hals
Akute eitrige Tonsillitis, rezidivierende Tonsillitis.

## Magen
Übelkeit und chronisches Erbrechen über Jahre.

**Rectum**
Profuse Durchfälle mit Exsiccose, Stuhlgang häufig.

**Weibliche Genitalien**
Exzessive Menstruationsblutungen, chronische Blutungen mit massivem Blutverlust.

**Brust**
Spastische Bronchitis, Asthma, asthmoide Bronchitis, saisonale Allergie, pfeifende Atmung, Atemnot, heftiger Husten, alles <nachts, Pseudokrupp, Tracheitis, Brustspannen, Brustschmerz vor Menses, Herzklopfen.

**Rücken**
Schmerzen Sacralregion mit Verzweiflung und großer Ruhelosigkeit; <nachts, Weinen von Rückenschmerzen, kriecht auf allen Vieren vor Rückenschmerz, erstreckt sich in Oberschenkel, Ischialgie; >Wärme, LWS-Schmerzen, Kreuzschmerz mit Ischialgie in der Spätschwangerschaft.

**Extremitäten**
Ischialgie, Ischialgie in der Schwangerschaft.

**Schlaf**
Schlafstörungen, Ruhelosigkeit, nach bedrohlichen Erlebnissen.

**Allgemeines**
Energielosigkeit, chronische Müdigkeit, Erschöpfung, Schweregefühle, Frostigkeit, Kälteschauer über den Rücken, chronisch rezidivierende Infekte.

**Modalitäten**
<nachts, >Wärme, <Gesellschaft.

**Träume**
Auto, Autounfälle.

## Kurzgefaßte Kasuistik

(Geheilte Krankheiten, Symptome, Symptomenkomplexe aus geheilten Einzelfällen)

**Angst / Panik / Bedrohung**

Dauernde Angst, ihrem Ehemann könnte wieder das Herz stehen bleiben, nachdem er schon einmal im Koma lag mit Erbrechen fast täglich, 10 Jahre lang.

Ängstliches Gefühl in ihr, das sie runterzieht.

Angst und Panik vor gesellschaftlichen Anlässen schon Wochen vorher, kann nur mit Alkohol in der Gesellschaft auftreten, extreme Unsicherheit mit Unmöglichkeit des Blickkontaktes.

Nach Scheidung, Angst vor Mißbrauch der Kinder durch den Vater, weiß nicht, wie alles schaffen soll mit Zwang zur Perfektion.

Ängstlich-bedrohliches Gefühl, fühlt sich von ihren Patienten erpreßt mit schlechtem Gewissen, ihr Kollege will sie in einen Vertrag zu seinen Gunsten zwingen.

Angstzustand in der Spätschwangerschaft bei Terminüberschreitung mit Furcht vor der Geburt.

Depression und Angst bei Krebserkrankung.

Bedrohung und Angstgefühle im Kindergarten wegen wilder Buben.

Bedrohung und Angst in der Schule wegen gewalttätiger Mitschüler.

Konzentrationsstörung mit vielen Flüchtigkeitsfehlern bei Scheidungskind.

Lese- und Formulierungsschwäche bei chaotischen Familienverhältnissen.

Krebsangst und Magenschmerzen.

Vermittler und Retter in chaotischer Familiensituation mit Krankheitsängsten, Krebsangst, Unruhe.

Ruhelosigkeit, Trällern ohne Pause mit verschiedensten Lauten eingesponnen in sich mit Stottern.

**Aggression / Drohung / Verzweiflung**

Aggressionshemmung, hätte manchmal richtig Lust, jemand zusammenzuschlagen, wurde in der Kindheit viel von der Mutter geschlagen und durfte nicht weinen, sonst wäre er noch mehr geschlagen worden. Fühlt sich wie ein Deckel, auf dem ein enormer Druck herrscht, er hat Angst, diesen Deckel zu öffnen, weil nicht weiß, wie die Umgebung reagieren wird. Es gibt eine explosive Kraft unterhalb des Deckels.

Kind: zornig, macht Dinge kaputt, sagt gerne Nein.

Verzweiflung und Negativität.

Kind: droht mit Gewalt, extreme Wut.

**Zwang / Rolle**

Zwanghaftes Putzsyndrom.

Chronisches Müdigkeitssyndrom mit zwanghafter Berufsausübung.

Hat sich die Rolle der Trauernden zugelegt, der vom Schicksal geschlagenen, verhielt sich eng nach dieser Rolle, sich in diese Rolle hineingezwängt mit gewisser Performance.

**Kopf**

Schulkopfschmerz nach Gewalt im Pausenhof.

Massiver Schorf, der den ganzen Kopf bedeckt bei Kaiserschnittkind.

Migräne bei Ausländerin, die Angehörige in einem Bürgerkriegsgebiet hat.

**Hals**

Akute eitrige Tonsillitis bei rez. Tonsillitis bei Kaiserschnittkind, das schnell zuschlägt.

Eitrige Tosillitis nach Autounfall bei 12 jährigem Mädchen.

**Magen**

Chronische Übelkeit und Erbrechen bei Kaiserschnittkind, <abends < hinlegen seit Schulbeginn vor 3 Jahren, still, brav.

Erbrechen von fast jedem Essen seit 10 Jahren und Angst, ihrem Ehemann könnte wieder das Herz stehenbleiben.

**Rectum**

Durchfall und Kribbeln im Bauch mit hochsteigender Angst und Panik.

**Genitalien, weiblich**

Lebensbedrohliche Hypermenorrhoe bei Rettertyp.

Dauerblutungen nach bedrohter Ehe durch angebliche Freundin des Ehemannes.

Schmerz Eierstockzyste bei erschöpfter und sich unter Druck und Zwang setzender Frau.

**Genitalien, männlich**

Ziehen und Brennen im Unterleib, erstreckt sich zu den Hoden.

**Brust**

Rezidivierende spastische Bronchitis bei Kaiserschnittkind, das gerne Dinge kaputt macht und oft Nein sagt.

Saisonale Allergie, asthmoide Bronchitis.

Spastische Bronchitis einen Tag vor Zeugnisausgabe bei ehrgeizigem Schüler.

Asthmoide Bronchitis mit heftigem Husten bei ordentlichem Buben, der es in der Schule sehr genau nimmt.

Asthmoide Bronchitis, Rhinitis bei Kind mit viel Energie und nächtlicher Ruhelosigkeit, kann wegen Luftnot nicht schlafen (weißes schwitziges, dickes Kind mit kalten Füßen, Calcium carbonicum hat nicht geholfen).

Rezidivierende spastische Bronchitis bei 5 Monate altem rundlichem Baby mit schwitzigen Händen und Füßen, kalte Hände und Füße nachts, Kopfschweiß, ohne Besserung durch Calcium carbonicum.

Husten rezidivierend bei ängstlichem Kaiserschnittkind <nachts, geht nicht so gern in andere Häuser zum Spielen.

Spastische Bronchitis bei Kaiserschnittkind mit massivem Schorf über den ganzen Kopf.

Mundfäule mit Speichelfluß bei Kaiserschnittkind / Pflegekind und ängstlicher Ruhelosigkeit nachts.

Asthma vom 8. Lebensmonat an bei erwachsener Frau, die ihre katastrophalen Familienverhältnisse immer retten wollte.

Asthmaanfall mit Pfeifen und Atemnot <nachts, Allergie auf Hasen und Meerschweinchen, bei abnehmendem Asthma beginnen die Knie anzuschwellen bis zur Unfähigkeit zu gehen, <Bewegung, <kalte Umschläge.

Pseudokrupp bei drohender Trennung der Eltern.

Pseudokrupp, nachdem die behinderte Schwester die Bremse des Autos löste und ein kleiner Schaden entstand, bei großer Aufregung in der ganzen Familie.

Rezidivierende Infekte und Halsschmerzen mit Lymphknotenschwellungen, Husten und Fieber bei Kaiserschnittkind, sehr brav, mag aber nur Kriegsspielzeug.

Rhinobronchitis mit Ruhelosigkeit nachts bei chaotischen Familienverhältnissen, Vater hatte gerade Autounfall, Lese-und Formulierungsschwäche.

## Rücken

Ischialgie in der Schwangerschaft, Schmerz <nachts, weiß nicht, wie sich lagern soll bei Angst wegen Terminüberschreitung in der Spätschwangerschaft.

Akute Lumboischialgie, Schmerz erstreckt sich in den Oberschenkel nach vorne, dumpfer Schmerz, oberhalb des Knies pelzige Empfindung, stechender Schmerz im Knie.

**Extremitäten**

Knieschwellung bei abnehmendem Asthma mit Unfähigkeit, sich zu bewegen <Bewegung <kalte Umschläge.

Hühneraugen schmerzhaft.

**Allgemeines**

Säuglingshypoglycämie bei Kaiserschnittkind mit Monitorüberwachung, Ruhelosigkeit und Blähungen.

Chronisches Müdigkeitssyndrom bei sklavisch arbeitendem Handwerker.

Morbus Addison: deutliche Verbesserung des Allgemeinzustandes. Gras folgte überaus gut in diesem Fall.

# Vollständige Arzneimittellehre

**Essentielle Grundlinien**

**Mythologie**

**Originale Prüfungssymptome**

**Differentialdiagnosen**

**Kasuistik**

## Essentielle Grundlinien

**Die Bedrohung des eigenen Wesens durch unterdrückten Willen, verselbständigte Rollen und Masken, Zwänge und Gewalt.**

Die zentrale Idee von Plutonium ist der Verlust des eigenen Weges oder die Unterdrückung und Verschüttung der innersten Kräfte des Menschen, wie auch die Bedrohung und Gefährdung des Lebens im allgemeinen. Das Wesen des Menschen ist bedroht. Dies kann sich sowohl äußerlich durch Gewalt, Unfälle und Zwänge äußern, als auch innerlich durch Rollenverhalten und Leben von Zwängen, die dem innersten Wesen des Menschen widersprechen. Die einzelnen Rollen, die der Mensch auszufüllen hat, stehen nicht mehr in Rückkoppelung zum innersten Wesen und Wollen, sondern werden zwanghaft erfüllt. Klinisch ergibt sich daraus der Einsatz von Plutonium bei allen Formen (existentieller) Bedrohungsgefühle, dunkler Depression, Angst- und Paniksymptomatik, unbeugsamem Willen und gebeugtem Willen, Ausbrüchen von rücksichtsloser Aggression, sowie bei zwanghaft oder einseitig ausgefülltem Rollenverhalten, z.B. durch Überidentifikation mit einer Rolle (zwanghafte Berufsausübung) und ihren Folgen. Die massiven Auflösungszustände, die der Plutonium-Kranke erlebt, erzeugen in ihm nicht selten Versuche auch in aussichtslosen Situationen mit einem hohen inneren Spannungszustand zu retten und heilen zu wollen, z.B. Kinder, in durch Scheidung bedrohten Ehen. Häufigste körperliche Erkrankungen, die wir bis jetzt bei Plutonium sehen konnten, waren: Bronchitis, Asthma, multiple Allergien, chronisches Müdigkeitssyndrom, Rückenschmerzen und Neurodermitis.
Tiefe Innerlichkeit, Religiosität, Beschäftigung mit mystischer Li-

teratur, Verlangen allein wegzufahren, um dem eigenen inneren Weg nachzuspüren, konnten bei Prüfern und Patienten nach Plutonium-Einnahme beobachtet werden.

## Typologie

1. **Retter in bedrohlichen Zuständen**
   Die ganze Umgebung ist in Unordnung und er fühlt sich bedroht und versucht, zu retten.

2. **Depressive Angstsymptomatik mit Klaustrophobie und Krankheitsangst (spez. Krebs)**

3. **Zwangstyp / zwanghaftes Ausfüllen einer Rolle**
   Fühlt soviel Zwang und Erwartung in sich, dem er glaubt, entsprechen zu müssen, sklavische Arbeitshaltung.

4. **Aggressionstyp**
   Aggressives, rücksichtsloses Vorgehen, das bedrohlich auf die Umgebung wirkt.

5. **Kinder mit bedrohlichem Lebensanfang**
   Kaiserschnitt, Frühgeburt, Kinder mit multiplen Behinderungen nach Frühgeburt, Monitorüberwachung.

# Mythologie

„In der griechischen Mythologie war Pluto oder Pluton (auch bekannt als Hades) ein Gott sowohl des Todes als auch der Fruchtbarkeit und des Überflusses. Er war der Gott, der den Raum unter der Erde beschützte, von wo er die Ernte nährte. Er wurde als der Gott der Unterwelt betrachtet und mit Hades identifiziert. Die Dichter nannten ihn Aidoneos, den Unsichtbaren und deswegen vermutete man nicht nur seine Person, sondern auch sein Königreich verhüllt in geheimer Dunkelheit.

Als Chronos als Herrscher des Universums abgesetzt worden war, teilten seine drei Söhne die Welten unter sich auf. Zeus bekam die Oberwelt, Poseidon die Ozeane und Hades die Unterwelt. Zusammen mit Persephone, die er aus der Oberwelt entführte, regierte Hades diese. Der Eingang zu seinem Königreich wurde von einem mehrköpfigen Hund, Zerberus, dem Höllenhund, bewacht. Der Gott Hermes (Mercurius) führte die gestorbenen Seelen in die Unterwelt, wo sie vom Fährmann Charon über den Fluß Styx gebracht wurden. Die Gestorbenen mußten eine Münze von ihren Verwandten mitbekommen haben als Bezahlung, um über den Fluß gebracht zu werden. Nur denen, die begraben oder verbrannt worden waren, wurde eine Durchreise in das Königreich des Hades gewährt. Die Richter des Toten entschieden dann, ob eine Seele zu den Elysischen Feldern für die Tugendhaften, oder zu Tatarus, einem Platz der Bestrafung mußten, oder zu den Asphodelweiden für die, die weder tugendhaft noch böse waren. Die, welche nicht begraben waren, wurden nicht eingelassen und konnten nirgendwo Ruhe finden. Gleichzeitig war Hades auch Herrscher über alle Bodenschätze, die in der Tiefe der Erde gefunden werden konnten. Aus diesem Grund wurde er von den Römern mit Plutus verglichen (aus dem Griechischen Ploutos=Reichtum). Plutus wurde als Sohn von Demeter angesehen, da Kornvorräte als Garant für Reichtum galten. Die Römer nannten ihn auch Dis Pater (aus dem Lateinischen dives=reich). Dem Hades geweiht waren die Narzissen (Botschafter des Frühlings) und die Zypresse (eine Konifere, die häufig in Kirchgärten gepflanzt wurde). Wegen seiner unerbittlichen Natur wurde er von den Griechen als etwas Schreckliches angesehen. Mythen und Tempel wurden ihm selten geweiht. Dennoch wurden ihm Opfer gebracht: schwarze Schafe, welche geschlachtet wurden mit dem Kopf zum Erdboden gewandt, während diejenigen, die das Opfer brachten ihre Gesichter abwandten. Ebensowenig wurde der gefürchtete Gott in der Kunst porträtiert. In den wenigen Darstellungen, die von Hades gefunden werden können, ist er mit einem harten Gesichtsausdruck, geschlossenen Lippen und wild hängendem Haar dargestellt.

**Astronomie**
Astronomisch betrachtet ist Pluto der neunte Planet der Sonne. Er ist der kleinste und am weitesten entfernte Planet, den man im Sonnensystem kennt. Der Planet wurde erst vor kurzem, nämlich erst 1930 entdeckt. Er umkreist die Sonne alle 248,4 Jahre. Computersimulationen haben zu der Entdeckung geführt, daß die Umlaufbahn von Pluto nicht gänzlich vorhersehbar, also chaotisch ist. 1978 entdeckte man, daß der Planet einen grauen Satelliten hat. Dieser wurde Charon, nach dem Fährmann aus der griechischen Sage, benannt.

**Chemie**
Der Name des Elements Plutonium wurde abgeleitet von dem Planeten Pluto. Es ist ein radioaktives chemisches Element, das fünfte Mitglied der Actiniumreihe des Periodensystems. Drei der vierzehn Actinoiden kann man in der Natur finden: Thorium, Protactinium und Uranium, wenn auch Spuren von natürlichem Plutonium in Uranvorkommen gefunden worden sind. Die elf folgenden, mit Atomgewichten über 92 sind alle künstlich durch Beschießen von Atomkernen gemacht. Vielleicht gab es sie früher natürlich, aber

sie sind wegen ihrer Kurzlebigkeit verschwunden. Wie die griechische Gottheit gehören sie zum geheimen Reich der Geister. Alle diese Elemente sind radioaktiv.

Plutonium ist ein Metall mit silbrigem Aussehen, aber es wird gelb, wenn es an die Luft kommt. Es existiert in sechs Strukturformen oder Allotropien, die sich je nach Temperatur ändern. Große Stücke des Metalls sind bei der Berührung warm wegen der Energiefreisetzung durch den Zerfall von Alphateilchen, Plutonium bildet Zweierbindungen mit Sauerstoff wie auch Oxide verschiedener Zusammensetzungen. Es bildet Halide, Oxyhalide und Verbindungen mit Kohlenstoff, Stickstoff, Silicea und Schwefel. Es bildet Legierungen mit Beryllium, Blei, Uran, Chrom, Eisen, Nickel und Mangan. Es ist das wichtigste der transuranischen Elemente wegen seiner erfolgreichen Nutzung als Sprengstoff in Nuklearwaffen und wegen der Schlüsselposition, die es in der Entwicklung der industriellen Anwendung der Atomenergie hat, ebenso im Bergbau und in Ölförderprojekten.

Atomreaktoren speziell in Frankreich und der ehemaligen Sowjetunion, nicht in den USA, benützen Pu 239 als Brennstoff. Verschiedene Isotope des Plutoniums starten Materialien in der Synthese anderer transuranischer Elemente und in der Herstellung radioaktiver Isotopen für medizinische Forschung und industrielle Zwecke. Das Isotop Pu 238 speist mit seiner Kraft so ausgefallene Geräte wie z.B. Herzschrittmacher." (Grolier) Hiervon ist man aber bereits wegen Abschirmungsproblemen wieder abgekommen.

"Plutonium ist ein hochgefährliches radioaktives Gift. Es wird beim Menschen hauptsächlich im Knochenmark gespeichert und emittiert Alphateilchen in großer Menge. Seine Anwendung als Atombombe und in Atomwaffen spiegelt seine gefährliche Natur."[3]

---

[3] Vermeulen, F. Synoptic Materia Medica, S. 712-713

**Astrologie**
"Offensichtlich besteht ein Zusammenhang mit der Entdeckung eines neuen Planeten und kollektiv-psychischen Bewußtseinserweiterungen; so war es bei der Entdeckung von Uranus und Neptun und so war es bei Plutonium. Oder ist es Zufall, daß die Entwicklung und Atomforschung zeitlich mit der Entdeckung Plutos zusammenfällt? Und vielleicht ahnt das "kollektive Unbewußte" noch weitere Zusammenhänge als es diesem neuen Planeten den Namen Pluto gab, den Namen des mythischen Herrschers über das Totenreich"[4]. Pluto wird in der Astrologie in Verbindung mit einem chtonisch-archaischem Aspekt gesehen, ihm ist etwas atavistisch Urgewaltiges zu eigen, in dem sowohl konstruktive Möglichkeiten stecken wie auch dämonisch Zerstörerisches.

"So vermag Pluto uns sowohl in die Regression auf frühe magisch-primitive Entwicklungsstufen zu führen als auch in die Rückbesinnung auf Seelenschichten, in denen vielleicht unsere tiefsten Wurzeln liegen, von denen wir uns durch Differenzierungsvorgänge und durch das Überwiegen rationaler Entwicklungen zu weit entfernt haben, so daß sie uns zunächst fremd und vorwiegend unheimlich erscheinen."[5]

---

4 Riemann, F., Astrologie, Lebenshilfe, München, 13. Aufl., 1992, S. 204
5 ebd. S. 204-205

# Originale Prüfungssymptome

## Gemüt / Lebenssituationen
### (geordnet nach essentiellen Grundlinien)

1. Spaltung und Zerfall

2. Bedrohung / Angst / Panik / Retter

3. Zwang und Erwartung

4. Aggression

5. Traurigkeit und Weinen

6. Ruhelosigkeit / Gedächtnis / Konzentration

7. Beziehung

8. Ordnung und Arbeit

9. Intuition, eigener Wille und Ausdruck, Philosophie und Religion

## 1. Spaltung und Zerfall

**Dieses Symptom zeigt den Verlust der Rückbindung an den inneren Wesensgrund des Menschen. Statt einem inneren Einheitsempfinden löst sich der Mensch in bestimmte Identitäten / Rollen auf, die er nicht selten ängstlich und zwanghaft zu erfüllen sucht.**

- Gefühl der Spaltung des Zerfalls in verschiedene Identitäten (1 m)
- Der Prüfer hatte das deutliche Empfinden, daß er immer eine andere Person ist, je nachdem wo und mit wem er gerade zusammen ist (1 m)

## 2. Bedrohung / Angst / Panik / Retter

**Wann immer jemand in die Situation existentieller Bedrohung kommt und ihm daraus irgendwelche Beschwerden erwachsen, so haben wir nicht selten ein Keynote für die Verordnung von Plutonium. Diese Bedrohung kommt aber nicht nur von außen, sondern wächst häufig auf der Basis eines massiv unterdrückten eigenen Willens und Wesens durch zwanghafte Übernahme von Rollen und vermeintlich vorgeschriebenen Verhaltensmustern und äußert sich in bedrohlichen Angstzuständen, Panikattacken, z.B. Furcht vor schweren Krankheiten, klaustrophobischen Zuständen, usw.. Die ungemein erfolgreiche Verordnung von Plutonium für Kinder mit bedrohlichem Lebensanfang (Kaiserschnitt, Monitorüberwachungen, Reanimationen etc.) und dessen Folgen basieren auf dieser Prüfungssymptomatik. Überforderung durch zwanghafte Rettungs- und Hilfeversuche gehören ebenfalls zur Plutonium-Krankheit, wobei dieses Symptom aus der klinischen Erfahrung stammt.**

- Permanentes Gefühl der Existenzbedrohung (1 m, 2 m)
- Erwartet die eigene Vernichtung, wenn sich trauen würde, den eigenen Willen, die eigene Neigung durchzusetzen (1 m)
- Massive Sacralgie zwingt den Prüfer auf allen Vieren zu gehen. Der Prüfer hat das deutliche Gefühl eines Tieres (Hund) oder des mißachteten Kindes, das noch nicht aufrecht gehen kann und nicht dazugehört. Die Mißachtung spürt er von seinen Geschwistern (2 m)
Kommentar:
Plutonium-Thema: das verletzte Kind, daher ein großes Kindermittel. Beim Erwachsenen handelt es sich um das verletzte innere Kind. Die Kinder sind auch oft übermächtigen Erwachsenen ausgesetzt und unfähig den eigenen Willen durchzusetzen.
- Krankheitsangst, Furcht vor Krebs wurde bei der Prüferin besser (11 f) (klinisch häufig beobachtet)
- Angst vor Bandscheibenvorfall bei Sacralgie (2 m)
- Angst vor ökologischen Katastrophen (1 m, 2 m)
- Panische Angstzustände (mehrfach klinisch geheilt)
- Klaustrophobie mit panischer Angst z.B. im Flugzeug (auch mehrfache klinische Heilungen gesehen)
- Ärgerlich, daß im Schmerz alleingelassen (2 m)

## 3. Zwang und Erwartung

> Einen der klassischen Auslöser für die Verordnung von Plutonium bildet der Zwang zu Arbeit und sklavischer Pflichterfüllung. Der Plutonium-Kranke glaubt dieses und jenes noch machen zu müssen und wird nicht fertig. Sehr häufig bezieht sich dieser enorme Druck und Zwang bei Hausfrauen und Müttern auf Putzen und Ordnung machen. Aber auch jede andere Tätigkeit, in der dieser innere Druck und Zwang zur Erfüllung irgendeiner Tätigkeit oder Pflicht vorherrscht, kann ein Auslöser für die Verordnung von Plutonium sein. In zwanghafter Weise in aussichtslosen Situationen der Retter sein zu wollen, gehört ebenfalls hierher.

- Traurig, daß nicht so leben darf wie sie will; Gefühl, zuviel Zwang (3 f)
- Gefühl, sie wird gedrängt von außen weiter zu gehen, dieses und jenes zu tun, und fühlt sich überfordert (3 f)

(Andererseits hatte diese Prüferin eine Serie von Träumen, in denen sie immer von anderen Menschen etwas erwartete, was sie nicht bekam und wovon sie sogar im Traum merkte, daß ihre Erwartungshaltung nicht gut war. Die Erwartungshaltung ist also nur das Gegenstück oder Komplement zum Zwang. Dieses Symptom, einerseits den Erwartungen und Zwängen von außen gerecht werden zu müssen und andererseits selbst große Erwartungen nach außen zu haben -das ist meist nicht bewußt- fanden wir häufig auch klinisch bestätigt.)

- Mehr Gegenwehr gegen Moral und Zwang (2 m, 3 f)

## 4. Aggression

**Rücksichtslose Aggressivität, Schlagen, Drohen bei Kindern, zwanghaft sich aufdrängende, gewalttätige Phantasien geben ebenfalls wichtige Hinweise für die Verordnung von Plutonium.**

- Spontane, rücksichtslose Aggression; die Prüferin möchte beim Autofahren langsam vor ihr Fahrende aus dem Weg räumen ohne irgendein Mitgefühl. Die Prüferin empfand sich wie eine Maschine, die auf Tempomat eingestellt ist und keinerlei Hindernis duldet (11 f)
- Aggressive Phantasien; der Prüfer phantasierte was wäre, wenn er den eigenen Sohn über die Brücke werfen würde oder mit dem Auto Vollgas durch die Fußgängerzone fahren würde (2 m) (Amokläufer?)

## 5. Traurigkeit und Weinen

- Heftiges Weinen (2 m)
- Weinen wegen massiver Schmerzen im Sacralbereich (2 m)
- Weinen aus körperlichem Schmerz entwickelt sich zu Weinen aus seelischem Schmerz (2 m)
- Traurigkeit, besser in Gesellschaft (6 m)
- Traurig, ruhig, wenn allein, tief innwendiges Gefühl (2 m)

## 6. Ruhelosigkeit / Gedächtnis / Konzentration

- Ruhelosigkeit (1 m, 4 f, 5 m)
- Ruhelosigkeit; findet keinen Platz, keine Stellung, in der er ausruhen könnte, legt sich mit dem Bauch über einen Stuhl (1 m)
- Rastloses Umhergehen (1 m)
- Größere geistige Klarheit und bessere Konzentration (2 m, 10 m)
- Fehler beim Schreiben, vertauscht Buchstaben (2 m)
- Vergißt Eigennamen nächster Verwandter bei verbesserter übriger Gedächtnisleistung und Lernfähigkeit (2 m)

## 7. Beziehung

**Die Beziehungsstörung von Plutonium basiert meist auf gegenseitig sich auferlegten Zwängen und Erwartungen, denen die Partner nicht freiwillig entsprechen wollen. Das Beziehungsleben reduziert sich häufig auf zwanghafte Erfüllung der Tagesroutine und unerfülltes Sexualleben.**

- Beziehungsstörung, weil Partner zuviel Zwang ausübt (2 m, 3 f)
- Fühlt mehr Distanz zu seiner Frau (2 m)
- Macht seiner Frau Vorwürfe, daß sie nicht mit ihm an einem Strang zieht (2 m)
- Empfindung, daß er sich Liebe und Zuneigung schenken lassen kann, bringt dem Prüfer großes Glücksgefühl (1 m)
- Empfindung, er kann anderen Menschen in der Begegnung mehr Raum geben (10 m)

## 8. Ordnung und Arbeit

**Ordnung und Arbeit stehen aus der klinischen Erfahrung bei Plutonium häufig im Zusammenhang mit Zwang. Aber auch ein kraftvolles, freudiges Zupacken und Ordnung machen konnten bei Plutonium festgestellt werden. Ähnlich den Prüfern konnten wir bei den Patienten ebenfalls nach Einnahme häufig einen unglaublichen Motivationsschub und Auftrieb, Unerledigtes anzupacken, feststellen.**

- Macht Ordnung (1 m, 11 f, 2 m, 7 f, 9 m)
- Kauft neue Ordner (7 f), Gefühl, sie hat zu viele Sachen in alten Ordnern (7 f)
- Macht Freude Ordnung zu machen, nicht so sehr aus Zwang, wie die Prüferin das sonst kennt (11 f)
- Große Arbeitswilligkeit (11 f, 2 m)
- Mehr Lust an der Arbeit (2 m, 9 m)
- Abneigung gegen Arbeit (2 m)
- Hat sofort erledigt, was lange anstand (2 m, 9 m)
- Entschlossener, tatkräftiger, gut gelaunt (2 m, 9 m)
- Verschläft einen Termin (das ist dem Prüfer noch nie passiert) (5 m)
- Abneigung Patienten zu behandeln, wäre froh, wenn jemand nicht kommen würde (2 m)

## 9. Intuition, eigener Wille und Ausdruck, Philosophie und Religion

Plutonium ermöglicht einen Zugang zu den religiösen Kräften im Menschen, tiefe Innerlichkeit, Neigung sich mit Mystik zu beschäftigen, hat Verlangen allein zu sein und dem eigenen inneren Weg nachzuspüren. Ähnlich Prüfer 1 hatten einige Patienten nach Einnahme von Plutonium den Wunsch, allein wegzufahren, um dem eigenen Innersten nachzuspüren.

- Mehr Vertrauen in die eigene Intuition und ins eigene Tun (1 m, 2 m, 6 m, 8 m, 9 m, 10 m)
- Spürt mehr Durchsetzungskraft z.B. wird dem Prüfer bewußt, daß der Handwerker, der gerade für ihn arbeitet, es ihm rechtmachen muß und nicht umgekehrt (10 m)
- Entscheidungskraft verstärkt (10 m)
- Sehr energievoll (2 m, 5 m, 8 m)
- Intensives religiöses Empfinden (2 m, 1 m, 6 m)
- Ausgeglichener, gelassener, geduldiger (8 m)
- Gelassener (8 m, 9 m)
- Gelassener, weniger gereizt mit Familie (9 m)
- Prüfer 1 faßt während der Prüfung den Entschluß, mit seinem Kontrabaß nach New York zu gehen mit dem Wunsch, dort seiner Musikrichtung, Improvisationsmusik, bei Cecil Taylor, nachzugehen und entwickelt dort eine große Leidenschaft für Sufi-Literatur.

# Körperliche Symptome

**Kopf**
- Große Hitze im Kopf und Gesichtsbereich (2 m)
- Kopf total schwer, wie riesiges Gewicht, hat Mühe ihn zu halten, muß den Kopf stützen, daß nicht nach unten fällt (4 f)
- Stützt Kopf mit beiden Händen an Schläfen und Stirn, die kleinen Finger berühren sich (1 m, 4 f)
- Intensive Kopfschmerzen, Druckgefühl im Stirnbereich, Gefühl, wie wenn Schädeldecke abheben, explodieren würde (5 m)
- Dumpfes Gefühl im Kopf (9 m)

**Hals**
- Gefühl, als ob Hals zu trocken, so daß Speisen nicht schlucken kann (6 m)

**Sinnesorgane / Gesicht**
- Schleim läuft über die Choanen ab, löst sich aber schwer auf (3 f) (klinisch gut bestätigtes Symptom bei Patienten mit massiven Nasenpolypen, die ebenfalls durch Plutonium abheilten.)
- Ohrsekretion, die seit 4 Jahren bestand, heilt ab (2 m)
- Hitzegefühl im Gesicht (2 m)
- Gefühl wie elektrische Impulse neben dem linken Auge (wie Augenzwinkern) (5 m)

**Brust**
- Rechte Brust vergrößert und schmerzhaft, Schwere- und Völlegefühl in der Brust (11 f)
- Spannen in den Brüsten, Gefühl, BH wäre angenehm, Hochheben wäre angenehm (4 f)

- Brustschmerz Mammae vor Menses (2x klinisch)
- Herzklopfen (6 m, 3 f)

**Abdomen/Rectum**
- Häufige Stuhlgänge (2 m)
- Stuhlabgang bei Luftabgang (2 m)
- Stuhl schleimig (2 m)
- Unsicherheit im Rectum bei Luftabgang (2 m)
- Stechende Schmerzen in Unterbauch wie Messer, Zusammenkrümmen bessert (7 f)

**Menstruation**
- Menstruation setzt 2 Tage verspätet ein (7 f)

**Extremitäten**
- Fußsohlen massiv schmerzhaft durch Blasenbildung an der Hornhaut der Zehen; Zehen schmerzten am schlimmsten (11 f)
- Knieschmerz links, schwer ziehend und kälteempfindlich und Schulterschmerz rechts. Bei Besserung der rechten Schulter verschlimmerten sich die Schmerzen im linken Knie (3 f)
- Spannung im Psoasmuskel (7 f, 2 m)
- Diffuse Schmerzen im Knie lateral (9 m)
- Linkes Bein zieht nach innen (7 f)
- Gefühl, linkes Bein kürzer (7 f)
- Wadenkrampf linker Unterschenkel (5 m)
- Schwäche der Beine, durch Schmerz in der Sacralregion, Beine versagen ihre Kraft (2 m)

**Rücken**
- Kreuzschmerz Sacralregion (2 m, 7 f, 8 m):
  Mit großer Ruhelosigkeit nachts (2 m)
  Besser nach ausgiebigem Nachmittagsschlaf (2 m)
  Schmerz wie abgebrochen (2 m)
  Schmerz wie wund (2 m)
  Schmerz wie verdreht (2 m)
  Kann nicht gerade gehen (2 m)

- Schwäche der Beine durch Schmerz in Sacralregion, Beine versagen ihre Kraft, krabbelt auf allen Vieren und fühlt sich wie ein Tier oder ein mißachtetes Baby (2 m)
- Schmerz Sacralregion erstreckt sich in Oberschenkelinnenseite (2 m)
- Schmerz Sacralregion bringt zum Weinen (2 m)
- Schmerz Sacralregion mit Schlaf- und Ruhelosigkeit, versucht dauernd eine schmerzfreie Position zu finden (2 m)
- Schmerz Sacralregion strahlt Richtung Oberschenkelhinterseite bis Knie aus (7 f)
- Massage bessert (7 f)
- Wärme bessert (7 f)
- In Sonne sitzen bessert (7 f)
- Starker Druck bessert (7 f)
- Schmerzen im LWS-Bereich (5 m, 9 m)
- Hüftblockade: linkes Bein verkürzt (2 m)

**Schlaf**
- Schlaflosigkeit mit Hitzegefühl und Ruhelosigkeit (2 m)
- Hellwach um 1.00 morgens, kann aufstehen und arbeiten, spürt trotzdem keine Müdigkeit am Tag (2 m)
- Kurzer Schlaf bringt schnelle Erholung (2 m)
- Schlaflosigkeit wegen massiver Sacralgie von 24.oo – 5.oo mit großer Ruhelosigkeit, versucht dauernd eine schmerzfreie Position zu finden (2 m)
- Schlechter Schlaf bis 3.oo morgens (5 m)
- Verschläft Termin (das ist dem Prüfer noch nie passiert) (5 m)

**Allgemeines**
- Gefühl größter Schwere, die nach unten drückt und den Boden und Keller auseinanderdrücken könnte (1 m)
- Verlangen, sich auf den Rücken, auf den Boden zu legen (1 m)
- Gefühl, als habe er über Nacht 20 kg zugenommen (5 m)
- Körper wirkt wie Blei (5 m)
- Spürt, daß sein Körper Gewicht hat und von der Erde angezogen wird (2 m)

- Spürt, daß die Erde ihn festhält, ärgerlich, daß so an die Erde gebunden (2 m)
- Immer wieder starke Anfälle von Müdigkeit, die aber schnell wieder verschwinden (2 m)
- Müdigkeit (5 m, 2 m)
- Lähmende Müdigkeit (6 m)
- Arbeit fällt schwer (5 m, 2 m)
- Hitzegefühl mit großer Unruhe nachts, daß nicht schlafen kann, mit leichter Schweißabsonderung im Gesicht (2 m)
- Gänsehaut-Gefühl: Frösteln, Kälteschauer den Rücken nach unten wellenartig, alle paar Sekunden, hört auf am Ende der LWS (beschreibt dieses Frösteln auch wie leichte elektrische Stromwellen) (4 f)
- Frösteln am ganzen Körper (6 m)
- Frieren (7 f)

# Differentialdiagnosen

**Nähe Carcinosinum:** Wegen Unterdrücktheit im Ausdruck und des Verlangens, in katastrophalen Lagen zu retten und heilen zu wollen.
**Unterschied:** Bei Plutonium steht das Bedrohungsgefühl aus Nichtentfaltung oder der unbeugsame Wille und die Aggressivität im Vordergrund. Bei Carcinosin ist die Rücksicht und der dienende Aspekt im Vordergrund.

**Nähe Kalium carbonicum:** Wegen des gemeinsamen Bedrohungsgefühls und des existentiellem Erschreckens, zwanghafter Pflichterfüllung.
**Unterschied:** Plutonium steht gerne allein.

**Nähe Granit:** Wegen Schweregefühlen, Müdigkeit und unerschütterlichen Willens. (nach Vermeulen)
**Unterschied:** Plutonium ist nicht egoistisch, überheblich.

**Nähe Arsenicum album:** Wegen der großen Angst und Ruhelosigkeit, des großen Ordnungssinnes.
**Unterschied:** Bei Plutonium geht es mehr um die Bedrohung und die dadurch entstehende Angst und Panik, bei Arsenicum album steht die Angst mehr im Zusammenhang mit Verzweiflung. Plutonium ist nach unseren bisherigen Erkenntissen wohl zwanghaft, aber nicht pedantisch.

**Nähe Aconitum:** Wegen Angst und Panik, Klaustrophobie und Bedrohungsgefühl.
**Unterschied:** Aconitum ist im Vergleich zu Plutonium nicht so tief wirkend und mehr für akute Zustände geeignet.

**Nähe Aqua Hochstein:** Wegen der gemeinsamen Beziehung zum Chaos, speziell bei Familien in Scheidungssituationen können beide Arzneien gut aufeinander folgen.
**Unterschied:** Plutonium heilt mehr die Bedrohungsgefühle, die durch Auflösungserscheinungen auftreten, während Aqua Hochstein für das Chaos und die Beziehungsstörung im Allgemeinen steht. Der Versuch zu retten, fehlt bei Aqua Hochstein, das mehr helfen will.

**Nähe Excrementum caninum:** Wegen der gemeinsamen Beziehung zur depressiven Angstsymptomatik und zwanghaften Verhaltens, Excrementum caninum folgt gut auf Plutonium.

# Kasuistik

## Patienten zum Thema Bedrohung, Zerfall und Rettungsversuchen:

### Patientin, 30 Jahre alt
*Diagnose: Asthma*

Die Patientin kommt mit schwerer Atemnot in die Praxis. Sie berichtet: Asthma seit dem 8. Lebensmonat. "Niemand hat sich um meine Behandlung gekümmert." Sie beginnt sofort ihre Familiengeschichte zu erzählen:
Mutter: alkohol-und medikamentensüchtig, Suicid.
Vater: brutal: "da ist viel abgelaufen." Sie wurde vom Vater geschlagen, wenn sie anderer Meinung war.
Vom Vater verpflichtet, mußte sie einerseits ihre Mutter vom Alkohol fernhalten, andererseits ihre Mutter vor dem brutalen Vater beschützen. Sie versuchte alle in ihrer Familie zusammenzubringen. Besondere Verantwortung aber fühlte sie für ihre Mutter. Schließlich wurde ihr vom Vater auch noch der Suicid angelastet, weil sie von zu Hause ausgezogen ist.
Die Patientin spürt einen hohen Leistungsanspruch in sich. Sogar was die Heilung ihrer Krankheit betrifft, hat sie alles versucht, Psychotherapie, Homöopathie etc."und es geht trotzdem bergab, ich bin an einem Punkt, ich kann nicht mehr." Sie denkt an Suicid.
Vor 3 Wochen hatte sie die Abtreibung eines Kindes, das nicht von ihrem Freund war.

*Analyse:* In einer vom Zerfall gekennzeichneten Familie versucht die Patientin zwanghaft für alles verantwortlich zu sein und ist völlig überfordert. Ein irrsinniger Druck, eine große Last liegen auf ihr.

*Ergebnis:* Nach einer sehr heftigen Erstreaktion erscheint die Patientin nach 14 Tagen erneut in meiner Praxis. Sie sagt: "Es geht gut, ich habe noch nie so intensiv gelebt wie die letzten Wochen.

Ich habe alles losgelassen, ich kann den Freund so stehen lassen wie er ist. Ich habe gelernt für mich selbst zu handeln, das ist eine ganz neue Erfahrung ." Das ganze Leben und das Asthma der Patientin nimmt eine Wende. Ein Jahr später kommt Placenta zum Einsatz, bei einer Trennungssituation!
Differentialdiagnose: Carcinosin
Beobachtunszeitraum: 4 Jahre

**Patientin, 32 Jahre alt:**
*Diagnose: Hypermenorrhoe, chronisch depressiver Erschöpfungszustand*

Die Patientin leidet an massiver Menstruationblutung. Der Hb-Wert war teilweise bis auf den Wert 5 abgesunken. Krankenhausaufenthalte und Bluttransfusionen waren des öfteren notwendig. Ein Operationstermin zur Gebärmutterentfernung steht bereits fest in 5 Tagen.
Seit eineinhalb Jahren trägt die Patientin an zwei schwerwiegenden familiären Situationen:
1. Scheidung der Schwester, in der sie als Vermittlerin fungiert und mißbraucht wird. "Alle kommen zu mir und erzählen mir alles."
2. Ihr Vater war eineinhalb Jahre ein schwerer Pflegefall. Er beschloß damals, nicht mehr vom Bett aufzustehen und trank nur noch Alkohol. Ihre Mutter und sie pflegten ihn, bis er vor 3 Wochen starb.

Die Patientin berichtet, daß schon immer alle Menschen zu ihr kamen und ihr ihre Probleme anvertrauten. Sie kann einfach nicht Nein sagen: "Ich fühle mich für mehr verantwortlich als notwendig."
Absolute Lieblingslektüre der Patientin: Stephen King: Es.
Häufiger Traum: sie fährt mit einem Bus nah an einen Abgrund, kann aber jedesmal das Steuer wieder herumreißen.
Temperatur: sehr frostig, kalte Hände und Füße.
Verlangen: Tomaten mit Mozzarella, manchmal Heißhunger auf Schokolade, Fisch.

Kaiserschnittentbindung in der Vorgeschichte.

*Analyse:* Auch hier findet sich wieder der Rettertypus, der sich überverantwortlich fühlt und nicht mehr weiß, wie er der Lage Herr werden soll. Die Lieblingslektüre der Patientin, Stephen King: Es spricht für sich selbst.
Verlangen nach Fisch und Schokolade haben wir einige Male bei Plutonium-Patienten beobachtet.

*Ergebnis:* Die Blutung stoppte innerhalb von Stunden nach Einnahme der Arznei, die Patientin konnte den Op.-Termin absagen. 14 Tage später wirkte die Patientin sehr ruhig, die Hektik war abgefallen, zu ihrer Schwester und ihrem Schwager fühlt sie deutliche Distanz.
Differantialdiagnosen: Natrium muriaticum
 Carcinosin
Beobachtungszeitraum: 4 Jahre

### Patient, 5 Jahre alt
*Diagnose: Neurodermitis, Verhaltensstörung*

Der kleine Patient leidet an Neurodermitis an Handgelenken, Ellbeugen und Kniegelenken.
Verhalten:
- aggressiv, wirft Sachen durch die Gegend, auch auf Personen, andererseits sehr einfühlsam.
- beharrt auf dem, was er will und will entweder alles oder nichts.
- will immer im Mittelpunkt stehen und setzt sich in Szene, wenn er beobachtet wird, reagiert er ärgerlich.
- tanzt gerne auf rhythmische Musik.

Aufgrund dieser Symptome verordnete ich erfolgreich über einundhalb Jahre Tarantula hispanica in steigenden Potenzen. Einen erneuten Rückfall gab es, als der Vater an einem lebensgefährlichem Carcinom erkrankte. Tarantula zeigte keine Wirkung mehr.

Er ist jetzt noch verhaltensauffälliger:
- er wurde im Kindergarten zum totalen Außenseiter, "spielt sich als der Chef auf", andererseits total verletzlich, wenn er gerügt wird.
- bei Zorn knurrt er wie ein Tier
- schreit unsinnige Wörter durch die Gegend
- obwohl der Vater lebensgefährlich erkrankt ist, sagt er zu seiner Mutter: "Wenn du stirbst, dann grabe ich dich wieder aus."

Verlangen: Butter, ganz dick auf das Brot, Fleisch, Essiggurken.

*Analyse:* Zentrum der Analyse ist die Bedrohung durch den eventuellen Tod des Vaters.
Die auffällige Betonung seines Willens war ebenfalls ein Plutonium Merkmal.

*Ergebnis:* Die Neurodermitis heilt ab und sein Verhalten bessert sich.
Differentialdiagnosen: Tuberculinum, Tarantula hispanica
Beobachtungszeitraum: 2 Jahre

## Patient, 9 Jahre alt
*Diagnose: Schlafstörungen, Ruhelosigkeit*

Der Patient kommt zu mir in Behandlung, weil er an Schlafstörungen leidet. Auch wenn er richtig müde ist, dauert es ewig bis er einschlafen kann und wacht schon nach 1-2 Stunden wieder auf. "Er kann sich nicht richtig entspannen. Er ist ruhelos, auch mittags schafft er es nicht, sich hinzulegen, er ist ständig angespannt," berichtet die Mutter. Seit dieser Zeit hat er dunkle Ringe unter den Augen am inneren Augenwinkel. Nach der Schule leidet er oft unter Kopfschmerzen. Angefangen hat die Störung vor 2 Monaten im Pausenhof der Schule mit der Gewalt älterer Schüler, die ihn immer wieder angegangen haben und denen er nicht ausweichen

konnte. Als er 2 Wochen Ferien hatte, konnte er viel besser schlafen. Als er wieder zur Schule mußte, war er wieder schlagartig nervös.
In der Familie ist er selbstbewußt. Wenn er etwas will, duldet er keinen Aufschub. Außerhalb der Familie würde er sich nie wehren. In der Familie kann er so wütend werden, daß er kein Wort, keinen Zuspruch mehr wahrnimmt. An 2 aufeinanderfolgenden Tagen hatte er den selben Traum, daß sein Zimmer überschwemmt ist und er kommt nicht mehr in das Zimmer seines Bruders hinüber. Er spürt, daß er nicht mehr herauskommt.

*Analyse:* Das anhaltende Gefühl einer Bedrohung durch die Gewalt der älteren Mitschüler ließ mich an Plutonium denken. Sie war während der Ferien weg und da waren auch die Schlafstörungen nicht da. Die panische Angst und die Bedrohung in dem wiederholten Traum, die Ruhelosigkeit, die Einschlafstörungen und das häufige Erwachen, die anhaltende Anspannung waren weitere Symptome aus der Prüfung dieses Mittels. Aggressivität, Wutausbrüche und Ungeduld gaben ebenfalls ihre Hinweise zu der Verordnung von Plutonium.

*Ergebnis:* Nach der Einnahme von Plutonium war das Einschlafen sofort gut. Auch der Katzenschlaf und das häufige Erwachen waren sofort anhaltend geheilt. Die Mutter berichtet, daß er sich wieder entspannen kann. Aggressivität gegen den Bruder und seine Sturheit, sich nichts sagen zu lassen, bestehen weiter.
Beobachtungszeitraum: 2 Jahre

### Patientin, 38 Jahre alt
*Diagnose: Haarausfall*

Die Patientin klagt über Haarausfall seit einem halben Jahr. Sie beschreibt einen zunehmenden Kummer, weil ihr Mann abends mal ein Bier trinkt. Vielleicht dreimal pro Jahr sei er richtig betrunken, aber sie braucht einen Monat, um sich davon zu erholen. Dabei ist

ihr Mann dann nicht rabiat und er stellt auch nichts an, nur "das blöde Gesicht" macht sie fertig.
Sie war in erster Ehe mit einem Alkoholiker verheiratet, von dem sie sich in einem langen und schmerzlichen Proze$\beta$ getrennt hat. Wenn ihr jetziger Mann zur Bierflasche greift, dann empfindet sie das als extreme Bedrohung ihrer Existenz und der ihrer Familie.

*Analyse:* Das existentielle Bedrohungsgefühl, sowie die Vorwürfe und Aggressivität gegenüber ihrem Mann, dem sie in bevormundender Weise jede Flasche Bier mit den Worten, "so, das ist aber heute die letzte," kommentierte, waren mittelanzeigend.

*Ergebnis:* Innerhalb einer Woche besserte sich bereits der Haarausfall und verschwand schließlich ganz. Die nervliche Verfassung der Patientin stabilisierte sich ebenfalls nach einer Gabe Plutonium 200.

### Patientin, 36 Jahre alt
*Diagnose: Migräne, Obstipation,*

Die Patientin leidet seit acht Jahren nach Entbindung ihrer erster Tochter an Migräne. Der Schmerz beginnt meist mit Einsetzen der Menses, dauert mehrere Tage, ist rechtseitig an den Schläfen lokalisiert und hämmert. Aufregung verschlechtert. Vor der Menstruation klagt die Patientin über Brustspannen. Die Kopfschmerzen seien von Erbrechen begleitet. Die Patientin ist Kroatin und hat Verwandte im dortigem Kriegsgebiet, das ängstigt sie, sie hat viel gelitten wegen dieses Krieges. Ihr Vater ist vor 2 Jahren an Krebs gestorben, das hat sie sehr getroffen. Sie unterstützt ihre Familie, wo es geht.

*Analyse:* Die bedrohte Lebenssituation ihrer Verwandten, der Umstand, daß die Migräne um eine Geburt herum entstand, das Brustspannen vor der Menses und ihre engagierte Hilfeleistung für ihre Familie ergaben die Verordnung von Plutonium. Vor Plutonium verordnete ich Natrium muriaticum zwei Monate erfolgreich, dann kam ein Rückfall, der sich mit Natrium muriaticum nicht mehr bessern ließ.

*Ergebnis:* Migräne, Brustspannen sowie Obstipation lösten sich vollständig nach einer Gabe Plutonium 200.
Beobachtungszeitraum: 4 Jahre

## Patienten zum Thema Zwang und Erwartung, sklavisches Arbeiten und Ordnung schaffen

### Patientin, 37 Jahre alt
*Diagnose: Überforderungszustand*

Die Patientin fühlt sich überfordert: "Alles ist mir zuviel, wie wenn alles auf mich einstürzen würde, Kinder, Beruf, Hausarbeit, Garten, ich kann es nicht mehr schaffen, ich kann nicht mehr abschalten, dieses und jenes muß ich noch machen, ich spüre so einen Zwang alles in Ordnung halten zu müssen, ich sehe überall Unordnung." Ihr Ehemann ist zuwenig zu Hause, sie hat keine Lust auf Sex, aber "alles ist in Ordnung", was die Beziehung betrifft. Bei genauerem Nachfragen gibt sie zu, daß sie keine Gespräche führt mit ihrem Mann und nur noch eine Funktion ausfüllt. Die Patientin leidet auch an einer Migräne, die sich durch Plutonium bessert, aber sich erst durch Excrementum caninum endgültig heilen läßt. Ein gutes Folgemittel für Plutonium.

*Analyse:* Der von Zwängen begleitete Überforderungszustand, wie ihn die Patientin schildert ist eine typische Beschreibung, wie wir ihn oft von Plutonium-Patienten gehört haben.

*Ergebnis:* 14 Tage später kommt die Patientin zurück und erzählt: "Ich fühle mich so gut gelaunt wie früher vor Jahren, ich kann alles so locker nehmen. Ich fühle mich nicht mehr alleingelassen, wenn mein Ehemann später heimkommt. Vorher ist da alles so auf mich hereingestürzt. Ich sehe nicht mehr so negativ und verbissen. Ich habe das Gefühl, als ob ich einen Panzer abgelegt hätte. Die ganze Verantwortung für meine Kinder war mir so zuviel. Aber jetzt tue ich auch für mich selbst etwas, früher nur für die anderen. Alles war so eine Hetze, ich konnte nicht abschalten, das war so schlimm." Die Patientin gewinnt auch die Freude an ihrem Ehemann und das Verlangen nach Sexualität zurück. Für ihre Konzentrationsstörungen und ihren Wiedereinstieg in das Berufsleben mit Mangel an Selbstvertrauen und den Rest der verbleibenden Migräne verordne ich zu einem späteren Zeitpunkt erfolgreich Excrementum caninum.

**Patient, 35 Jahre alt**
*Diagnose: Chronic Fatigue-Syndrom*

Der Patient klagt über eine unheimliche Müdigkeit, sobald er sich hinlegt, könnte er schlafen. Der Patient wurde von Kind auf angehalten im elterlichem Betrieb mitzuarbeiten, mit einer extrem dominanten Art der Eltern, die ihn mit Schimpfnamen belegten, die ihm heute noch nachgehen. Die Mutter dominiert bis heute sein Leben und er kann sich nicht gegen sie wehren. Der Vater ist bereits tot. Der Zwang zur Arbeit bestimmt auch heute noch sein Leben. Sein Leben hat sich auf Arbeit und Schlafen reduziert, denn sobald er mit der Arbeit fertig ist, schläft er an Ort und Stelle ein. Sein Verhältnis zur Arbeit beschreibt er so: "Alles ist so gequält, ich muß mich zu allem zwingen, ich fühle mich wie ein Kaninchen vor der Schlange, so fixiert, die Schlange ist die Arbeit und ich erstarre vor Angst."

*Analyse:* Das zwanghafte sklavische Verhältnis zur Arbeit, die durch die Eltern getretene Würde gaben die Indikation für Plutonium.

*Ergebnis:* Der Patient berichtet: "Ich bin so kreativ geworden im meinem Beruf. Ich habe endlich Personal gefunden für den Betrieb. Ich fühle mich nicht mehr eingesperrt. Ich habe auch eine Würde, alle haben mich zum Hinternputzen benutzt. Ich habe immer Angst gehabt, etwas verkehrt zu machen. Diese Angst hat mich so klein gemacht. Ich habe sogar andere immer als körperlich größer gesehen, auch wenn es nicht so war."
Der Patient fühlt sich nicht mehr müde, denkt ans Verreisen mit dem Flugzeug.

**Patientin, 65 Jahre alt**
*Diagnose: Allergie, Hühneraugen*

Die Patientin klagt über ein furchtbares Jucken und Beißen, das von den Zehen ausgeht und nach oben steigt, seitlich entlang der Beine, Flanken bis zum Gesicht. Sie muß kratzen bis es blutet und dann wird es etwas besser. Das ganze Problem ging los nach einer Hühneraugen-Op. am kleinen Zeh. Die Wunde wollte bis jetzt nicht heilen. Eine Rötung und Schwellung ist um die Wunde herum zu sehen.
Die Lebenssituation der Patientin ist geprägt von der Arbeit auf dem Bauernhof und der Pflege ihres Ehemannes, der einen Anus praeter hat. Die Patientin schildert: "Ich komme nicht mehr nach mit dem Putzen, ich muß soviel tun, ich kann keine Sekunde auslassen." Die Pflege ihres Ehemannes setzt ihrem Sauberkeitsempfinden besonders zu, zumal der in keinster Weise aufpaßt. Außerdem berichtet die Patientin von Symptomen, die ihr Leben im Zwang und der Enge beschreiben:
– die Patientin kann nicht nein sagen,
– Angst, daß ihr jemand ins Auto fährt,
– Angst, daß jemand hinter ihr stehen und sie anfallen könnte,
– Angst, daß vom Ehemann geschimpft wird, wenn zu spät heimkommt,
– Platzangst in größeren Geschäften,

Außerdem klagt die Patientin über Konzentrationsstörungen und Vergeßlichkeit sowie häufiges Aufwachen nachts.

*Analyse:* Wieder ist es das sklavisch-zwanghafte Verhältnis zur Arbeit und zu den Pflichten, die Ängste, die das Eingesperrtsein der Patientin zum Ausdruck bringen, die zur Verordnung von Plutonium leiteten. Körperlich hat Plutonium Beziehung zu Hühneraugen. (Klinische Erfahrung)

*Ergebnis:* Die Patientin berichtet, daß sie sich endlich einmal gegen ihren Ehemann hat durchsetzen können, hat ihrem Ehemann gesagt, entweder er macht etwas anders oder sie geht. Jetzt paßt er besser auf seinen Anus praeter auf. Alle Symptome bis auf die Schlafstörungen wurden mit einer Gabe 200 geheilt.

## Patient zum Thema depressive Angstsymptomatik, Klaustrophobie und Krankheitsangst

**Patient, 39 Jahre alt**
*Diagnose: depressive Angstsymptomatik*

Der Patient klagt über eine schwere Depression mit Ängsten. Er schildert: "Morgens beim Aufstehen ist noch alles gut, aber von 9 Uhr bis 12 Uhr steigt eine Angst auf, daß ich es nicht mehr schaffe, daß ich mit meinem Leben nicht mehr fertig werde. Ich bekomme Weinkrämpfe und alle möglichen Zustände." Er fühlt sich in seinem Büro eingesperrt und eingeengt. Er bekommt Erstickungsangst, wenn wenig Raum da ist, das hatte er schon immer. Der Patient bekommt seine negativen Gedanken nicht mehr aus dem Kopf und rätselt über seine Krankheit, warum das gekommen ist und daß er es nicht aufhalten kann. Angst zu sterben, Angst vor Krebs, alles Negative kommt hoch und bedroht ihn. Er hat schon Angst vorm Aufwachen, weil er dann weiß, wie schlecht es ihm in 2 Stunden gehen wird. "Ich habe irrsinnige Angst, weil ich weiß, so kann ich nicht mehr, so geht's nicht mehr weiter, schön langsam ist mir schon alles "wurst", alles kommt mir so sinnlos vor, essen, schlafen, ich bin so fertig, ich kann mich nicht mehr aufraffen. Es kostet mich eine immense Überwindung aufzustehen und etwas anzupacken." Der Patient weint vor lauter Hilflosigkeit, er fühlt, daß er nicht mehr ankämpfen kann, er ist kraftlos. "Ich weiß nicht, ob das Sinn macht, Kinder bekommen, Haus bauen etc.."

Übrige Daten:
- Dünnflüssiger, übelriechender Stuhl
- Tinnitus, seit einer Meningitis
- Hyperventilationstetanie
- Einschlafstörungen
- Schweregefühl, Körper wie Blei
- Verlust eines Auges durch Luftgewehr

- Vater: Alkoholiker, der durch Autounfall verstorben ist
- Scheidung der Eltern als er 12 Jahre alt war
- Appetitlosigkeit

*Analyse:* Die für den Patienten bedrohliche, depressive Angstsymptomatik mit Furcht zu sterben, Angst vor Krebs, die klaustrophobischen Zustände, das Gefühl der Körper fühlt sich schwer wie Blei, waren das Zentrum der Verordnung für Plutonium.

*Ergebnis:* 14 Tage nach Einnahme der Arznei berichtet der Patient, daß eine sofortige Besserung eingetreten ist. Der Stuhlgang hat sich auch normalisiert, sogar der Tinnitus ist besser geworden, das Essen schmeckt ihm wieder. 5 Monate später erscheint der Patient in meiner Praxis mit einem Rückfall. Ich verordne Plutonium 1000. Jetzt reagiert der Patient mit einer heftigen Erstverschlimmerung und folgender nachhaltiger Besserung seiner Beschwerden.

## Kinder mit bedrohlichem Lebensanfang

### Patient, 2 Jahre alt
*Diagnose: rez. spastische Bronchitis*

Der Patient leidet an einer rezidivierenden spastischen Bronchitis. Die Bronchitis tritt im Abstand von 6 Wochen auf. Der Bub ist ein Kaiserschnittkind und hatte bis zum 4. Lebensmonat bereits 3 Narkosen hinter sich, weil zusätzlich 2 Leistenbruch-Operationen vorgenommen wurden, die er durch einen Keuchhusten bekommen hatte. Das Kind ist leicht zornig, macht gerne Dinge kaputt, sagt gerne Nein.

*Analyse:* Kaiserschnittkind, die häufigen operativen Maßnahmen, die spastische Bronchitis, wie auch das aggressive Verhalten gaben den Ausschlag für Plutonium.

*Ergebnis:* die rez. spastische Bronchitis besserte sich vollständig.

**Patient, 2 Jahre alt**
*Diagnose: Schlaflosigkeit, multiple Behinderung
nach Frühgeburt und Reanimation*

Das Kind leidet unter einer massiven Schlaflosigkeit, es schläft praktisch die ganze Nacht nicht. Nach Aqua Hochstein konnte schon eine entscheidende Verbesserung erreicht werden. Das Kind schlief bereits einige Stunden und ein schreckliches Weinen, Kreischen wie irr die ganze Nacht löste sich daraufhin. Plutonium brachte den entscheidenden Durchbruch.

*Analyse:* Der Beginn des Lebens dieses Kindes mit einem extrem bedrohlichem Anfang, Frühgeburt, Kaiserschnitt, Reanimation war der entscheidende Punkt für die Verordnung von Plutonium.

# Excrementum caninum

*Man sollte nicht darüber alt werden, immer dasselbe zu zelebrieren.*

**Joachim Ernst Berendt**

**Offizielle Bezeichnung des Prüfungsstoffes:**

Excrementum caninum
Kot eines mit Kuhpansen gefütterten Mischlingshundes
(Mutter: Schäferhündin, Vater: Mischung aus ungarischem Hirtenhund und Setter)

**Hersteller:** Helios Homeopathic Pharmacy
97 Camden Road TNO 2 QR
Tunbridge Wells, Kent, England
Tel. +44 1892-536393
Fax. +44 1892-946850

**Zahl der Prüfer:** 22 (Hinter jedem Symtom steht in Klammern die Nummer des Prüfers - m für männlich, f für weiblich)

## Kurzgefaßte Arzneimittellehre

Die Symptome der kurzgefaßten Arzneimittellehre basieren entweder auf Prüfungssymptom und klinischer Bestätigung oder auf mehrfach durch Prüfer herausgeprüften Symptomen oder mehrfacher klinischer Bestätigung ohne Prüfungssymptom. Auf dieser Basis sind alle hier beschriebenen Symptome besonders zuverlässig und sicher.

**Excrementum caninum** wurde bisher in **273** dokumentierten Fällen von uns **verordnet**. Davon überblicken wir bisher **118 Heilungen mit der Note 1 – 2** bei chronischen sowie akuten Krankheiten.

## Excrementum caninum

**Wirkungsbereich**
Kopf, Magen- Darmtrakt, Hüftleiden, Allergien, Nase, Augen, Haut

**Leitsymptome**
**Nesthockersyndrom:** Kinder, die nicht von zu Hause ausziehen wollen, die Ablösung vermeiden und mit den Eltern in einem verklebten Verhältnis bleiben (inzestuös-symbiotisch)

**Abhängigkeitsverhältnisse:** fehlende Ablösung aus Abhängigkeitsverhältnissen, (Eltern, Beruf, Ehepartner, Freunde, Kinder), Folgen von Mißbrauch

**Repression:** Folge von repressiver Erziehung in Schule, Familie, usw.

**Getrenntheit:** „Bringt den Mund nicht auf", Lächeln

**Sprache:** spätes Sprechenlernen bei Kindern

**Suicidalität:** extremes Sinnlosigkeitsgefühl und Depression mit Suicidalität

**Arbeitslosigkeit:** Folgen von Arbeitslosigkeit

**Bewußtseinseintrübung:** unfähig, klar zu denken, wie in einer Art Dämmerzustand, vergißt gerade Gesprochenes oder Gedachtes

**Furcht vor Krankheit**

**Migräne**

**Multiple Allergien:** Heuschnupfen und Asthma, extremes Nasenjucken, Fließschnupfen mit Niesanfällen, Erwachen nachts mit Niesanfällen, Augentränen wässrig, Sandgefühl in den Augen

**Hüftschmerzen:** schwerwiegende Hüftleiden wie Hüftarthrose, Hüftdysplasie mit starken Schmerzen

**Menschen, die keinen Ort im Leben finden:** entwurzelte Menschen ohne Sinn, ohne Beruf, ohne Partnerschaft

**Darmerkrankungen:** Morbus Crohn, Colitis ulcerosa

**Eßstörungen**

**Neurodermitis**

**Schokolade / Alkohol-Abusus**


**Gemüt / Lebenssituation**
Nesthockersyndrom, Kinder, die nicht ausziehen von zu Hause, Ablösungsprobleme, verklebte Abhängigkeitsverhältnisse von Eltern, Ehepartnern, Freunden, Beruf, fühlt sich gezwungen zu bleiben mit Schuldgefühlen, unterdrücktem Haß, Wut und Verachtung, speziell der Mutter gegenüber, oder bleibt aus Faulheit und Unselbständigkeit. Hilflosigkeit in der Erziehung der Kinder, Besetzung durch die Kinder, kann Kindern keine Grenzen setzen. Folgen von inzestuösen Beziehungen und Mißbrauch, unbewußte zwanghafte Werkelei. Schwerste depressive Zustände mit Suicidalität, droht mit Suicid als Form des letzten Aufstandes und der Verweigerung, die man im Leben nicht zustandebringt, kann keine Grenzen setzen, kann nicht Nein sagen, "bringt den Mund nicht auf" (keynote), schiebt alles vor sich her bei oft perfekter Fassade, mag alles, was goldfarben ist, Schuhe, Tasche, echter oder falscher Goldschmuck, übermäßig geschminktes Gesicht, Angst, daß man seinen Zustand erkennen könnte, Alkoholismus, Schokoladenabu-

sus, Suchtverhalten, Anorexie, Minderwertigkeitsgefühl, entschuldigt sich dafür, daß er da ist. Lernverweigerung, Schuldruck, Prüfungsangst, Konzentrationsstörungen, unleserliches Schriftbild, Lern- und Sprachentwicklungsverzögerungen, mangelndes Durchhaltevermögen und verschiedene körperliche Erkrankungen in diesem Zusammenhang. Arbeitslosigkeit, Furcht vor Wiedereinstieg in den Beruf.

**Kopf**
Kopfschmerz Stirn, Migräne, drückend, Sinusitiskopfschmerz, Kopfschmerz bei Unsicherheit im Beruf.

**Augen**
Allergie, Heuschnupfen, Rötung, Jucken, Brennen, Tränenfluß, Conjunctivitis, Schwellung Oberlider und Unterlider.

**Nase**
Allergie, Heuschnupfen, anfallsweises Niesen, Nasenjucken, Verstopfung, Fließschnupfen mit anfallsweisem Niesen, <nachts und beim Erwachen, Sinusitis, Rhinitis.

**Gesicht**
Sinusitis frontalis und maxillaris, Schmerz unter Jochbein, Herpes Lippen.

**Magen**
Übelkeit vom Unterleib aufsteigend, Schwangerschaftsübelkeit, Anorexie, Appetitlosigkeit, kann nichts essen, bei nagend, hungrigem Gefühl, Völlegefühl nach kleinen Bissen, Gastritis, Magenschmerzen, Schmerzen im Oberbauch, Aufgetriebenheit über dem Magen. Verlangen: Schokolade, Süßigkeiten, Dosenfisch, Kaffee, Coca Cola, Alkohol, Wein, Whisky, Rauchen, Abneigung: Alkohol.

## Abdomen
Bauchbeschwerden bei Schulproblemen, Bauchschmerzen krampfartig vor Stuhlgang, Völlegefühl nach kleinen Bissen, Speisen liegen schwer im Magen. Prüfungssymptome bisher ohne klinische Bestätigung: Drückender Schmerz rechter Unterbauch, >fester Druck, <Loslassen, Mc Burney-Punkt druckschmerzhaft (Appendizitissymptome), eitrige Pikkel im Bauchbereich.

## Rectum
M. Crohn, Colitis ulcerosa, chronische Enteritis, chronische Durchfälle, schleimige, weiche, breiige, wäßrige, blutige Stühle, Verstopfung, Afterjucken, Schmerz brennend, ätzend nach Stuhlgang. Durchfall vor der Schule. Prüfungssymptome ohne klinische Bestätigung bisher: Blähungsabgang beim Wasserlassen.

## Blase
Cystitis, Urininkontinenz, häufiges Wasserlassen, große Mengen hellen Urins. Prüfungssymptom (männlicher Prüfer) bisher nicht klinisch bestätigt: Wasserlassen aussetzend, muß immer wieder neu ansetzen und pressen.

## Genitalien, weiblich
Hitzewallungen mit Schweiß nach Sterilisation, bei vorzeitiger Menopause, Amenorrhoe nach Bauchoperation, aussetzende Menses.

## Brust
Bronchitis, rezidivierende Infekte, asthmoide Bronchitis.

## Rücken
Cervicalsyndrom, akuter Schiefhals vor Schulbeginn, Bandscheibenvorfall BWS mit Schmerzen zwischen den Schulterblättern, Schmerz untere LWS erstreckt sich über den Beckenkamm, Sacralgie, erstreckt sich zu Gesäß, Hüfte und Oberschenkelinnenseite, <Stehen, <Bücken, <erste Bewegung bis aufgerichtet, <Liegen und Umdrehen im Bett.

**Extremitäten**
Hüftarthrose, einsteifende, verkalkende, stark schmerzhafte Hüftdysplasie, hinkender Gang durch Hüftschmerz, wunde, einschießende Schmerzen in der Hüfte, Abspreitzbewegung stark schmerzhaft, <nach längerem Gehen, <Stehen, <Aufstehen morgens, >Wärme, Hüftschmerzen kombiniert mit Rückenschmerz und Knieschmerz; Überanstrengungs- und Ermüdungsgefühl im Gesäß und Oberschenkel wie nach großer Anstrengung. Knieschmerzen stechend, wie Muskelkater, wie Zerrung in der Kniekehle, Schwäche-, Lähmungs-, Müdigkeits- und Taubheitsgefühl im Knie, plötzliches Einknicken im Knie.

**Haut**
Atopie, Neurodermitis, Hautjucken, Hitze in der Haut mit Frösteln, muß sich zudecken.

**Schlaf**
Dämmerzustand zwischen Schlafen und Wachen, wie schlaftrunken, plötzliches Einschlafbedürfnis, Bedürfnis, sich sofort hinzulegen und zu schlafen, Gähnen dauernd, Verlangen, lange liegen zu bleiben, Ruhelosigkeit im Schlaf.

## Kurzgefaßte Kasuistik

### (Geheilte Krankheiten, Symptome, Symptomenkomplexe aus geheilten Einzelfällen)

**Depression / Müdigkeit / Besetzung / Nesthocker**

Depression, raucht und trinkt viel, Verausgabung durch Arbeit, er übergeht seine Grenzen, Angst, daß man seinen Zustand erkennen könnte.

Depression nach Abortus mit starkem Schokoladeverlangen.

Erniedrigung durch ihre Eltern, hört auf für ihre Eltern zu putzen.

Depression und Freudlosigkeit, nachdem vor einigen Jahren nach Tod ihres Bruders wieder zu ihren Eltern gezogen ist in ihre Heimatstadt. Entschuldigt sich beim Arzt dafür, daß sie da ist.

Besetzung / Ablösungsprobleme zu ihrer Mutter mit Schuldgefühlen und Neurodermitis, sie hat das Gefühl ihr Leben ist verplant und sie hat keine Zeit für sich.

Besetzung durch die Kinder und Colitis ulcerosa, kommt seit Jahren nicht mehr außer Haus, Ehemann arbeitet nur.

Anorexie, Eßstörungen mit Kloß im Hals bei Besetzung durch die Mutter, Arbeitslosigkeit, alleinerziehend.

Antriebslosgkeit bei Frau, die mit der ganzen Verwandtschaft und Freund in einem Haus lebt, "weil man da viel Geld spart".

Müdigkeit, Lustlosigkeit und Heißhunger.

Müdigkeit und Sinusitis bei junger Frau, die noch bei der Mutter wohnt, die alles macht für sie, versteht sich blendend mit den Eltern, arbeitet "streßfrei" beim Nachbarn in dessen Familienbetrieb.

Fühlt sich gezwungen in die Strukturen auf dem Bauernhof, traut sich nicht, sich frei bewegen, mit depressiver Angstsymptomatik (Plutonium war vorher gut).

Depressiver Erschöpfungszustand, durch ihre Kinder besetzt, die hängen dauernd an ihr, Hilflosigkeit in der Erziehung, Ehemann presst sie in traditionelles Familienschema.

Haß und Wut auf seine Mutter, sagt zu der: "Ich brauche dich nicht," ist beleidigt und zornig, Kindergartenkind.

Polyarthroseschmerzen nach Tod des Hundes.

## Arbeit

Hilflosigkeit durch Arbeitslosigkeit und Angst, daß er keine Arbeit bekommen wird mit heftigem dröhnendem Husten, <abends nach hinlegen.

Furcht vor Berufswiederaufnahme nach Mutterschaft mit Erwartungsspannung.

Mangel an Selbstvertrauen in neuer Arbeitsstelle mit Unsicherheit.

Arbeit im väterlichem Betrieb, kann sich nicht entfalten unter der väterlichen Besetzung mit Mangel an Selbstbewußtsein.

Arbeitslosigkeit, fühlt sich im Stich gelassen vom früheren Arbeitgeber nach Kindererziehungszeit.

Zwanghafte Arbeitsmoral.

**Schule / Erziehung**

Hilflosigkeit in der Erziehung ihres Kindes, kann Kind keine Grenzen setzen, wird von ihrem Kind überrollt, verliert die Nerven ihrem Kind gegenüber mit Wut, könnte alles zusammenschlagen, Angst, daß ihr Kind schwere Krankheit bekommen könnte.

Torticollis im Zusammenhang mit Schule (zwei Fälle).

Schulschwierigkeiten: Faulheit, Ungeduld, schlechtes Schriftbild, kein Durchaltevermögen.

Schule und Zwang mit Fingerzupfen bis blutet.
Schuldruck, fühlt sich belastet von der Schule, will Hausaufgaben nicht machen.

Zwanghafter Lerneifer, vorzeitige Menopause mit Hitzewallungen und Partnerschaftskonflikt bei lesbischer Frau.

Bauchschmerzen und Durchfall vor der Schule.

Verschlossenheit bei Kind, erzählt dann das erste Mal der Mutter, was ihn belastet.

Sprachentwicklungsverzögerung.

Depression, Kreislaufstörungen, Gastritis, Sinusitis und Drogenabusus nach Statusverlust durch Schulwechsel, weil er vorher Schulsprecher war.

Lernschwierigkeiten mit Lügen.

Konzentrationsschwäche und Prüfungsangst.

Raum- und Lageschwäche: kann jetzt d und b unterscheiden, Rechnenschwäche, Anstrengung durch Schule, Verlangen Süßigkeit, Schokoladeverlangen entwickelt sich sogar in eine Abneigung.

Konzentrationsstörungen, Entmutigung und Weinen bezüglich Schule mit Urininkontinenz.

Schwerhörigkeit nur in der Schule auffallend bei Schulanfänger.

Unselbstständigkeit bei Hausaufgaben und Stuhlinkontinenz bei Blähungsabgang.

Asthmoide Bronchitis bei Schul-und Notendruck.

**Schwindel**

Schwindel, Schwäche und Scheidenpilz mit Jucken und Brennen.

**Kopf**

Kopfschmerz bei Unsicherheit in ihrer Arbeit.

Chronische Kopfschmerzneigung bei Frau, die von älterer Schwester unterdrückt und nicht abgelöst ist von dieser.

Chronische Migräne.

Kopfschmerzen und Ziehen in der Kieferhöhle.

Migräne und Verstopfung.

Migräne, Unkonzentriertheit, Mattscheibe, vergißt das gerade Gelesene, Gespräche etc., Versagensängste bei erneutem Berufseinstieg nach Kindererziehung.

Haarausfall.

Kopfseborrhoe.

**Augen**

Saisonale Allergie mit geröteten Augen, niesen anfallsweise.

Saisonale Allergie, Augen jucken und brennen, anfallsweises Niesen.

Saisonale Allergie mit Kratzen in den Augenwinkeln.

Saisonale Allergie mit Augenjucken, niesen, Naselaufen.

Augentränen, Afterjucken, Hautjucken.

**Ohren**

Schwerhörigkeit nach Otitis media nur in der Schule auffallend.

Schwerhörigkeit, Gehörgangserguß, Ängstlichkeit.

**Nase**

Saisonale Allergie, anfallsweises Niesen, Verstopfung der Nase, kribbeln in der Nase mit Halsjucken und geröteten Augen.

Saisonale Allergie: anfallsweises Niesen, Augenjucken, Augenbrennen.

Saisonale Allergie: Niesen, Nasenlaufen, Augenjucken.
Sinusitis.

Sinusitis bei Besetzung durch den Vater in dessen Firma.

Nasenverstopfung nachts.

Nasenverstopfung, Rhinitis, Obstipation eines Neugeborenen.

Chron. Rhinitis und Scham über geringe Körpergröße.

**Gesicht**

Husten mit Röte im Gesicht.

Neurodermitis mit zugeschwollenen Augen, ganzes Gesicht aufgeschwollen bei Ablösungsproblemen und Besetzung durch die Mutter.

**Mund**

Pilzerkrankung im Mund und After.

**Hals**

Kloß im Hals, über den sie nicht schlucken kann, mit Eßstörungen bei Besetzung durch die Mutter und Arbeitslosigkeit.

Saisonale Allergie: Halsjucken, Nasenjucken, anfallsweises Niesen, Nase verstopft, kribbelnd, Augen gerötet.

Rachenverschleimung mit Atembehinderung bei Junggesellen, der bei der Mutter wohnt.

**Magen / Abdomen**

Eßstörungen, Anorexie, Völlegefühl nach jedem Bissen bei Besetzung durch die Mutter und Arbeitslosigkeit.

Schokoladeverlangen (häufig beobachtet).

Heißhunger auf Süßes.

Fieberhafte Gastroenteritis mit Husten nach Überforderung in der 1. Klasse.

Gastritis nach Schulwechsel und Statusverlust.

Gastritis, Aufgetriebenheit im Oberbauch, fühlt sich getrieben, als Künstlerin abgestürzt.

Heißhunger, Müdigkeit und Lustlosigkeit.

Schwangerschaftsübelkeit <15-16 Uhr mit Schokolade- und Kuchenverlangen und extremer Müdigkeit, will sich nur noch hinlegen.

Schwangerschaftsübelkeit mit Schwäche, jede Anstrengung ist unmöglich bei ungewollter Schwangerschaft.

Blähungen.

Bauchschmerz und Durchfall vor der Schule.

Krampfartige Bauchschmerzen, Blähungskoliken bei Colitis ulcerosa.

**Rectum**

Verstopfung.

Verstopfung bei Neugeborenem.

Verstopfung und Migräne.

Afterjucken, Hautjucken und Augentränen.
Pilzerkrankung im Mund und After.

Anhaltender Durchfall mit Milcheiweißunverträglichkeit bei kleinem Jungen.

Durchfall und Bauchschmerzen vor der Schule.

Chronische Enteritis.

Morbus Crohn.

Colitis ulcerosa, fühlt sich von ihren Kindern besetzt, kommt seit Jahren nicht mehr außer Haus und Ehemann widmet sich nur der Arbeit.

Colitis ulcerosa mit schleimig, blutigem Stuhl, krampfartigen Bauchschmerzen vor und während Stuhlgang, Blähungen mit Kolik und Müdigkeit.

Stuhlinkontinenz bei Blähungsabgang, bei Schulkind mit Unselbstständigkeit bezüglich Hausaufgaben.

**Blase**

Inkontinenz bei Zustand nach zweimaliger Operation einer Blasensenkung und Gebärmutterentfernung, hat sich jahrelang um ihren Vater gekümmert (Besetzung), Partnerlosigkeit.

Inkontinenz.

Inkontinenz, Urin tröpfelt, übelriechend, <lachen, <toben bei Schulproblemen mit Konzentrationsstörungen, Entmutigung und Weinen.

Cystitis.

Cystitis bei Mißbrauch in der Vorgeschichte.

**Weibliche Genitalien**

Amenorrhoe seit Bauchoperation, goldgeschmückte Frau.

Unregelmäßige Menstruationsblutung.

Depression nach Abortus.

Hitzewallungen mit Schweiß, seit Sterilisation.

Hitzewallungen, vorzeitige Menopause, Trennung von lesbischer Freundin und Schokoladeverlangen.

Dysmenorrhoe: krampfartige Schmerzen im Unterbauch während Menses, Unterschenkel fühlen sich schwer wie Blei, bei pubertärem Mädchen.

Scheidenpilz mit Jucken und Brennen, Schwäche und Schwindelzustände.

**Larynx**

Spätes Sprechenlernen, bringt nicht heraus, was er sagen will.

**Brust**

Asthmoide Bronchitis: schnelle Atmung, Husten und Atemnot, zweimal nach Notendruck in der Schule aufgetreten.

Asthmoide Bronchitis: lebt mit Mutter, die ihn verwöhnt, will nur Videos anschauen, Verlangen Schokolade.

Heftiger, anfallsartiger Husten bei adipöser, arbeitsloser 36 jähriger Frau, die bei den Eltern lebt.

Husten mit Brennen in der Luftröhre.

Akute Bronchitis bei rezidivierenden Infekten.

**Rücken**

Akuter Schiefhals im Zusammenhang mit Schule (zwei Fälle).

Bandscheibenvorfall BWS mit Schmerzen zwischen den Schulterblättern.

**Extremitäten**

Ischialgie: Schmerz erstreckt sich vom Sacrum über das Gesäß zum Oberschenkel nach innen, bei Patientin, die nicht Nein sagen kann und Bedürfnisse nicht äußern kann.

Hüftdysplasie mit Schmerzen, kann nicht Nein sagen.

Hüftdysplasie.

Hüftschmerz <Bewegung, Schmerz wie wund.

Hüftarthrose (vielfache Heilungen).

Einsteifende Hüftarthrose.

Hüftarthose, jeder Schritt schmerzt mit Ruhelosigkeit.

Hüftarthrose, Schmerz <nachts, wacht auf von den Schmerzen, Verlangen Schokolade.

Schwere der Beine bei Frau, die mit Alkoholiker verheiratet ist.

Fingerzupfen bis es blutet, <Schule.

**Haut**

Neurodermitis (häufig).

**Allgemeines**

Hitzewallungen (häufig).

Sinusitis (häufig).

# Vollständige Arzneimittellehre

**Essentielle Grundlinien**

**Originale Prüfungssymptome**

**Differentialdiagnosen**

**Kasuistik**

## Essentielle Grundlinien

**Unterdrückung des Eigenen bezüglich Ort, Bedürfnis und Ausdruck durch Besetzung, Mißbrauch, (industrielle) Gleichschaltung und Bequemlichkeit.**

Durch die Beendigung von lähmender Fremdbesetzung, von Mißbrauch und eigener Bequemlichkeit führt Ex-can. zum Finden des Eigenen:

1. **Des eigenen Ortes,** als eigener geistig-spiritueller Verwurzelung (eigene Weltanschauung, Gedankenwelt, politische Haltungen, Themen der moralischen und sozialen Ortung eines Menschen) sowie auch als praktischem Lebensort, der sich vor allem in eigener Wohnung, Heim, Familie und beruflicher Bestimmung zeigt.
   Die Krankheit von Ex-can. besteht in dieser Hinsicht darin, den Ort des Eigenen nicht zu finden, durch Unterdrückung der eigenen spirituellen und weltanschaulichen Ortung aufgrund:
   - fehlender Ablösung aus Abhängigkeitsverhältnissen zu Eltern, Ehepartner,
   - zu dichter Verschmelzungen und Verbackungen innerhalb von wie auch immer gearteten Beziehungen,
   - von Faulheit und Genußsucht als fehlende Bemühung um eigene Ortung,
   - von unterdrücktem Berufswunsch oder Arbeitslosigkeit,
   - von rigidem Moralsystem, kann dadurch eigene Werte nicht finden,

- von repressiver Erziehung in Familie, Schule, Studium,
- Bewußtseinseintrübung.

2. **Des eigenen Bedürfnisses und des eigenen Ausdrucks** durch Sprache, Kommunikation und Eros. Das heißt, das im eigenen Inneren (Ort) Gefundene will sich nach außen ausdrücken. In der Prüfung zeigte sich die Blockade in:
   - gehemmter sprachlicher Ausdrucksmöglichkeit,
   - Bewußtseinseintrübung, mangelnder Erkenntnisfähigkeit.

Ein **Kernproblem** der Unterdrückung des eigenen Ausdrucks mit sich daraus ergebendem Sinnlosigkeitsgefühl in der modernen Industriegesellschaft liegt in der nie endenden **verklebten und "verschleimten" Beziehung zu den Eltern**. Statt zunehmender Freiheit, Eigenentwicklung und Ablösung ist diese gekennzeichnet durch Scheinfreiheit und Intensivierung des Bindungspotentials zwischen Eltern und Kindern. Unter Erwachsenen äußert sich diese Krankheit in **symbiotischen Beziehungen**. Der Einzelne wird in solchen Beziehungen nicht freigegeben, sondern instrumentalisiert.

Überdominanz und Süße sind die zwei Möglichkeiten, um Besetzung und dadurch Unterdrückung des Bedürfnisses und Ausdrucks durchzusetzen und aufrechtzuerhalten. Die moderne Form der **Besetzung** und dadurch Unterdrückung und Blockierung der eigenen Bedürfnisse des Ex-can.-Kranken liegt nicht mehr so sehr in der Dominierung in der Familie oder in den Beziehungen, sondern mehr in der süßen Ver-Führung, die in Lähmung des eigenen Ausdrucks endet (Modernes Nesthockersyndrom, Kleinfamilie, Feier- und Genußsucht).

Ein weiterer gewichtiger Punkt der Ex-can.-Pathologie ist der Verlust oder das **Nichtfinden oder Nichtbekommen des eigenen Platzes in der Gesellschaft.** Ein Hauptproblem stellt in dieser Hinsicht das Thema **Arbeitslosigkeit** dar. Arbeit als wichtiger Faktor des eigenen Platzes in der Gesellschaft führt zu Verlust von Sinn und sozialen Bindungen. Die moderne Lebenswelt mit ihrer **Massenarbeitslosigkeit**, Verlust von Bindungen, Sinnentleerung ist von dieser "Arznei" geradezu "miasmatisch" durchdrungen.

Die Lebensgeschichte von Ex-can.-Patienten drückt sich dann in Arbeitslosigkeit, Beziehungslosigkeit, einem Gefühl "nichts klappt mehr" und in Absagen aus der Umgebung aus. **Sinnlosigkeit, Depression bis hin zur Suizidalität** sind die Folge.

# Originale Prüfungssymptome

## Gemüt / Lebenssituation-Symptome
(geordnet nach essentiellen Grundlinien)

1. **Auszug aus dem Elternhaus**

2. **Eigener Ort: Religion, Sinnlosigkeit, Arbeit, Arbeitslosigkeit**

3. **Unterdrückung des eigenen Bedürfnisses und Ausdrucks**

4. **Alte Trampelpfade, rigides Moralsystem, Gruppenzwang, (industrielle) Gleichschaltung, Verzweigung**

5. **Schule, Lernen unter Zwang**

6. **Bewußtseinstrübung**

7. **Minderwertigkeit, Scham, Vertuschen**

8. **Therapeutische Beziehung, Lüge, Mißbrauch**

9. **Genuß, Faulheit, Lust, Betäubung, Erotik**

10. **Übrige Geistes- und Gemütssymptome**

## 1. Auszug aus dem Elternhaus: für Nesthocker und symbiotische, inzestuöse Verklebungen.

**Wie bereits in der Einleitung gesagt, liegt ein Hauptproblem der Ex-can.-Pathologie in der mangelnden Ablösung von den Eltern.**
**Die Eltern können für die herangewachsenen Kinder nicht der Ort sein, an dem sie bleiben können, noch werden sie ihr eigenes Bedürfnis und ihren Ausdruck dort finden: Die Prüfung brachte eine große Menge von Symptomen zur Ablösungsproblematik zwischen Eltern und Kindern, wie auch sonst "verklebten" Beziehungen hervor:**
- **Angst, Verzweiflung, Weinen stundenlang, wegen der Tochter, die auszieht, daß sie sterben könnte. Erleichterung, wenn er sich sagt: "Ich lasse dich ziehen."**
- **Läßt sich von der Depression des Vaters nicht mehr den Mund verbieten und kann aushalten, daß dieser weint.**
- **Kündigt die depressiv chronisch verklebte Verbindung zu seinen Eltern.**
- **Kündigt Freundin, die sie nur ausnützt.**
- **Traut sich, ihm aufgedrängte Hilfe seiner Mutter abzusagen.**

- Angst, Verzweiflung, Weinen stundenlang wegen der Tochter, die auszieht, daß sie sterben könnte. Erleichterung, wenn er sich sagt: "Ich lasse Dich ziehen." (10 m)
- Verlustängste bezüglich nahestehenden Menschen deutlich weniger (22 f)
- Zieht von zu Hause aus, was er sich bisher nicht traute, weil er das seinem depressivenVater nicht zumuten wollte (14 m)

- Grippaler Infekt nach Auszug der Tochter aus Elternhaus (10 m)
- Läßt sich von der Depression des Vaters nicht mehr den Mund verbieten und kann aushalten, daß dieser weint (14 m)
- Tochter zieht von zu Hause aus:
Prüfer wacht nachts um 4.oo auf, hat Angst um Gesundheit und Leben der 19jährigen Tochter und Angst, daß sie stirbt. Weint 1 Stunde um sie und denkt an den eigenen Tod (10 m)
- Kündigt die depressiv chronisch verklebte Verbindung zu seinen Eltern (14 m, 18 m)
- Spürte seit dem Auszug von zu Hause vor 7 Jahren eine dauernde riesige Last von seinen Eltern auf seinen Schultern, die immer noch sein Kinderzimmer und Jugendzimmer konservieren, wie es bei seinem Auszug war. Er sagt seinen Eltern, daß er das nicht mehr will, da er schon lange ausgezogen ist. Die Mutter weint daraufhin 2 Tage lang. Danach fassen die Eltern den Beschluß aus ihrem großem Haus auszuziehen, in kleinere schönere Wohnung ohne "Kinderzimmer". Große Erleichterung, wie Zentnerlast, fällt von den Schultern des Prüfers. Eine neue, gute Beziehung zu den Eltern folgt (neuer Lebensabschnitt) (18 m)
- Kündigt Freundin endgültig die Beziehung, die sie nur ausnützt (22 f)
- Beendet langjährige Freundschaft, weil ihm auffällt, daß immer nur er aktiv war (6 m)
- Extreme Abneigung gegen Kinder, die sie nur als fordernd erlebt, bessert sich (22 f)
- Löst sich aus Dominanz des Schwiegervaters, riskiert große Nachteile dadurch (18 m)
- Wehrlosigkeit und Insuffizienz mit 32 Jahren, sich gegen Einmischung der Eltern zu wehren (2 f)
- Wünscht sich Freiheit von Vorwürfen und Verpflichtungen gegenüber seiner Frau und seiner Familie (10 m)
- Traut sich, die ihm aufgedrängte Hilfe seiner Mutter in seinem Haus abzusagen (8 m)

- Akzeptiert Alleinsein und daß er damit zurechtkommen muß (9 m)
- Große Entlastung und Freiheitsgefühl nach Zurückweisung durch Kinder und Freude darüber, sich mit seiner Frau frei und ohne Familienanhang bewegen zu können (10 m)
- Schmerzlich empfundene Zurückweisung seiner Ideen durch andere (10 m)
- Gefühl von Distanziertheit zum Gegenüber und weiß nicht, ob er das darf (3 m)
- Spürt die Befreiung durch weniger Abhängigkeit von nahestehenden Menschen, andererseits weniger Emotionen (22 f)
- Fühlt sich frei von seinem Anspruch, seine Frau lieben zu müssen (10 m)
- Spürt eine gewisse Verachtung für Frauen, die sich ohne Männer nur als Hälfte empfinden (22 f)
- Weniger verbissen, gelassener, toleranter (21 m)
- Traut sich allein in den Urlaub zu fahren im Wissen, daß ihr Freund darüber traurig ist (11 f)
- Geht nicht mehr so leicht in Abhängigkeit und Symbiose hinein, fühlt sich nicht mehr so ausgeliefert (22 f)
- Kann, nachdem 2 km von zu Hause weg ist, schon abschalten und einschlafen bei einem Ausflug in ein Wochenende (12 f)
- Fordert von seinem Vater, der sich weder um ihn gekümmert, noch ihn unterstützt hat, ihn in einem von seinen vielen Häusern mit seiner Familie wohnen zu lassen, empfindet es als unverschämt im guten Sinne (16 m)
- Furcht, Geld reicht nicht für Hausbau (2 f)
- Zweifel, ob seine Hausrenovierung schafft (6 m)

## 2. Eigener Ort

**Religiosität**

**Gelassenheit, Gelöstheit**

**Sinnlosigkeit**

**Arbeit**

**Arbeitslosigkeit**

**Ex-can. berührt den Ort der eigenen geistig-spirituellen Verwurzelung, bei deren Verlust es zu schweren Depressionen, Sinnlosigkeitsgefühlen und Suizidalität kommt (klinisch häufig bestätigt). Als Verlust eines äußeren Ortes mit Sinnlosigkeitsgefühlen und Depressionen zeigte sich Arbeitslosigkeit (klinisch häufig bestätigt) als Thema von Ex-can.**

- Sinnlosigkeit, fragt sich nach dem Sinn des Lebens und was das ganze eigentlich soll (8 m)
- Kein Bedürfnis, gefordert zu werden. Freut sich beim Anblick seines Tankas (religiöses buddhistisches Bild) (8 m)
- Abwesend während einer Besprechung, dabei große Selbstreflexion (17 m)
- Kann sich nicht auf sein Inneres konzentrieren wegen der Lautstärke in der Umgebung (10 m)
- Fragt sich, was er im jeweiligen Augenblick gerade will (8 m)
- Freude an dem Gedanken, daß sein Leben eine Führung hat (8 m)

- Intensive religiöse Gefühle (8 m)
- Wacht auf morgens und es betet sofort in ihm (8 m)
- Findet seine Schlüssel nicht, glaubt sie sind gestohlen (8 m)
- Bedürfnis, ein großes Kreuz um den Hals gehängt, zu tragen (8 m)
- Normales Leben und Arbeit wird als innerliche Andacht erlebt (10 m)
- Prüfer hat die Idee: vielleicht ist das so wie es gerade ist die beste Zeit in meinem Leben, auch wenn ich es weiter verändern werde und verändern will (10 m)
- Ohnmächtige Wut, daß der Vater ihres Kindes sie wegen seiner Arbeit ganz allein das Kind aufziehen läßt und sie dadurch nicht zum Schlagzeugspielen kommt und nie allein ist (15 f)
Kommentar: Verlust der eigenen Intimität und Sammlung, Kind besetzt die Mutter total durch seinen starken Eros. Die Mutter ist nie mit sich allein, Überforderung und Besetzung, weil sie alleinige Bezugsperson für das Kind ist.

## 3. Unterdrückung des eigenen Bedürfnisses und Ausdrucks

**Ausdruck**

**Sprache, Aussprechen**

**Formulieren**

**Gegenwehr gegen Gleichschaltung**

**Ex-can.** löst die Unterdrückung des eigenen Ausdrucks und befähigt das Eigene, die eigenen Bedürfnisse zu formulieren. Die Prüfung zeigt in dieser Hinsicht Symptome der Sprachhemmung, sowie Widerstand gegen die Unterdrückung des eigenen Ausdrucks, sowie Themen der Gleichschaltung:
- Kann sich nicht spontan ausdrücken.
- Kann das, was ihm/ihr bewußt wird, sprachlich besser ausdrücken.
- Weiß nicht, wie er sich ausdrücken soll.
- Kommunikativer.
- "Freudsche Verleser".
- Wehrlosigkeit und Insuffizienz, sich mit 32 Jahren gegen Einmischung der Eltern zu wehren.
- Klinisch: spätes Sprechenlernen bei Kindern (häufig bestätigt).

- Aggressiver, konsequenter in Auseinandersetzung:
  Denkt sich zuerst: "Das sage ich jetzt nicht, das wäre zu hart für den anderen," und sagt es plötzlich doch und ist erstaunt darüber (22 f)
- Gesteht sich Konflikte ein, traut sich, zu konfrontieren (9 m)
- Bringt seinen Mund nicht auf, das Notwendige zu sagen (14 m)
- Kann ihre Freundlichkeit, die aus lauter Hemmung kommt, gegenüber ihrem ehemaligen Freund aufgeben und ihn sogar in der Öffentlichkeit „zusammenscheißen". Ist hinterher glücklich und befreit (11 f)
- Wehrlosigkeit und Insuffizienz, sich mit 32 Jahren gegen die Einmischung der Eltern zu wehren (2 f)
- Fühlt sich nicht in der Lage, sich ins Leben einzumischen (10 m)
- Selbstzweifel über seine beruflichen Fähigkeiten (8 m, 9 m)
- Bemerkt, daß er qualifizierte Arbeit macht (9 m)
- Kann das Seine, ihm vom Vater Zustehende, erkennen und einfordern, verliert Kränkung und Verschämtheit, gewinnt Unterscheidungsfähigkeit (16 m)
- Zunge wird schwer mit dem Gefühl, diese wird dünner und fällt mit Unbeweglichkeit in den Unterkiefer (22 f)
- Traut sich, die ihm aufgedrängte Hilfe seiner Mutter in seinem Haus abzusagen (8 m)
- Kann sich nicht spontan ausdrücken (10 m, 14 m, 8 m, 11 f)
- Weiß nicht, wie er sich ausdrücken soll (8 m)
- Ihm fallen so gute Antworten ein, daß er sich selbst über seine Schlagfertigkeit wundert (8 m)
- Kann das, was in ihm/ihr bewußt wird besser formulieren, sprachlich besser ausdrücken (8 m, 22 f)
- Phasenweise exzellente Sprachformulierungsfähigkeit (8 m)
- Gesprächiger (5 m)
- Kommunikativer (4 m, 5 m, 16 m)
- Trifft Leute, die ihn grüßen oder die er schon lange nicht mehr gesehen hat, sie winken ihm zu, sprechen mit ihm, teilweise kennt er die Leute gar nicht (4 m)
- Denkt in englischen Begriffen (17 m)

- Benutzt englische Ausdrücke beim Reden (17 m)
- Es kommen automatisch englische Worte (17 m)
- Verhört sich, verliest sich,
    statt: Wintereinbruch – Wettereinbruch
    statt Herrscherhaus – Herrenhaus
    statt überwältigen -vergewaltigen
    statt Überzeugung – Übersetzung
    statt ausgefallen – ausgelaufen (8 m)

- Die Schrift wird furchtbar schlecht, wie keine Energie oder kein Wille zu schreiben (8 m, 10 m)

## 4. Alte Trampelpfade

**Rigides Moralsystem**

**Gruppenzwang**

**Gleichschaltung**

**Verweigerung**

**Ewig gleiche, zum Teil sinnlos gewordene Lebens- und Verhaltensmuster, Zwänge, Gleichschaltung und tiefe innere Verweigerungen werden vielen Prüfern bewußt und sie wollen diese verändern.**
- Abneigung dasselbe, das alte immer weiter zu machen.
- Gefühl, er geht aus alten Trampelpfaden.
- Möchte sehr gern etwas anderes machen als ewig zu therapieren.
- Beendet langjährige Freundschaft, weil ihm auffällt, daß nur er aktiv war.
- Spürt sein rigides Moralsystem und wird ihm bewußt.
- Paßt auf, sobald Schmutz gemacht hat, daß er den kleinweise sofort wegputzt, daß es nicht zum großen Schmutz kommt.
- Weniger militant mit seinen Kindern.

- Abneigung dasselbe, das Alte immer weiter zu machen (10 m, 16 m 11 f)
- Will aufhören regelmäßig zu arbeiten, überlegt andere Arbeitsform (10 m)
- Kann, nachdem 2 km von zu Hause weg ist, schon abschalten und einschlafen bei einem Ausflug in ein Wochenende (12 f)
- Gefühl, er geht aus alten Trampelpfaden (21 m)
- Beim Jogging läuft er immer dieselbe Strecke. Während der Prüfung hat er sich entschlossen, eine andere Route zu nehmen (21 m)
- Verändert das ewig gleiche Frühstück (21 m)
- Möchte sehr gern etwas anderes machen, als ewig zu therapieren (10 m)
- Das Gefühl: man kann etwas so machen oder so machen, entspannt (16 m)
- Beendet langjährige Freundschaften, weil ihm auffällt, daß immer nur er aktiv war (6 m)
- Isolation, Weinen und Erbrechen über Einsamkeit, weil nicht die alten Sauf- und Drogenrituale der Gruppe mitmachen will (11 f)
- Macht seit 2 Monaten Trockenbürstungen, weil er glaubt, es tut ihm gut, hatte aber oft gar keine Lust und hat aber trotzdem weitergemacht. Nach Einnahme von Ex-can. beendet (18 m)
- Kindliches Gefühl, unvoreingenommen (16 m)
- Ist traurig, weil er sein kindliches Verhalten verlernt hat (16 m)
- Mehr Träume (21 m, 4 m)
- Mehr Antrieb (6 m)
- Arbeit fällt leichter (6 m)
- Optimistischer (6 m)
- Freude darüber, wie ein Kind sein zu können, und daß es egal ist, was er gerade macht (10 m)
- Kann Lehrbuch wieder wie ein Märchenbuch einfach lesen, ist ihm angenehm (18 m)
- Spürt sein rigides Moralsystem und wird sich dessen bewußt (10 m)
- Große Freude und Lust am Essen in großer Runde in einer

Kneipe. Freude am Nachbestellen. Nichtraucher fangen an zu rauchen."Alle Zwänge einmal fallen lassen"- Stimmung (1 m, 2 f, 3 m, 4 m, 5 m, 8 m)
- Verbalerotik (8 m)
- Drang, Puff aufzusuchen (8 m)
- Hat sich nicht getraut einen kleinen Schaden, den er angerichtet hat an einem anderen Auto einzugestehen, mit massiven Schuldgefühlen (8 m) Kommentar: kleine Tat sieht aus wie großes Verbrechen, viel Scham.
- Der Gedanke, daß die Erfüllung seiner Lebenspflicht nicht mit Arbeit beginnt, tut gut (8 m)
- Paßt auf, sobald Schmutz gemacht hat, daß er kleinweise sofort wegputzt, so daß es nicht zum großen Schmutz kommt (8 m)
- Es muß alles nicht mehr so korrekt sein (21 m)
- Lockerer in der Erziehung. Nicht so militant zu seinen Kindern (21 m)
- Das "Sichanpassenmüssen" fällt jetzt weg, weiß nicht ob das o.k. ist (3 m)
- Es ist ihm egal, was gesagt wird, und er weiß nicht, ob er sich diese Einstellung genehmigen darf (3 m)
- Weniger verbissen (21 m)
- Souveräner (21 m)
- Gelassener, trotz erhöhtem Termindruck (6 m)
- Gelassener, toleranter, es regt ihn nicht alles so auf (21 m)
- Gelassener (4 m, 5 m, 6 m, 9 m)
- Geduldiger (5 m)
- Sanftmütiger (5 m)
- Entspannt (3 m)
- Ausgeglichen (4 m)
- Gefühl entspannt sich voll; möchte am liebsten liegenbleiben (5 m)
- Entspannte Lebensumstände müssen nicht harmonisch sein. Kann entspannter dem Leben zuschauen (3 m)
- Empfindet industrielle Fertigung als feindlich für menschliche Kreativität und als absolutes Übel (16 m) Kommentar: industrieller Fertigungszwang als Unterdrückung individueller Bedürf-

nisse und Ausdruck von Gleichschaltung.
- Plötzliche Idee mit dem Wohnmobil in Urlaub zu fahren (8 m)
- Abneigung gegen Autofahren, speziell Wohnmobil, weil er sich fast dafür schämt, daß er das genauso macht wie alle anderen (8 m)
- Kauft für die Tochter Kleidung, fühlt sich gut und gelassen dabei, sonst das Gefühl: wann ist die endlich fertig (21 m)
- Tiefe Verweigerung, weil er schon zu viel in seinem Leben gezwungen wurde, im Internat, in der Schule. Obwohl innerlich verweigerte, hat er doch immer getan, was notwendig war mit erhöhter Anstrengung und Fleiß (8 m)
- Denkt immer, was will ich, fühlt stärkeren Willen und kann ihn auch besser ausführen (8 m)
- Fühlt sich durch äußere Umstände, Familie und Beruf blockiert, das zu tun, was er gerne möchte und wird müde mit Anspannungsgefühl im Bauch, wie wenn zuviel gegessen (8 m)
- Möchte Praxis zusperren, weil frei haben will (8 m)
- Überlegt, wie lange er noch zur Rente hat (10 m)
- Mag sich bei seinen Patienten nicht auf kranken Sumpf einlassen (8 m)
- 4 Prüfer brechen die Prüfung ab, als Kündigung gegen die Dominanz der Prüfungsleiter (18 m, 20 f, 19 f, 7 f)

## 5. Schule, Lernen unter Zwang

**Prüfung und klinische Erfahrung zeigen, daß Ex-can. eine Arznei für Unterdrückung, Repression und Notendruck in der Schule ist.**

- Extreme Abneigung gegen Schule und Bücher (18 m)
- Gefühl wie Blackout bei einer Prüfung (5 m)
- Abneigung gegen Bücher, nachdem zuviel lernen mußte, verschwindet (19 m)
- Kann Lehrbuch wieder wie ein Märchenbuch lesen und das ist angenehm (18 m)
- Gefühl, der Kopf hat seine Maschen und er will die nicht enger machen. Das streßt ihn (18 m)
- Es wäre ihm lieber gewesen, er hätte die Prüfung mit einer 3 abgeschlossen, statt mit einer 1 und wäre aber dabei souveräner geblieben (18 m)
- Spürt eine tiefe Verweigerung zu lernen, weil er schon zuviel in seinem Leben gezwungen wurde, im Internat und in der Schule. Obwohl er sich innerlich verweigerte, hat er doch immer mit erhöhter Anstrengung und Fleiß das getan, was notwendig war (8 m)

## 6. Bewußtseinstrübung

Ein häufig klinisch beobachteter Zustand bei Ex-can.-Patienten ist eine Art Dämmerzustand. Das Bewußtsein wird nicht so richtig hell, der Patient / Prüfer vergißt häufig innerhalb von Sekunden gerade Gedachtes, Gesprochenes und ist unfähig, klar zu denken. Der Ex-can.-Patient hat dann auch Angst, daß man seinen Zustand erkennen könnte, auch weil er in beruflichen Aufgaben durch diese Schwäche häufig auffällt.
■ Wie im Dämmerzustand, bekommt alles mit, aber alles verzögert.
■ Sieht alles, aber wie noch nicht richtig da, wie zwischen Schlaf und Wachzustand in der Aufwachphase.
■ Vergißt gerade Gedachtes, Gesprochenes.
■ Unfähig, klar zu denken.
■ Spielt stumpfsinnige Computerspiele.

- Wie im Dämmerzustand, bekommt alles mit aber alles verzögert (21 m)
- Sieht alles, aber wie noch nicht richtig da, wie zwischen Schlaf und Wachzustand, in der Aufwachphase (21 m)
- Vergißt innerhalb von Sekunden gerade Gedachtes, Gesprochenes (8 m, 1 m)
- Gefühl, als hätte er Cannabis genommen (3 m)
- Gefühl, wenn Augen aufmacht, daß alles weit weg ist, wie wenn eine Droge genommen hätte (5 m)
- Unfähig klar zu denken, wie in Watte gepackt. Wie wenn schnell aufgeweckt worden wäre und nicht weiß, was los ist, mit leicht schwebendem Gefühl, Gefühl, wie wenn Zeit stillsteht, nur der Augenblick ist präsent (5 m)

- Leeregefühl: Nichts berührt ihn, eine Art Gleichgültigkeit (5 m)
- Gefühl, auf sich allein gestellt, von niemandem ist Hilfe zu erwarten, keiner hat Interesse ihm zu helfen (5 m)
- Gefühl wie Blackout bei einer Prüfung (5 m)
- Wie wenn nach einer Ohnmacht zurückkommt, aber man ist noch nicht voll da. Kann wahrnehmen, aber kommt nicht richtig rein. Wie im Wirtshaus, die anderen unterhalten sich und er selbst sitzt dort und alles geht an ihm vorbei (5 m)
- Gefühl wie vor Ohnmacht, wie wenn Geist und Körper sich trennen (5 m)
- Wurstigkeitsgefühl (5 m)
- Gleichgültigkeit (5 m)
- Wie bevor man umfällt oder die Beine versagen, wie Kontrollverlust (5 m)
- Wie unsichtbare Wand zwischen ihm und der Welt, wo kein Gefühl durchkann. Nimmt alles wahr, aber ist unberührt, kein Gefühl, möchte sich nur hinlegen und in Ruhe gelassen werden, keiner mag in diese Welt eindringen und ihm helfen (5 m)
Kommentar: Dieses Symptom erinnert an Autismus, mit der Sehnsucht, daß diese Isoliertheit durchbrochen wird.
- Versucht zu verdrängen und sich aus eigener Verantwortlichkeit rauszustehlen (9 m)
- Konnte den ganzen Tag vor dem Computer sitzen und im Internet herumsurfen. Kommuniziert das erstemal anonym in Computerforen dummes Zeug (9 m)
- Spielt stumpfsinnige Computerspiele (9 m)

## 7. Minderwertigkeit, Scham, Vertuschen

**Depression**

**Ausgeschlossensein**

**Ausgestoßensein**

**Minderwertigkeit, schwerste depressive Zustände mit Angstsymptomatik, Gefühle von Ausgeschlossen- und Ausgestoßensein, Suizidalität und der Versuch, dies alles zu vertuschen, fallen in den Wirkungskreis von Ex-can..**
- Fühlt sich sehr schnell zurückgesetzt und übergangen.
- Gefühl, er sitzt im Sumpf und suhlt im Leid.
- Aus Scham, daß es ihm so schlecht geht, grüßt er niemanden, damit nicht gesehen wird, wie es in ihm aussieht.
- Fühlt sich allein und ausgestoßen, Ruhm und Erfolg sind weggefallen, weil alle ihn mieden.

- Fühlt sich sehr leicht zurückgesetzt und übergangen (9 m, 10 m)
- Fühlt sich zurückgesetzt, weil nahestehende Personen zu jemand anderem in Behandlung gehen (9 m, 10 m)
- Gefühl, er sitzt im Sumpf, suhlt im Leid (9 m)
- Die Welt ist trostlos, fühlt sich einsam und ausgeschlossen, das macht ihn schwermütig (9 m)
- "Keinen Bock auf gar nichts, laßt mich alle in Ruhe, ihr wollt mich doch eh alle nur verletzen" (9 m)
- Bezieht viele Dinge schnell auf sich (9 m)

- Eine dunkle Wolke hängt an ihm wie eine klebrige Masse, die ihm seine eigene Sonne verdunkelt (9 m)
- Fühlt sich, als hätte er den Tod kennengelernt, er ist durch einen tiefen Sumpf gegangen, sieht jetzt vieles gelassener (9 m)
- In seinem Gefühl des Ausgeschlossenseins, der Minderwertigkeit fühlt er sich verletzt von der Arroganz und Verschlossenheit der Menschen, sieht in allen Menschen sofort nur ihr Rollengehabe (9 m)
- Sieht den Verfall, nichts ist für immer, muß sich mit wenig begnügen (9 m)
- Depression und Alleinsein war wie ein Tod, wie ein Sterben, wie Abschiednehmen vom süßen, oberflächlichen Leben (9 m)
- Aus Scham, daß es ihm so schlecht geht, grüßt er niemanden, damit nicht gesehen wird, wie es in ihm aussieht (9 m)
- Innerlich sehr aufgewühlt, hat keine Lust mehr dies zu verbergen, was er sonst immer versuchte (18 m)
- Hat sich nicht getraut einen kleinen Kratzer, den er an einem anderen Auto angerichtet hat, einzugestehen, mit massiven Schuldgefühlen (8 m)
- Glaubt, die Menschen denken schlecht über ihm (9 m)
- Fühlt sich allein und ausgestoßen, Ruhm und Erfolg sind weggefallen, weil alle ihn mieden (9 m)

## 8. Therapeutische Beziehung, Lüge, Mißbrauch

Die therapeutische Beziehung, besetzt von Lüge, falschen Erwartungen, Abhängigkeiten und Mißbrauch zu lösen, war ebenfalls Prüfungsthema von Ex-can.. In dieser Hinsicht eignet sich diese Arznei sowohl für den Arzt als auch den Patienten, um von derartigen Verstrickungen zu befreien.

- Große Anspannung und Angst vor Mißerfolg beim Therapeuten einem Ex-can.-Patienten gegenüber (8 m, 10 m)
- Er erkennt, daß eine übergriffliche Patientin ihn für ihren Ehepartner hält und er findet die geeigneten Worte, die Patientin damit zu konfrontieren und sie darin zurückzuweisen (8 m)
- Stellt Lüge und Verleumdung eines Patienten über ihn bei einem anderen Arzt sofort richtig. (10 m) (Pat. hat zu Schulmediziner gesagt, sie sei deshalb so krank, weil er als Homöopath alle Tabletten bei ihr abgesetzt habe. Der Prüfer ruft ohne Aufregung sofort diesen Arzt an und stellt die falsche Darstellung richtig)
- Fängt an Rechnungen an ihre Patienten zu stellen, es ist ihr nicht mehr peinlich über Geld zu sprechen (22 f)
- Traut sich gegenüber einem Arbeitskollegen, der ihn dauernd angestichelt hat, endlich den Mund aufmachen. "Er soll den Mund halten." (14m)
- Bringt klar zum Ausdruck, daß er den Erfolg der Behandlung bei einem Patienten sieht und kann ohne Problem dabeibleiben, auch wenn der Patient die Heilung abstreitet (10 m)
- Sagt zum Patienten, er kann ihm im Moment nicht mehr weiterhelfen, dieser soll, wenn er will, in ¼ bis ½ Jahr nochmal kommen (10 m)

- Sagt zu unverschämtem Patienten, er kann gehen (10 m)
- Ruft schwerkrankem, hochgestellten Patienten nach, der nicht mehr gekommen ist, er solle nicht nach zweimaliger Konsultation schon aufhören und alles wieder so laufen lassen (10 m)
- Versucht Patienten zu erreichen, erreicht sie nicht (9 m)
- Merkt bei einer langjährigen Patientin, bei der nie etwas besser geworden ist, er mag die nicht mehr behandeln und sagt es auch zu ihr (10 m)
- Mag sich bei seinen Patienten nicht auf deren kranken Sumpf einlassen (10 m, 8 m, 9 m)

## 9. Genuß, Faulheit, Lust, Betäubung, Erotik

**Die Prüfung brachte eine große Anzahl von Symptomen zum Thema Genuß / Erotik und deren Schattenseiten wie Faulheit, Betäubung, usw.:**
- ■ Große Freude und Lust am Essen, zu rauchen und zu trinken.
- ■ Will aufhören, ständig zu arbeiten.
- ■ Empfindet starkes, freies erotisches Gefühl, wenn ihn eine Frau anlacht.
- ■ Faulheit und Trägheit, da er weiß, daß er eh kaum die Ausdauer hat, etwas zu Ende zu führen.
- ■ Sein Körper ist angespannt, der Geist unzufrieden, er könnte in die Kneipe gehen und sich besaufen vor lauter Trostlosigkeit.

- Lachen, lautes Kichern, anhaltend, muß dauernd grinsen (2 f, 8 m, 10 m, 13 f, 12 f, 16 m)
- Spürt den ganzen Körper nicht, nur den Mund (13 f)
- Lustige Einfälle, über die sie selbstironisch lachen kann (12 f)
- Erzählt Witze (8 m)
- Macht Sauerei auf Kneipentisch, verschüttet Bier und lacht darüber (16 m)
- Relaxed, gemütlich (1 m, 2 f, 3 m, 4 m, 5 m, 6 m, 8 m, 16 m)
- Achtet genauer auf sein Wärme- oder Kältebedürfnis und findet es angenehm, sich dementsprechend öfters am Tag umzuziehen (10 m)
- Will „einen draufmachen", die Nacht ausgehen (16 m)
- Gefühl, entspannt sich voll, möchte am liebsten liegenbleiben (5 m)
- Will aufhören, regelmäßig zu arbeiten und überlegt andere Arbeitsform (10 m)

- Große Freude und Lust am Essen in großer Runde und Kneipe. Freude am Nachbestellen, Nichtraucher fangen an zu rauchen. "Alle Zwänge einmal fallen lassen..."-Stimmung (1 m, 2 f, 3 m, 4 m, 5 m, 6 m, 8 m)
- Traum: ist mit ihren Geschwistern und Freunden zu Kneipen unterwegs (19 f)
- Traum: Prüferin will ihre Tochter von einem Fest abholen. Dort herrscht riesiges Chaos. Bierdosen, Dreck überall. Betrunkene Kinder. Die eigene Tochter ist auch betrunken und will noch nicht mit nach Hause fahren (12 f)
- Dauerndes Verlangen nach Gemeinschaft: Mit anderen Menschen zusammen zu essen, zu rauchen, zu trinken (8 m)
- Einverleibung unsinniger Informationen mit innerem Spannungsgefühl und Schulterschmerzen, weil er seiner Neugierde unterliegt und weiß, er sollte eigentlich etwas anderes tun (8 m)
- Abneigung und Abscheu gegen oberflächliche Vergnügungssucht (exzessiver Alkohol, Sex, Drogengenuß) (11 f, 9 m)
- Wunsch nach Gesprächen, Freundschaft und Naturerleben (11 f)
- Geil (8 m)
- Drang, ein Puff aufzusuchen (8 m)
- Geht durch die Straßen und fühlt ein erotisches Beben durch seinen ganzen Körper (8 m)
- Benutzt mit Freude geile Ausdrücke (8 m)
- Verbalerotik (8 m)
- Erotisches Gefühl zu kleinen Mädchen (3 m)
- Empfindet starkes, freies erotisches Gefühl, wenn ihn seine Frau anlacht, fühlt sich lebendig (8 m)
- Feigheit, Frauen anzusprechen, sitzt und fühlt sich mutlos und winzig dabei (10 m)
- Weniger schüchtern, kann besser flirten (22 f)
- Sehr großes Bedürfnis nach Nähe (10 m)
- Geht Nähe zu einer Frau aus dem Weg aus Furcht, daß er durch sie seinen Weg, seine Form verliert, durch sie manipuliert wird (10 m) Kommentar: Mutter-Inzest-Übertragung?

- Faulheit (8 m, 9 m) will nichts anfangen, aber wenn was angefangen hat, kann relativ gut arbeiten (8 m)
- Mangelndes Durchhaltevermögen (19 f, 20 f, 7 f, 8 m, 10 m, 18 m, 9 m) Prüfer brechen die Prüfung ab (19 f, 20 f, 7 f, 18 m)
- Der Gedanke, daß die Erfüllung seiner Lebenspflicht nicht mit Arbeit beginnt, ist gut (8 m)
- Will aufhören, regelmäßig zu arbeiten (10 m)
- Möchte Praxis zusperren, weil freihaben will (8 m)
- Überlegt, wie lange er noch zur Rente hat (10 m)
- Faulheit und Trägheit, da er weiß, daß er eh kaum die Ausdauer hat, etwas zu Ende zu führen (9)
- Sein Körper ist angespannt, der Geist unzufrieden, er könnte in die Kneipe gehen und sich besaufen vor lauter Trostlosigkeit (9 m)
- Homoerotische Gefühle: vor dem Einschlafen die Idee und schönes Gefühl seinen Freund als Freundin zu haben, ihn küssen und ausführen zu dürfen usw. (10 m)
Kommentar: möglicherweise eine Arznei für Transvestiten

## 10. Übrige Geistes- und Gemütssymptome

- Verlangen zu trommeln (11 f, 15 f)
- Extreme Reizbarkeit u.a. gegen die Kinder (8 m)
- Ruhelosigkeit steigert sich gegen Abend, daß nicht weiß, wie er liegen soll, bleibt aber im Bett liegen (8 m)
- Innerlich sehr aufgewühlt, hat keine Lust mehr, dies zu verbergen. Versucht sonst, daß die anderen nichts merken (18 m)
- Fahrig, hektisch, unausgeglichen, ärgerlich wegen jeder Kleinigkeit (9 m)
- Unkonzentriert, hüpft von einem Gedanken und von einer Arbeit zur anderen mit folgender Resignation (9 m)
- Beim Autofahren nicht alles im Griff, so daß er Unfall bauen könnte, weil er zu lange auf Leute neben der Straße achtet (17 m)
- Furcht vor Krankheit (8 m, 10 m) (klinisch häufig bestätigt)

- Schreckliche Furcht vor Tetanus, nachdem eine Wunde nachts zu ziehen beginnt (8 m)
- Furcht vor induratio penis plastica mit quälenden, kreisenden Gedanken (10 m)
- Furcht, Geld reicht nicht bei Hausbau (2 f)

## Körperliche Symptome

**Kopf**
- Schmerz rechts linea nuchae (16 m)
- Stirnkopfschmerz bei Sinusitis frontalis, Erschütterung verschlimmert, Druck bessert, grünliche Absonderung aus der Nase (15 f)
- Schmerz Stirn über der Nase (12 f)
- Wie zweigeteilt, rechte Seite frei und klar, linke Seite pelzig wie Ameisenlaufen (21 m)
- Druckgefühl am Schädeldach, als ob etwas herauswollte (22 f)
- Schmerz dumpf drückend Schädeldach (7 f)

**Gesicht**
- Herpes Lippe (11 f)
- Gefühl unter Jochbein wie leicht betäubt (5 m)

**Nase**
- Jucken rechtes Nasenloch (8 m, 17 m)
- Extremes Nasenjucken (8 m)
- Niesen anfallsweise beim Aufwachen mit Fließschnupfen (16 m)
- Niesen (8 m)
- Niesen bei Nasenjucken (8 m)
- Schmerzhafter Riß rechtes Nasenloch innen vorne, Berührung schmerzhaft (10 m)
- Fließschnupfen, Niesen (10 m)
- Zitronengelber Schleim läuft aus Choanen (10 m)

- Absonderung grüner Schleim (15 m)
- Heuschnupfenanfall beim Radfahren (12 m)
- Verstopfte Nase (17 m)
- Nachts aufgewacht mit Niesanfällen (16 m)
- Nasenlaufen, dabei Wärme und Schwitzen (16 m)

**Augen**
- Lider werden schwer (13 f)
- Augentränen, wäßrige Augen, Wasser läuft aus den Augen (12 f, 8 m)
- Bindehaut beidseits gerötet (12 f)
- Sandgefühl in den Augen (12 f, 8 m, 10 m)
- Schwellung Lider, Oberlider mehr als Unterlider (12 f)
- Druck über dem Auge und hinterm Auge wie leichter Kopfschmerz (5 m)

**Ohren**
- Hört alle Geräusche, auch sehr leise, sehr genau, fallen ihr auf, wie sie ineinander gemischt sind (12 f)
- Ohrenschmerzen links drückend innen, berührungsempfindlich bei Druck auf Tragus (12 f)

**Mund**
- Zunge wird schwer und Gefühl, sie wird dünner und fällt ins Unterkiefer hinein mit Unbeweglichkeit (22 f)
- Beißt sich in die Zunge mit den Backenzähnen (8 m)
- Zahnfleischbluten hellrot aus der Gegend der Molaren (10 m)
- Prickeln am Zungengrund (17 m)
- Komischer Geschmack, scharf und trocken an der Zungenwurzel, wandert zur Zungenspitze (17 m)
- Hautausschlag, Herpes, rechter Mundwinkel brennend berührungsempfindlich (17 m)

## Zähne
- Zahnschmerz ziehend linker Oberkiefer und Unterkiefer (10 m)
- Eckzahn rechts oben wie betäubt (21 m)

## Hals
- Wasser läuft hinten im Rachen runter (12 f)

## Herz
- Herzklopfen mit Schweißausbruch (5 m)

## Magen
- Appetitlosigkeit, kann nichts essen, Gefühl, er hat ein Loch im Bauch, dazu ein nagend hungriges Gefühl, hat auf nichts Lust zu essen (9 m)
- Durst: großer Durst, aber keine Lust zu trinken (9 m)
- Unverträglichkeit von Bier, häufig stinkende Winde nach Bier (9 m)
- Übelkeit vom Magen aufsteigend (17 m)
- Übelkeit vom Unterbauch aufsteigend (17 m)
- Übelkeit abends (16 m)
- Völlegefühl, Speisen liegen schwer im Magen, durch schwere Speisen ausgelöst, kann dadurch schlecht einschlafen (2 f)
- Gurgeln, Geräusche im Bauch (12 f)
- Preßstrahlgeräusch und Gurgeln im Magen führen zu Wohlbefinden (10 m)
- Spritzen und Zischen im Oberbauch tagelang (11 f)
- Bauchschmerzen verkrampfend (18 m)
- Schmerz schneidend Oberbauch (9 m)
- Wärme im Magen aufsteigend bis in den Hals (17 m)
- Verlangen: Kaffee (8 m, 19 f, 20 f, 2 f)
- Verlangen: Schokolade (19 f, 20 f, 17 m, 10 m, 11 f)
- Verlangen Mehlspeisen (6 m)
- Verlangen Süßigkeiten (8 m, 19 f, 20f)

2 Prüferinnen (19 f und 20 f) haben wegen unerträglichem Verlangen nach Süßigkeiten, Alkohol und Kaffee die Prüfung abgebrochen. Prüferin 19 bekocht sehr gern viele Leute und möchte gerne selbst eine Kneipe aufmachen. Prüferin 20 hat schon immer den geheimen Wunsch Pralinenverkäuferin zu werden.

- Verlangen Kuchen (6 m)
- Verlangen Coca-Cola (8 m, 7 f)
- Verlangen Alkohol (10 m, 8 m, 16 m, 19 f, 20 f)
- Verlangen Wein abends (16 m, 8 m, 7 f)
- Verlangen Whisky (10 m, 8 m)
- Verlangen zu essen, Appetit vermehrt (8 m, 7 f)
- Verlangen Dosenfisch (19 f)
- Spürt den ganzen Körper nicht mehr, nur den Mund (13 f) Kommentar: orale Verhaftung, Symptom für die orale Fixiertheit.
- Abneigung: Alkohol und Kneipenbesuche und Diskotheken (11 f)
- Abneigung: fette Speisen v.a. abends (2 f)
- Unwohlsein, wie wenn zu viel Kaffee getrunken oder am Abend vorher zu viel Alkohol, Liegen bessert (18 m)

**Abdomen**
- Drückender Schmerz rechter Unterbauch
  Fester Druck bessert
  Schmerz beim Loslassen
  Mc Burney druckschmerzhaft (8 m)
- Eitrige Pickel im Bauchbereich (7 f)

**Rectum**
- Blähungen nach Bier (9 m)
- Blähungsabgang beim Wasserlassen (10 m)
- Stuhlgang häufig (17 m)
- Stuhl schleimig, rutschig (17 m)

- Stuhl geformter (21 m)
- Stuhl weicher (4 m)
- Schmerz brennend, ätzend Anus nach Stuhlgang (4 m)

**Genitalien, weiblich**
- Menses 4 Tage verspätet (20 f)

**Blase**
- Häufiges Wasserlassen heller Urin (5 m)
- Wasserlassen aussetzend, muß immer wieder neu ansetzen und pressen (10 m)
- Häufiges Wasserlassen, große Mengen Tag und Nacht (5 m)
- Häufiges Wasserlassen große Mengen, heller Urin, teilweise alle ½ Std. nur tagsüber (4 m)

**Rücken:**

**Halswirbelsäule**
- Muskelkater im Schultergürtel (10 m)
- Aufwachen nachts mit starken Schmerzen am Hals beidseits seitlich an den musculi scaleni, wie Verkühlung, anhaltend morgens mit starken Schmerzen an Hals- und Schulterübergang beidseits (16 m)

**Lumbalregion**
- Schmerz untere LWS im Sitzen, erstreckt sich über den linken Beckenkamm (10 m)

**Sacralregion**
- Blockiertes Iliosacralgelenk führt zu völliger Steifheit des unteren Rückens, so daß Gehen anstrengend ist (8 m)

- Pulsierender Schmerz, pulssynchron in der Sacralregion, Wärme bessert, Wind und Kälte schlechter (8 m)
- Flächiger Schmerz Iliosacralgelenk bis 3. LWK, erstreckt sich zur rechten Hüfte (4 m)
- Schmerz Iliosacralgelenk rechts, erstreckt sich zu rechter Hüfte, wie wund (4m, 5 m)
  Stehen schlechter (5 m, 4 m),
  Bücken schlechter (5 m, 4m)
  Erste Bewegung, bis aufgerichtet ist, schlechter, Liegen und Umdrehen im Bett schlechter (4 m, 5 m)

**Brust**
- Starker Achselschweiß wie Wasser, geruchlos (11 f)
- Jucken unter den Achselhöhlen (12 f)
- Beklemmungsgefühl im Sternalbreich, wie wenn nicht mehr durchatmen könnte, versucht tief durchzuatmen (21 m)

**Extremitäten**

**Schulter**
- Anhaltender, ziehender Schmerz im Schultergürtel beidseits (10 m)
- Schulterschmerz durch Unentschlossenheit (8 m)
- Schulterschmerz rechts, wie müde, mit innerer Ruhelosigkeit, Druck bessert, aufgetreten, nachdem unentschlossen den Vormittag verbracht hat. Mal dies, mal jenes gemacht hat (8 m)
- Dumpf- ziehender Schmerz linke Schulter mit Müdigkeitsgefühl darin, nachdem im Geschäft Zeitung angeschaut hat. Dabei hat er sich in einem Konflikt befunden zwischen Lesen des interessant erscheinenden Artikels und dem Wunsch, wegzugehen (8 m)

**Arme**
- Schwellung der Finger (16 m,12 m)
- Schwere, Unbeweglichkeit und Schwellung beidseits 4.und 5. Finger (16 m) Schwellung Finger morgens, kann nicht ganz abbiegen (12 f)
- Schmerz Handgelenk beim Aufstützen (15 f)
- Schmerz rechte Daumenspitze erstreckt sich zum Unterarm (13 f)
- Kribbelgefühl an Handflächen
- Sehnenscheidenentzündung rechter Unterarm nach Schreiben (10 m)
- Gefühl der Verkürzung: Gefühl linker Arm und linkes Bein sind 10 cm kürzer als rechts (12 f)

**Hüften**

> **Ex-can. hat sich in der klinischen Erfahrung als ein ausgezeichnetes Mittel bei schweren Hüftleiden bewährt.**

- Linke Hüfte einschießende Schmerzen bei ungünstiger Bewegung, beim Absteigen vom Fahrrad, Spreizbewegung vor allem schmerzhaft (8 m)
- Hüftschmerzen rechts mehr als links, beim Stehen schlechter (5 m)
- Beim Aufstehen morgens schlechter – Schmerz wie wund (5 m)
- Hüftschmerz nach längerem Gehen (8 m)
- Überanstrengungsgefühl in Gesäß und Oberschenkeln (10 m,16 m)
- Nach Radfahren, anhaltendes Überanstrengungsgefühl in Oberschenkeln und Gesäß (10 m)
- Ziehen wie nach großer Bergtour in Gesäß und Oberschenkeln (16 m)

**Knie**
- Schmerz Kniekehle (14 m,11 f)
- Schmerz stechend linke Kniekehle (11 f)
- Schmerz wie Muskelkater oder wie Zerrung Kniekehle (11 f)
- Schwäche linkes Knie, plötzliches Einknicken (11 f, 12 f)
- Lähmungsgefühl linkes Knie und Umgebung und proximale Wade, wie wenn keinen Hebeapparat hätte (12 f)
- Müdigkeitsgefühl in den Knien (10 m)
- Rechtes Knie wie taub, pelziges Gefühl, erstreckt sich zum Unterschenkel bis zum Fuß (21 m)

**Haut**
- Hautausschlag Mitte der Brust über Sternum trocken, ekzematös, juckend (8 m)
- Heiße Haut, Gefühl von Sonnenbrand, darunter Frieren, muß sich mit 2 Decken zudecken (10 m)
- Neurodermitis am Hals, die seit Jahren ruhig war, wieder aufgeflackert (11 f)
- Hautjucken kurz, stechend, wechselt schnell den Ort (11 f)

**Schlaf**
- Dämmerzustand zwischen Schlafen und Wachen (5 m, 21 m)
- Wie schlaftrunken (21 m)
- Will nur liegen (10 m)
- Schläft ein (10 m)
- Extreme Müdigkeit (15 f, 7 f) und Bedürfnis viel zu schlafen (15 f)
- Plötzliches Einschlafbedürfnis (13 f,16 m,12 f)
- Könnte auf der Stelle einschlafen, nur der Mund ist so wach und lacht (13 f) Bedürfnis, sich sofort hinzulegen und zu schlafen (16 m) möchte sofort einschlafen (12 f)
- Gähnen (13 f, 12 f)
- Könnte dauernd gähnen (12 f)
- Muß Beine und Arme von sich strecken beim Liegen (12 f)

- Ruhelosigkeit im Schlaf (10 m)
- Mag lange liegenbleiben (5 m, 1 m)
- Extreme Ruhelosigkeit steigert sich jeden Abend, weiß im Bett nicht, wie sich legen soll, bleibt aber liegen (8 m)
- Schlaflosigkeit nach schweren Speisen (8 m)

**Allgemeines**
- Hitzegefühl insgesamt mit Handschweiß (5 m)
- Unglaubliche Müdigkeit ab 22.00, kann sich schwer auf Stuhl halten (8 m)
- Extreme Frostigkeit (8 m, 10 m, 13 f)
- Friert nach Aufstehen vom Schlaf (8 m)
- Verlangen, sich hinzulegen (10 m)
- Wein bessert Grippegefühl (10 m)
- Gänsehaut beim Frösteln (16 m, 12 f)
- Extreme Müdigkeit, will nur schlafen (10 m, 15 f)
- Frösteln, braucht mehrere Decken (13 f, 12 f)
- Gefühl, rechte Gesichts- und Körperhälfte gehört ihr, linke Hälfte ist ihr fremd, fühlt sich wie geteilt in der Mitte (12 f)
- Gefühl, Kopf ist zweigeteilt: rechte Seite frei und klar, linke Seite pelzig wie Ameisenhaufen (21 m)
- Extreme Müdigkeit (1 m)

**Träume**
- Findet keinen ruhigen Platz, um mit früherer Freundin zu schlafen, sagt zu Ihr: "Es ist geil, dir an deine Vagina zu greifen." (8 m)
- Von Essen, üppig, er ist schon satt, muß sofort aufhören, als er sieht, daß nochmals Essen aufgetragen wird (8 m) (vgl. klinisch Anorexie-Fälle)
- "Leiden – schaft" (10 m)
- Auf Besuch im Altenheim sieht er wie die Alten, die da rumstehen, riesige, lange, gerade Kotwürste erbrechen (10 m)
- Träume vom "Bürgermeister" (10 m)

- Träume vom Klauen (7 f, 17 m)
- Träume, jemandem die Kehle durchzuschneiden (17 m)
- Träume vom Stehlen (7 f)
- Träume von Falschgeld (7 f, 8 m)

## Differentialdiagnosen

**Nähe Plutonium:** Wegen der Schwere der Depression mit Zwangssymptomatik und Angst, Gefühlen der Minderwertigkeit. Mangel an eigener Würde und Aufrichtung.
**Unterschied:** Das Thema der Bedrohung fehlt bei Ex-can., die Angstsymptomatik ist bei Plutonium stärker ausgeprägt.

**Nähe Lac caninum:** Wegen der Abhängigkeit von einer anderen Person und den Minderwertigkeitsgefühlen.
**Unterschied:** Bei Lac caninum ist die Abhängigkeit deutlich vom Wesen des Hundes geprägt, z.B. Unterwürfigkeit und Ausreißversuche. Ex-can. dagegen ist ein breiteres Phänomen zum Thema Abhängigkeit. Es geht um eine schleichende, oft weniger sichtbare Grenzverschmierung zwischen Ich und Du, was zu symbiotischen oder inzestuösen Verhältnissen führen kann.

**Nähe Kalium carbonicum:** Wegen des Verlangens nach Familie und und des gemeinsamen Symptoms der Rigidität und Starrheit

**Nähe Aqua Hochstein:** Wegen der gemeinsamen Schnittstelle zwischen Ich und Du. Spätes Sprechenlernen bei Kindern, Allergien.
**Unterschied:** Das Beziehungsthema von Aqua Hochstein beinhaltet: Trennung oder erneute Verbindung, Auslöschung der eigenen Identität durch einen anderen, Zweifel, ob in einer Beziehung bleiben soll. Ex-can. dagegen ist angezeigt, wenn Grenzverschmierungen und Verklebungen, mit Unterdrückung des eigenen Bedürfnis-

ses und Ausdrucks auftreten. Aqua Hochstein folgt auf Ex-can., vervollständigt den Trennungsprozeß hin zu einer klaren eigenen Identität.

**Nähe zu Natrium muriaticum:** Wegen der Angst, den anderen zu verletzen oder eine Kündigung auszusprechen oder das Ende einer Beziehung zu wagen.
**Unterschied:** Schneidende Abgrenzung bei Natrium muriaticum bei bestehender Abhängigkeit.

**Nähe Uranium metallicum:** Wegen des gemeinsamen Themas des Ausgeschlossenseins: Uran-met. verhält sich in dieser Hinsicht zu Ex-can. wie außen zu innen, Uran-met. als äußerer Ort im Leben und verbunden mit den Kräften des "Ich", Ex-can. als innerer Ort verbunden mit den Kräften des Unbewußten, den Bedürfnissen und dem Wunsch nach Ausdruck. Beide Kräfte ermöglichen erst sinnvoll in der Welt zu sein. Beide Arzneien können bei diesem Thema Ausgeschlossensein (Familie) komplementär sein.
**Originales Prüfungssymptom zu diesem Thema:** "fordert von seinem Vater, der sich noch nie um ihn gekümmert hat, noch unterstützt, ihn in einem von seinen vielen Häusern wohnen zu lassen." Der Sohn (Ex-can.) ohne Ort im Leben, fordert von seinem Vater (Uran-met.) einen Platz im Leben ein.

**Nähe Sulfur:** Wegen des gemeinsamen Genießertums und des Verlangens süß.
**Unterschied:** Egozentrik fehlt bei Ex-can..

**Nähe Sepia :** Bei Frauen wegen hormoneller Störungen mit Hitzewallungen, Amenorrhoe, großer Wichtigkeit des beruflichen Ausdrucks.
**Unterschied:** Ex-can.-Frauen sind freundlich, eher lieb, entschuldigen sich selbst. Das Unwillige, Ablehnende von Sepia fehlt bei Ex-can..

**Nähe Carcinosinum:** Beide sind unterdrückt, eher lieb und freundlich und es besteht ein zu starker, unterdrückender Einfluß der Eltern.
**Unterschied:** Carcinosinum trägt und dient mehr, ist eher zwanghafter, versucht, in jeder Hinsicht alles rechtzumachen. Ex-can. kann faul sein und genießen.

# Kasuistik

## Patienten zum Thema Besetzung / Auszug aus dem Elternhaus:

Die folgenden Fälle befassen sich mit dem Ex can-Thema: Unterdrückung durch Besetzung und mangelnde Ablösung.

### Frau, 30 Jahre alt
*Diagnose: Eßstörungen, depressiver Erschöpfungszustand,*

Die Patientin berichtet: "Ich kann so gut wie gar nichts mehr essen. Jeden Tag ist Essen für mich ein Problem, denn sobald irgendeine Schwierigkeit auftritt bekomme ich einen Kloß im Hals und dann kann ich nichts mehr essen. Ich bin total appetitlos. Ich bin arbeitslos als Sekretärin, habe ein Kind mit 2 Jahren und habe Zukunftsängste. Ich habe Probleme mit meiner Mutter. Die hat immer zu mir gesagt, daß ich ein schlechter Mensch bin. Ich fühle mich leer, wie ausgestoßen, nicht ernst genommen, oberflächlich behandelt. Ich bekomme keine Bestätigung im Leben und habe das Gefühl meine Mutter behandelt mich, als ob ich 12 Jahre alt wäre. Ich habe das Gefühl, ich muß die Mutter belügen, weil die alles niedermacht, ich bin an allem Schuld. Ich bekomme keine Liebe von der Mutter und keine vom Freund. Ich habe Schuldgefühle, **wenn ich von Mutter weggehe, weiß nicht, ob das o.k. ist.** All diese Probleme zusammen machen mir Ekel vorm Essen."

Die Patientin hat einen langjährigen Freund, der verheiratet ist und offensichtlich überhaupt nicht daran denkt seine Ehe zu verlassen. Vor 3 Jahren war sie für kurze Zeit mit einem anderen Mann zusammen, von dem sie das Kind hat. Von 18-23 Jahren war sie mit einem gewalttätigem Mann zusammen.

Lieblingsfilm: Pretty women

Sonstige Beschwerden: Hämorrhoiden, manchmal wird sie ohnmächtig, dauernd müde.

Völlegefühl nach kleinen Bissen. Verstopfung.

Aussehen: attraktive junge Frau, gut gekleidet. Wohnung: sehr ordentlich, extrem sauber

*Analyse:* Die **Besetzung** durch ihre Mutter, die sie behandelt als wäre sie 12 Jahre alt, die **Arbeitslosigkeit**, fühlt sich **ausgestoßen**, keinen Platz in einer Beziehung, **(keinen Ort)** allein erziehend, sind alles Themen von Ex-can..

*Ergebnis:* 14 Tage nach Einnahme von Ex-can. Q1. berichtet die Patientin: "Ich habe weniger Angst wegen Arbeitslosigkeit, mache mir da weniger Gedanken. Ich kann jetzt wieder essen ohne irgendwelche Probleme. Der Knoten im Hals, über den ich nicht schlucken konnte ist jetzt weg. Die Schuldgefühle der Mutter gegenüber sind deutlich leichter. Dieses Gefühl des nicht Angenommenseins, das so vernichtend war, ist jetzt völlig weg. Ich fühle, daß ich der Mutter keine großen Erklärungen mehr schuldig bin. Ich kann in meinem Freund jetzt dessen Egoismus deutlich sehen. Verstopfung und Hämorrhoiden haben sich gelöst."
Sehr schön war, daß die Patientin innerhalb weniger Wochen wieder Arbeit gefunden hatte und auch ihr früherer Chef wollte sie sogar wieder einstellen.
Beobachtungszeitraum: 2 Jahre

## Frau, 20 Jahre alt
*Diagnose: Neurodermitis*

Die Patientin leidet seit 3 Monaten an einer schweren Neurodermitis im Gesichtsbereich, die an Weihnachten begonnen hat. Das Gesicht ist völlig entstellt, die Augen zugeschwollen, die Mundwinkel sind eingerissen. Die Lebenssituation: Ihre Mutter ist an multipler Sklerose erkrankt, die in ihr eine Vertraute sehen möchte. Die Patientin meint ein gutes Verhältnis zu ihrer Mutter zu haben, fühlt sich aber auch verantwortlich und belastet durch sie. Die Mutter fragt sie dauernd, was sie tut, wo sie hinfährt usw.. Sie selbst fühlt ihr ganzes Leben verplant, glaubt keine Zeit zu haben für sich

selbst oder für ihre Beziehung.
Lieblingsfilm: Dirty Dancing / Coctail, beide Filme handeln vom Thema Ablösung von den Eltern.

*Analyse*: Die enge Beziehung zu ihrer Mutter, die gekennzeichnet ist durch eine Grenzverschmierung zwischen Vertrauter der Mutter und Tochterrolle macht den entwicklungsnotwendigen Ablösungsprozeß schwierig. Die Krankheit der Mutter erschwert es ihr zusätzlich der Mutter die Trennung zuzumuten. Gefühl, alles ist verplant und es gibt keine freie Zeit für sich selbst, ist eine häufige Wahrnehmung, wenn Excrementum caninum benötigt wird.

*Ergebnis*: 3 Wochen nach Einnahme von Ex-can. Q1 erzählt die Patientin, daß bereits nach 2 Tagen die Schwellung zurückgegangen war. Sie berichtet von einem Gespräch mit der Mutter, in dem sie ihr klar machte, daß sie sich von ihr unter Druck gesetzt fühlt. Ihr Gefühl: "Alles ist so verplant" ist besser. Sie denkt daran, daß sie im nächsten Jahr von zu Hause ausziehen will. Nach 2 Monaten Behandlung bleibt noch ein Rest von Rauheit auf der Haut um den Mund herum, der dann mit Terra 30 zur Ausheilung kommt.
Beobachtungszeitraum: 2 Jahre

**Frau, 36 Jahre alt**
*Diagnose: Morbus Crohn*

Die Patientin leidet seit 15 Jahren mit Unterbrechungen an Morbus Crohn, der in ihrer ersten Schwangerschaft auftrat. Trotz 16 mg Cortison leidet die Patientin an bis zu 5 Stühlen mit wässrig-breiiger Konsistenz und unbefriedigendem Gefühl nach Stuhlgang.
Begleitbeschwerden: Schulterschmerzen stechend hauptsächlich nachts, Bewegung und Wärme bessert. Bei geringer Cortisongabe leidet die Patientin an heftigen, krampfartigen Unterbauchschmerzen vor Stuhlgang.
Lebenssituation: Die Patientin hat in ein bäuerliches Anwesen mit großem Feriengäste- und Pensionsbetrieb eingeheiratet. Bis jetzt

gehört den Eltern des Ehemannes das Anwesen. Sie hat immer versucht nie anzuecken, arbeitet 16 Stunden am Tag und versucht alles Recht zu machen. Bei der Anamnese fällt auf, daß sie ihren Mund nicht aufbringt, um zu sagen, was wirklich los ist. Kernproblem ihrer Lebenssituation ist ihre Schwiegermutter, mit der sie in der Küche zusammenarbeitet, wobei die Schwiegermutter dominiert und sie sich unterdrückt fühlt.

*Analyse*: Die Lebenssituation der Patientin wertete ich als Unterdrückung des eigenen Bedürfnisses und Ausdrucks, da der ganze Lebensraum, in dem sie sich befindet, durch die Schwiegermutter besetzt ist.

*Ergebnis*: Nach 4 Monaten Behandlung mit Ex-can. in aufsteigenden Potenzen bis zur Q10 konnte ich die Patientin beschwerdefrei und ohne Cortisongaben entlassen. Die Blutsenkung normalisierte sich vollständig. Die Patientin machte auch eine positive psychische Entwicklung. Sie öffnete sich mehr und die Unterdrückung in ihrer familiären Situation wurde ihr klarer und bewußter, das Verhältnis zu ihrer Schwiegermutter freier. Eine neue Perspektive ergab sich dadurch, daß ihre Schwiegereltern in naher Zukunft zurücktreten und wegziehen werden.
Beobachtungszeitraum: 1 ½ Jahre

**Patientin, 35 Jahre alt**
*Diagnose: Müdigkeit, Mangel an Selbstbewußtsein,*

Die Patientin, bleibt, obwohl sie stark an ihrer Arbeitssituation leidet, im Betrieb des Vaters, weil dieser angeblich zu wenig Rente hat, um aufhören zu können. Sie weint in der Konsultation, weil nicht sie, die für und wegen des Vaters in der Firma bleibt, Anerkennung von diesem bekommt, sondern ihr Bruder, der sich nicht einspannen läßt.

*Analyse*: Die Besetzung durch den Vater, der die Patientin in gewisser Weise für sich selbst einspannt, führt zu mangelnder Ablösung und fehlendem Selbstbewußtsein, was auf eine Excrementum caninum-Pathologie hinweist.

*Ergebnis*: Nach Excrementum caninum kommen ihr die Ideen, daß sie nicht notwendigerweise mit ihrem Bruder, der Schwägerin ihrem Vater und ihrer Mutter gut auskommen muß. Sie fühlt sich wesentlich leistungsfähiger. Sie schläft viel weniger, "weniger Flucht in den Schlaf", sagt sie. Sie geht zum ersten Mal in ihrem Leben nicht zur Familienweihnachtsfeier, auf der sie sich immer so unwohl fühlt. Sie hat das Gefühl viel Ballast abzuwerfen und sich viel leichter zu tun.

## Patienten zum Thema Arbeitslosigkeit

Ein entscheidendes Leitsymptom bei der Verordnung von Ex-can. kann Arbeitslosigkeit sein. Die Patienten fühlen sich von der Gesellschaft im Stich gelassen und ausgeschlossen. Hier handelt es sich um die Unterdrückung des eigenen Bedürfnisses nach beruflichem Ausdruck und Verlust des beruflichen Ortes in der Gesellschaft. Auch Frauen, die nach der Erziehung ihrer Kinder wieder in den Beruf einsteigen wollen, haben häufig das Vertrauen in ihre berufliche Fähigkeit verloren und finden schon deshalb keine neue Stelle.

### Patientin, 32 Jahre alt
*Diagnose: Migräne, Hypermenorrhoe*

Die Patientin leidet an Migräne, die hauptsächlich vor und 1-2 Tage während der Menses auftritt. Der Schmerz konzentriert sich an den Schläfen und ist drückend. Die Patientin kann vor Schmerz nicht einschlafen und erwacht morgens mit Kopfschmerzen. Kälte bessert den Kopfschmerz. Erbrechen begleitet die Anfälle. Die Menstruation ist verlängert und zu stark.

Zur Zeit beschäftigt die Patientin ihr Wiedereinstieg in den Beruf nach mehreren Jahren Pause wegen Erziehungsurlaub. Da es aber Probleme beim Wiedereinstieg in den Beruf gibt mit Vertröstungen, fühlt sich die Patientin im Stich gelassen und enttäuscht. Sie hat Angst vor Arbeitslosigkeit. Die Patientin wurde vor Ex-can. mit Urina equina behandelt, worauf sich bereits ein großer Teil der Migränebeschwerden besserte. Eine intensive Sorge und Angst um ihre Eltern, die für diese Verordnung leitend war, löste sich ebenfalls.

*Analyse*: Wegen der akut gewordenen Angst um ihre zukünftige Arbeitsstelle und dem Gefühl im Stich gelassen worden zu sein, entschied ich mich für die Verordnung von Excrementum caninum.

*Ergebnis*: Bis auf immer wieder einmal leicht auftretende Kopfschmerzen verschwindet die Migräne vollständig. In den folgenden Wochen läßt sich die Patientin einen Termin beim Landrat geben, der in letzter Instanz für ihre Stelle zuständig ist. Diesen Schritt, den die Patientin früher nie gewagt hätte, erklärt sie durch ihr neu gewonnenes Selbstbewußtsein. Die Menses normalisierte sich.
Beobachtungszeitraum: 1 ½ Jahre

## Patienten zum Thema Depression bis zur Suicidneigung:

Bei schwersten depressiven Zuständen sollte immer auch an Excrementum caninum gedacht werden.

### Mann, 38 Jahre alt:
*Diagnose: Schwere Depression*

Der Patient kommt unangemeldet in die Sprechstunde. Ich sehe ihm seinen schwer depressiven Zustand sofort an, er erscheint mir wie getränkt in Depression.
Er schildert: "Ich bin elend, nervös, ich habe das Gefühl, ich kann mich nicht mehr aufraffen, ich kann nicht mehr dagegen halten, ich rauche und trinke sehr viel. Die letzten Jahre waren so arbeitsintensiv, und ich habe mehr gegeben als ich konnte.
Ich kann mich schwer **abgrenzen und Nein sagen** und übergehe meine Grenzen. Ich will nicht gesehen werden und habe Angst, daß man meinen **Zustand erkennen könnte**. Es ist mir so peinlich, daß es mir so schlecht geht." Der Patient ist Sonderschullehrer und er hat vor dem neuen Schuljahr, das unmittelbar bevorsteht, Angst, daß er es nicht mehr schafft. Der Patient leidet auch an Schlaflosigkeit: "eine brutale Anspannung ist in mir."

*Analyse:* Die schwere Depression, die mich auch an Suicidalität denken ließ, die für Ex-can. typische **Angst und Scham, daß man seinen depressiven Zustand erkennen könnte** und sich deshalb versteckt, der Versuch die **"Fassade"** aufrecht zu erhalten, das Verlangen nach Alkohol, die Unfähigkeit Nein zu sagen, leiteten zu der Verordnung von Ex-can.. Es erscheint uns immer als ein Leitsymptom für Ex-can., wenn Patienten den Eindruck machen, daß sie den Mund nicht aufbringen. (Ausdrucksprobleme von Ex-can.) Der Patient bringt diese Tatsache häufig in der Anamnese dadurch zum Ausdruck, daß er als Symptom berichtet nicht Nein sagen zu können. **Das Nein als härteste Herausforderung für Ex-can. im Sinne von Abgrenzung und Zurückweisung von Beset-**

**zung, sowie Verzicht auf Nähe und Geborgenheit**.

*Ergebnis:* Bereits nach 10 Tagen Behandlung berichtet der Patient von einer deutlichen Besserung. Er kann jetzt wieder schlafen, die "brutale Anspannung" hat nachgelassen. Im Verlauf von 2 Monaten verschwindet die Depression, er wird wieder belastbarer, fühlt sich ruhiger und entspannter. Ihm wird bewußt, welche **"Mühle"** sein Leben bisher war, "ich habe mir alles hart erarbeiten müssen, Schule, Ehe, usw., ich war immer voll drin und war nicht im Stande mich selbst mal von außen oder oben zu betrachten. Ich habe mich nie gefragt, was willst du selbst eigentlich, ich habe nie inne gehalten und betrachtet." Im Ergebnis wird noch einmal die Excan.-Krankheit deutlich: der **tägliche Zwang**, das Eingekettetsein in vorgegebene Strukturen **(alte Trampelpfade)**.
Im Thema Zwang wird auch die nahe Verwandtschaft von Ex-can. und Plutonium deutlich, die gut aufeinander folgen.

### Patient, 33 Jahre alt:
*Diagnose: schwere Depression mit Suicidalität*

Der Patient berichtet: "Ich befinde mich in einem Loch aus dem ich nicht mehr rauskomme. Ich will mich umbringen. Ich bin nur auf der Welt, um wie ein **Hamster in meinem Geschäft zu treten**. Ich sehe im Tod nichts Schlechtes. Ich denke oft an meinen Vater, der ist tot, der hat es überstanden. Ich sehe mehr Sinn im Tod als im Leben. Alles ist gleich in meinem Leben: Arbeit, Freizeit, alles geht bei mir ineinander über. Ich bin reich, aber ich fühle mich wie in einem **goldenem Käfig**."
Der Patient leidet an einem chronic fatigue-Syndrom, er kann überall und zu jeder Zeit schlafen, was bereits vor dieser schweren Depression bestand.
Lebenssituation: Der Patient ist unverheiratet und ist **Angestellter seiner Mutter** in einer großen Firma. Die Mutter bevormundet, demütigt ihn in aller Öffentlichkeit, obwohl er den Betrieb leitet und die ganze Kompetenz in seinen Händen liegt. Er wehrt sich

kaum dagegen. Sein ganzes Leben bestand schon immer in Arbeit.
*Analyse:* Die schwere Depression mit Suicidalität, die Besetzung durch seine Mutter, das Gefühl im Leben festgefahren zu sein (Trampelpfade), sowie das chronic fatigue-Syndrom leiteten mich in der Verordnung.

*Ergebnis:* Die Depression mit Suicidneigung hatte sich nach 3 Wochen gelegt. Ein schwerer Husten hat sich eingestellt mit Kopfschweiß / Nackenschweiß, Calc-c. folgt gut. Später kommt ein **Mißbrauchthema** durch einen Verwandten heraus, **Aqua Hochstein** folgt. Das chron. fatigue-Syndrom bessert sich anhaltend erst nach **Plutonium**, das ihm mehr Aufrichtung und **Würde** gibt und seine Abgrenzungskraft gegen seine übergriffliche Mutter weiter verbessert.

## Patientin, 31 Jahre alt
*Diagnose: Amenorrhoe und Hormonstörung, Depression*

Die Patientin kommt wegen aussetzender Periode seit einem halben Jahr. Die Hormonwerte sind laut Gynäkologen so niedrig wie zu Beginn der Menopause. Insgesamt dunkler Habitus, freundlich, gespannt, unruhig im Gespräch. Unmittelbar vor Aussetzen der Periode waren zwei Ereignisse in ihrem Leben: Eine Bauchoperation wegen chronischer Blinddarmreizung und ihre Heirat. Sie hat ihrem vorherigen Freund immer noch nicht verziehen, daß er sie vor 3 Jahren verlassen hat. Ihre Eltern haben sich scheiden lassen, als sie noch Kleinkind war. Ihr Vater hat sich nie nach ihr erkundigt. Sie hat umgekehrt auch kein Interesse an ihm oder an ihren Halbgeschwistern. Aktuell ist ihnen die Wohnung gekündigt, es ist unklar, ob der Ehemann nicht arbeitslos wird, weil seine Firma aufgelöst wird. In ihrer Firma hat sie öfters das Gefühl, die wollen sie draußen haben.

*Analyse*: Die Wohnung ist gekündigt, ihr Ehemann wird vielleicht arbeitslos und sie hat das Gefühl, daß man auch sie in ihrer Arbeit

nicht will, das ist eine für Excrementum caninum typische Lebenssituation, in der beinahe alles schief zu gehen scheint. Dennoch wurde dieser Fall zuerst wegen einer anderen Sicht mit Natrium muriaticum und Sepia erfolglos behandelt.
Differentialdiagnose: Natrium muriaticum wegen Amenorrhoe, Folge von Trennung, Kummersituation und Kränkung war das erste Mittel. Dann folgte Sepia wegen Abneigung gegen Sex, Hormonstörung, dunkler Habitus und der hohen Wertigkeit des Berufes, sehr viel dreht sich um ihren Beruf.

*Ergebnis*: Seit Excrementum caninum: sofortiges Einsetzen der Periode und Beendigung der schon seit langem vorherrschenden pessimistischen Grundstimmung.
Beobachtungszeitraum 2 ½ Jahre, keine Wiederholung der Arznei erforderlich.

**Patientin, 35 Jahre alt**
*Diagnose: Depression nach Abortus*

Die Patientin leidet unter völliger innerer Leere, ist in einem totalen psychischen Tief nach Abortus vor 5 Tagen, wobei die Patientin ein Jahr zuvor nach 2 Tagen ein Neugeborenes verloren hat. Sie bleibt ewig lange im Bett liegen oder steht nur kurz auf. Auffallend ist ein starkes Schokoladeverlangen.

*Analyse:* Nachdem der Patientin vor 4 Jahren Carcinosinum für ihre Neurodermitis sehr gut geholfen hat, das Bescheidene, Zurückhaltende bis Unterdrückte der Patientin durchaus noch oder wieder festzustellen war, ebenso das Schokoladeverlangen, wurde dieses ohne Erfolg gegeben. Auf Excrementum caninum erfolgte umgehende Besserung der Stimmungslage und des Auftriebes.
Kommentar: Auch hier ist wieder eine Hormonstörung, eine Unterdrückung des eigenen Ausdruckes, in diesem Fall des Kinderkriegens, sowie das bei Excrementum caninum häufige Schokoladenverlangen festzustellen.

## Patienten zum Thema Hüftarthrose:

**Die klinische Erfahrung bestätigte reichlich die Einwirkung dieser Arznei auf die Hüfte. Bei schweren Hüftleiden wie Coxarthrose, Hüftdysplasie sollte man immer auch an Ex-can. denken.**

### Mann, 34 Jahre alt:
*Diagnose: Schwere Hüftarthrose beidseits*

Der Schmerz des Patienten beginnt im Sacrum, wo er von links nach rechts wechselt und erstreckt sich über Hüfte bis zum Knöchel nach unten. Der Schmerz ist ziehend. Wärme bessert. In der Leistengegend spürt er immer wieder einen plötzlichen heftigen Stich, sodaß er nicht mehr auf dem Bein belasten kann. Strecken und etwas bewegen bessert dann. Der Patient hat intensive Schmerzen beim Gehen, was zu hinkendem Gang führt. Am auffälligsten ist bei dem Patienten, daß er seinen **Mund nicht aufbringt,** er sagt z.B.: "Warum soll ich mich wehren, ich werde ja eh nur **ausgelacht.**" Es fällt ihm schwer, **Nein zu sagen.**(vgl. oben) Vater: Hüftarthrose.

*Analyse:* Wegen der wechselnden Beschwerden von links nach rechts und zurück und auch wegen des psychischen Zustandes verordnete ich zuerst **Lac caninum,** was für einige Wochen eine Verbesserung der Beschwerden von 30-50% brachte, aber dann auf den Ausgangszustand zurückfiel. 3 Jahre behandelte ich dann den Patienten mehr oder weniger ohne Erfolg mit verschiedensten Arzneien bis die Excrementum caninum-Prüfung seine Symptome hervorbrachte: Hüftschmerzen, die aber vom Schmerzempfinden ihren Ausgang im Sacrum finden, Wärme bessert. Außerdem war der emotionale Zustand des Patienten entscheidend, seine **Hemmung den Mund aufzumachen** und die **Unfähigkeit ein Nein** über die Lippen zu bringen, waren deutliche Symptome von Ex-can..

*Ergebnis:* 7 Tage nach Einnahme der Arznei war eine dramatische Verbesserung der Beschwerden festzustellen. Der Patient gibt eine 70% Verbesserung an, nach Einnahme einer Q3. Insgesamt dauert die Behandlung, die in aufsteigenden Q-Potenzen durchgeführt wird, 5 Monate bis eine fast vollständige Beschwerdefreiheit eintritt. Für ein akutes Cervicalsyndrom mit Bewegungsunfähigkeit des Kopfes, nachdem ihm seine neue Freundin den Kontakt mit seiner Tochter einschränken wollte, konnte erfolgreich **Uranium metallicum** eingesetzt werden. Uranium metallicum und Ex-can. stehen in einer Komplementärbeziehung.
Beobachtungszeitraum: 3 Jahre.

## Patient, 58 Jahre alt
*Diagnose: Hüftarthrose, einsteifende*

Der Patient kommt wegen schwerster Hüftprobleme. Eine Hüfte ist vor 7 Jahren schon endoprothetisch ersetzt worden, hat sich aber sofort wieder verkalkt und eingesteift, wenn auch mit weniger Schmerzen als vor der Operation. Von Seiten der noch nicht operierten Hüfte hat er stechende Schmerzen, die sich bis ins Knie erstrecken, Tag und Nacht. Dazu Muskelverkrampfungen um die Hüfte und im Oberschenkel. Er kann nur 5 Minuten hinkend gehen, jeder Schritt tut weh.
Der Patient ist sehr freundlich. Er lächelt häufig und entschuldigt sich fast dafür, daß er da ist. Er sagt von sich, daß er sehr harmoniebedürftig ist. Reden und verhandeln, falls erforderlich, macht seine Frau. Als er von seiner plötzlichen Arbeitslosigkeit vor 2 Jahren erzählt, wird er rot im Gesicht. Er wollte andere Arbeiten verrichten, aber es gab nichts.
Nach Vertreibung im 2. Weltkrieg hat er als Kind mit seiner Familie 5 Jahre zu elft in einer Baracke gewohnt.

*Analyse*: Die schwere Form der Hüftarthrose, sowie die sich entschuldigende und sich schämende Art des Patienten, waren leitend für die Verordnung. Die mit Beschämung erzählte Arbeitslosigkeit paßt ebenfalls zu Excrementum caninum.

*Ergebnis:*. Nach 3 Tagen Excrementum caninum Q1 ließen die Schmerzen, die dieser Patient seit vielen Jahren in den Hüften hatte, wie ein Wunder schon nach. Er konnte bald ruhiger sitzen. Aufstehen morgens viel leichter. Dauerndes Ziehen und Stechen in der Hüfte ist weg. Er hat sich nachts dauernd drehen müssen und hat deswegen schlecht geschlafen, auch das ist weg.
Beobachtungszeitraum: 1 Jahr.

**Frau, 37 Jahre alt:**
*Diagnose: Hüftdysplasie*

Die Patientin leidet an einer Hüftdysplasie, die bereits einmal operiert wurde. Die Hüftschmerzen gehen mit starken Rückenschmerzen (am Übergang zum Sacrum) und Knieschmerzen einher. Die Hüfte ist sehr steif und ungelenkig, morgens ist es besonders schlecht.
Lebenssituation: die Patientin lebt getrennt von ihrem Ehemann, aber die Scheidung geht sehr zäh. Sie hat das Gefühl, daß ihr Partner sie nicht losläßt. (Besetzung)
Sie kann sehr schwer **Nein sagen**, z. B. auch bei einer Freundin, die ihr so aufrückt und mit ihr alles mögliche tun will, und sie **kann sich nicht abgrenzen.**

*Analyse:* Die Hüftdysplasie, die mangelnde Kraft sich abzugrenzen und ihre Unfähigkeit Nein zu sagen, führten zu einer erfolgreichen Verordnung von Ex-can..

*Ergebnis:* Die Hüftschmerzen und Rückenschmerzen besserten sich bis auf einen kleinen Rest innerhalb von Monaten. Verwendet wurden aufsteigende Q-Potenzen."Neinsagen" und Grenzen setzen werden besser.

## Patienten zum Thema Lernbehinderung, Schulprobleme und Entwicklungsverzögerung:

**Klinische Bestätigung fand die Prüfungsthematik des unterdrückten Ausdrucks bei Kindern in Form von verspätetem Sprechen lernen.**

### Patient, 4 Jahre alt:
*Diagnose: verzögerte Sprachentwicklung, mangelnder Ausdruck der Toilettenbedürfnisse*

Der kleine Patient kann fast nichts sprechen. Er möchte manchmal etwas sagen, aber er **bringt es einfach nicht heraus**, was er sagen will und das wenige, das er zu sagen vermag ist beinahe unverständlich. Außerdem sagt er auch nicht sein Bedürfnis und jeder Stuhlgang und Wasserlassen geht in die Hose. Am meisten gefällt ihm, wenn der Nachbar Gülle aufs Feld bringt. Gülle ist eines der wenigen Wörter, die er beherrscht und wenn er etwas sagen will und es nicht herausbringt, dann schreit er ganz laut: "Gülle fahren, Gülle fahren..." Die Mutter schildert ihn unendlich geduldig, er kann stundenlang spielen, hat aber einen starken Willen.
Verlangen: Süßigkeiten, spez. **Schokolade.**
Nägel: brüchig, weich mit Längsrillen.
Großmutter: Alzheimer-Krankheit.

*Analyse:* Die mangelhafte Sprachentwicklung mit dem fehlenden Ausdruck der Toilettenbedürfnisse waren die leitende Idee bei der Verordnung.

*Ergebnis:* Während 2 monatiger Behandlung mit Ex-can. verbesserte sich die sprachliche Ausdrucksfähigkeit in hohem Maße. Die Mutter schildert, daß er sich weniger schäme (**Scham: Thema von Ex-can.**) wenn er etwas nicht so gut herausbringe. An der Grammatik fehle es noch. Er hat jetzt das Bedürfnis von sich aus etwas zu erzählen. Das Bedürfnis zum Wasserlassen sagt er schon öfter. Aber am Stuhlgangproblem hat sich leider nichts verändert. Die Nägel sind besser geworden. Nachdem sich unter **Ex-can.** nichts mehr weiter bewegt, verordne ich Aqua Hochstein Q1 und später 200 . Die Mutter berichtet eine unglaubliche Verbesserung auch in den Feinheiten der Sprache: er sagt jetzt z.B. Baustelle statt Baudelle. Er gibt den Beistellschritt beim Treppensteigen auf. Er fängt an Memory zu spielen. Nach Aqua Hochstein 200 löst sich schlagartig das Sauberkeitsproblem, was sich aber dann noch mit einigen Rückfällen eine Zeit hinzieht. Die Aqua Hochstein-Verordnung kam aus dem Wissen, daß **Aqua Hochstein gut auf Ex-can. folgt**, sowie der intensiven Mutternähe des Patienten: noch zu wenig getrennt von der Mutter. (Aqua-Thematik: Verbindung-Trennung) Tatsächlich berichtet die Mutter, daß er begeistert auf die Welt zugeht, die Neugierde überwiegt gegenüber dem Behütetsein.

### Mädchen, 12 Jahre alt
*Diagnose: Microcephalie*

Das Mädchen leidet an einer geistigen Behinderung, kann sich nur sehr bedingt sprachlich ausdrücken, meist nur mit einzelnen Wörtern. Das Mädchen ist sehr lebhaft, läuft immer wieder weg, daß man sie suchen muß, was zu einem chronischen Anspannungszustand bei der Mutter führt. Sie ißt sehr gern und ist übergewichtig.

*Analyse:* Die mangelnde Fähigkeit sich auszudrücken aufgrund der geistigen Behinderung war die Hauptidee für **Ex-can.** Das Weglaufen des Mädchens wertete ich als Gefühl ausgeschlossen zu sein und nicht dazuzugehören, was ebenfalls ein Ex-can.-Thema darstellt.

*Ergebnis:* Innerhalb einiger Wochen Behandlung machte die Patientin einen sehr großen Schub in ihrer sprachlichen Ausdrucksfähigkeit, v. a. der Wortschatz erweiterte sich in einer Geschwindigkeit, wie das die Eltern bisher nicht kannten, außerdem hört das

Mädchen auf dauernd wegzulaufen, was die ganze Familie entspannte. Zu einem späteren Zeitpunkt verordnete ich Terra, was ihre grammatikalischen Fähigkeiten verbesserte.
Beobachtungszeitraum: 3 Jahre

## Patient, 11 Jahre alt
*Diagnose: akuter Schiefhals*

Der Patient leidet an einem akutem Schiefhals, den er bekam, nachdem er sich auf dem Weg zur Schule umgedreht hat. Seitdem leidet das Kind an starken Schmerzen und brettharter Verspannung seitlich am Hals, bei schiefgehaltenem, schmerzhaft fixiertem Kopf. An diesem Schultag hätte er 2 Proben zu schreiben gehabt.

*Analyse*: Als auslösende Umstände wertete ich den Druck durch die Schule (zwei Proben). Der Bericht der Mutter von Schulproblemen wie Konzentrationsstörungen und "Sauklaue", was sehr unsauberes, unordentliches Schreiben bedeutet, führten zu der Verordnung von Excrementum caninum. Schiefhals, Schuldruck, Konzentrationsstörung und schlechte Schrift sind durch die Arznei abgedeckt.

*Ergebnis*: Der bereits 30 Stunden anhaltende Schiefhals besserte sich innerhalb kürzester Zeit.

## Patient zum Thema Allergie:

Saisonale Allergie, Heuschnupfen mit den bekannten Symptomen, Nasenlaufen, Niesanfällen, Nasenjucken, Augentränen, Sandgefühl in den Augen, geröteter Bindehaut, Lidschwellungen, wurden unter dieser Arznei herausgeprüft und fanden reichlich klinische Bestätigung.

### Frau, 32 Jahre alt
*Diagnose: saisonale Allergie*

Die Patientin wurde zuvor wegen ihrer depressiven Angstsymptomatik, Krankheitsangst, Panikgefühlen, daß sie ihre Arbeit nicht bewältigen kann, und Schwindel erfolgreich mit Plutonium behandelt.

Der Heuschnupfen der Patientin beginnt im Hals, wie wenn der Hals angeschwollen wäre, die Augen jucken und brennen, die Nase fühlt sich an, als ob Schnupfen kommen würde. Sie muß anfallsweise niesen.

Lebenssituation: Die Patientin hat in einen Bauernhof eingeheiratet, Schwiegereltern und Tanten leben auf dem Hof. Sie fühlt sich eingezwängt, gebunden in deren Vorstellungen vom Leben. Sie traut sich nicht sich frei zu bewegen, sie fühlt sich von denen beobachtet, sie ist sehr unsicher.

*Analyse:* Die Patientin, die eingeengt in alten traditionellen bäuerlichen Strukturen und Zwängen lebt, hat nicht die Kraft diese zu sprengen und bekommt Angst und Panik (Plutonium). Sie findet ihren eigenen Ort und Ausdruck nicht, weil die Umgebung noch übermächtig da ist.

*Ergebnis:* Der Heuschnupfen bessert sich vollständig auf Ex-can. Die manchmal noch aufflackernden Angst- und Panikgefühle heilen ebenfalls aus. Sie fühlt sich nicht mehr so unter Druck gesetzt von ihrer Umgebung, nimmt ihren Platz besser ein und traut sich

sich freier zu bewegen.
Dieser Fall zeigt die intensive Verbindung von Ex-can. und Plutonium, beide folgen aufeinander.
Beobachtungszeitraum: 2 Jahre.

# Aqua Hochstein

*Dao erzeugt Eins,*
*Eins erzeugt Zwei,*
*Zwei erzeugt Drei,*
*Drei erzeugt die Zehntausend Wesen.*

**Dao De Jing, 42**

**Offizielle Bezeichnung des Prüfungsstoffes:**

Aqua Hochstein
Quellwasser aus dem bayerischem Wald bei Passau / Ilztal


**Hersteller:**

Helios Homeopathic Pharmacy
97 Camden Road TNI 2QR
Tunbridge Wells, Kent, England
Tel. +44 1892-536393
Fax +44 1892-946850


**Zahl der Prüfer:** 20    (Hinter jedem Symtom steht in Klammern die Nummer des Prüfers - m für männlich, f für weiblich)

## Kurzgefaßte Arzneimittellehre

Die Symptome der kurzgefaßten Arzneimittellehre basieren entweder auf Prüfungssymptom und klinischer Bestätigung oder auf mehrfach durch Prüfer herausgeprüften Symptomen oder mehrfacher klinischer Bestätigung ohne Prüfungssymptom. Auf dieser Basis sind alle hier beschriebenen Symptome besonders zuverlässig und sicher.

**Aqua Hochstein** wurde bisher in **336** dokumentierten Fällen von uns **verordnet**; davon überblicken wir bisher **166 Heilungen mit der Note 1 – 2** bei chronischen sowie akuten Krankheiten.

# Aqua Hochstein

**Wirkungsbereich**
Schlaf, Beziehung, Allergien, Nase, Lunge, rezidivierende Infekte, Niere, Rücken, Übelkeit

**Leitsymptome**
**Schlaflosigkeit**
Schlaflosigkeit bei Trennung, bei Verlust und nach Verlust vom Partner ("Zu was bin ich noch da?")

**Trennung:** nicht vollzogene Trennungen, rückgängig gemachte Trennungen

**Zweifel**: ob in einer Beziehung bleiben soll

**Abstillphase**: Mutter und Kind wollen sich nicht trennen (Thema Einheit-Zweiheit)

**Kinder im Familien-Chaos** (z.B. mit Schlafstörungen, Enuresis) plötzlicher Verlust der Eltern

**Hilflosigkeit:** hilflose Männer und Frauen in Beziehungsangelegenheiten

**Identität**: fehlende geschlechtliche Identität

**Planlosigkeit, Strukturlosigkeit**

**Ansehen:** Weggehen wegen Nichtgesehenwerden, Übergangenwerden

**Promiskuität**

**Finanzchaos**: Unfähigkeit, die Finanzen zu ordnen

**Mächtige suggestive Frauen**, die sich überall einmischen

**Smarte Männer** mit starren Haltungen

**Nierensteine**
Fördert Steinabgang bei Nierensteinleiden

## Gemüt / Lebenssituation
Zweifel in Beziehungen, fragliche Trennung, Folgen von Trennungen, Scheidungen, Unfähigkeit sich zu trennen. Folgen von Partnerverlust mit dem Gefühl: "Zu was bin ich jetzt noch da", Unklarheit in Beziehungen, Dreierbeziehungen, Nebeneinanderherleben, Beziehungslosigkeit, Trennungskinder, Kinder in Familienchaos. Mächtige, weibliche, suggestive, sich überall einmischende Frauen, die die Umgebung betreuen, versorgen, steuern und dabei auslöschen. Helfersyndrom nach ihrem Willen. Wahnidee: Vernachlässigt ihre Kinder, Schwangerschaft, verzögerte Placentaabtrennung, Schwangerschaftsabbruch, Abstillen. Smarte, lässige, weiche, zur Homosexualität, Promiskuität neigende Männer mit versteckter Rigidität. Zweifel, Unzufriedenheit und Unklarheit über beruflichen Weg mit Zaudern und Unentschlossenheit, Zweifel und Entscheidungsschwäche in Unternehmungen, Chaos, Studienbeginn, Planlosigkeit. Unfähigkeit die Finanzen zu ordnen, Beziehungsprobleme mit Finanzchaos. Schwierigkeiten seine Identität zu finden, beruflich, in der Beziehung, sexuell. Heiratsunwilligkeit. Konturlosigkeit, Übersehenwerden, nicht Geachtetwerden, Erschöpfung, Grenzenlosigkeit bei Kindern, nach Elternverlust, Folgen von Mißbrauch, verzögerte Sprachentwicklung, Ruhelosigkeit, Unruhe nachts, das universellste Mittel bei Schlaflosigkeit. Angst und Panikzustände.

**Schwindel**
Schwindel bei MS (deutliche Besserung), Schwindel bei Cogan-Syndrom (Cogan-Syndrom gänzlich geheilt).

**Augen**
Saisonale Allergie, Jucken, Rötung.

**Ohren/Hören**
Otitis, Schwerhörigkeit, Ohrensausen.

**Nase**
Explosives Niesen, anfallsweises Niesen, Fließ-, Schnupfen, Heuschnupfen, Sinusitis, Nasenbluten.

**Hals**
Eitrige Angina, Pharyngitis, Scharlach, Trockenheit, Rauheit, Halsschmerz ziehend ausstrahlend zum Brustbein, >warmes Trinken, Schlaflosigkeit durch Halsschmerz.

**Magen**
Übelkeit, Übelkeit mit Schwindel, Übelkeit bei Fieber und grippalem Infekt, Erbrechen nachts bei Fieber, Sodbrennen, Magenbrennen, Verlangen: Wasser, großer Durst auf kaltes Wasser, Abneigung: Zigaretten, Unverträglichkeit von Rauch.

**Abdomen**
Blähungen, Bauchschmerzen, unter Rippenbogen, ziehend- krampfartige Unterleibsschmerzen, Bauchschmerz nach Diarrhoe besser.

**Rectum**
Druck auf Rectum wie zum Stuhlgang, Schmerz nach unten drückend Enddarm- und Prostatagegend, Perianalthrombose, Analtenesmen, vergeblicher Stuhldrang, Diarrhoe, große Mengen mit Bauchschmerzen.

**Blase**
Häufiges Wasserlassen nachts, nach unten drückendes Gefühl Blasengegend, Schmerz brennend beim Wasserlassen, Einnässen tags und nachts, Kälteempfindlichkeit.

**Nieren**
Schmerz Nieren erstreckt sich Richtung Oberschenkel, Schmerzen Nierenlager beidseits, Nierensteine, Nierenkolik, bringt Steinabgang bei Nierensteinleiden.

**Prostata**
Prostatitis, Ballongefühl und Schmerz Dammregion, <Kälte, nach Durchnässung.

**Genitalien, männlich**
Balanitis, Masturbation, Hodenschmerz erstreckt sich in Oberschenkel, sexuelles Verlangen überschwemmt das Tagesprofil, Promiskuität, Homosexualität.

**Genitalien, weiblich**
Placentaretention.

**Brust/Atmung**
Häufiges Gähnen, saisonale Allergie, Asthma, Asthma bei Anstengung, Husten, mit Erbrechen, rezidivierende Bronchialinfekte.

**Rücken**
Nackensteife, -verspannung, >Wärme, <Kälte, <Luftzug, Nackenschmerz erstreckt sich weit über die Flanken zur Hüfte, LWS-Schmerzen mit Ruhelosigkeit, <Liegen, <Bewegung, Bandscheibenvorfall LWS mit Lumboischialgie und Taubheit des Beines.

**Extremitäten**
Beinödeme, Schmerz rechte Schulter, ausstrahlende Schmerzen von der Schulter zum kleinen Finger, Gelenkschmerzen rheumatisch bis auf die Knochen, <nachts, <Kälte, >Wärme, Lumboischialgie mit Taubheit des Beines, Knieschmerzen australend zum Unterschen-

kel vorne, Schmerz neben der Achillessehne ausstrahlend nach oben, Kälte der Füße, stinkende Achselschweiße, schmerzhafte Einrisse Finger, <Kälte, <Wasser.

**Schlaf**
Schlaflosigkeit, wacht nachts auf und ist hellwach, unruhiger Schlaf mit ständigem Aufwachen, Einschlafstörungen bis früh morgens, Schlaflosigkeit muß Bett verlassen und kann an anderer Stelle schlafen.

**Frost**
Frieren. Kälteschauer, Schüttelfrost, Kältegefühl im Bett, kann sich nicht erwärmen.

**Haut**
Neurodermitis, trockene Haut, schuppend, nässendes Exanthem, Ekzem.

**Allgemeines**
Schwächezustand, Auslaugungszustand, Erschöpfung, fieberhafte Infekte, Sinusitis, Heuschnupfen, Asthma, Schwangerschaft, weit ausstrahlende Schmerzen, Erkältungen nach Schwimmen.

**Modalitäten**
Schlimmer: nachts, Kälte, Durchnässung, Folgen von Durchnässung, erste Bewegung, besser: Wärme, fortgesetzte Bewegung.

## Kurzgefaßte Kasuistik

(Geheilte Krankheiten, Symptome, Symptomenkomplexe aus geheilten Einzelfällen)

**Zweifel / Trennung / Planlosigkeit / Entschlußlosigkeit**

Ratlosigkeit, depressiv bei Beziehungszweifel.

Ruhelosigkeit bei Beziehungszweifel.

Verzweiflung bei Geldmangel und ohne Partner.

Zweite wichtige Beziehung neben der Ehe ist ihr nicht mehr so wichtig, entdeckt ihren Ehemann neu, "der ist jetzt so liebevoll zu ihr."

Planlosigkeit, Depression und Nervosität.

Bandscheibenvorfall mit Lumboischialgie bei Antritt einer Arbeit, die sie nicht wollte, beendet diese und entscheidet sich für Berufsausbildung.

Entscheidungsfindung und Zweifel bei gewünschtem Berufswechsel.

Überforderungszustand bei Berufs-und Beziehungszweifel.

Konzentrationsstörungen: vergessen, verlieren, verschütten.

Entschlußlosigkeit und Fingerschmerzen.

Nach Schwangerschaftsabruch mit Beziehungszweifel, Gefühl sie ist durchsichtig und jeder sieht ihr den Abbruch an, Placentaretention, Gefühl, als ob der Körper zweigeteilt wäre.

**Kinder / Trennungskinder / Familienchaos**

Ängstlichkeit, Jammern, keine Lust zur Schule bei Trennungskind.

Lernbehinderung, Konzentrationsstörung, akzeptiert kein Nein, nimmt Geld aus der elterlichen Kasse.

Lernstörung: entdeckt, daß er nicht nur musikhören und fernsehen will.

Entwicklungsverzögerung: spätes Sprechenlernen, kotet ein, näßt ein, tags und nachts.

Trennungskind mit Weinerlichkeit, Schlafstörungen, Unselbständigkeit bei Familienchaos und Finanzchaos.

**Angst und Panik**

Panikattacken nach Berufseinstieg bei softem jungen Mann.

Furcht vor Zahnarzt mit Panik.

Rückfall in Angst und Panik, nachdem Kinderarzt Tochter die Vagina aufgedehnt hat (Vergewaltigungsassoziation).

Angstzustände und Schlafstörungen bei berufsbedingter Distanzierung des Partners.

Erwartungspannung vor Prüfung.

**Ruhelosigkeit /< nachts / Schlafstörungen**

Weinen, kreischen nachts stundenlang, wie irr, mit Schlaflosigkeit bei schwer behindertem zweijährigem Kind (Plutonium folgte sehr gut).

Schreien und Weinerlichkeit nachts mit Schlafstörungen.

Ruhelosigkeit, steigert sich nicht mehr so rein, wie es den anderen geht.

Nächtliche Unruhe und Aufschreien, stößt die Mutter, läßt sich nicht beruhigen bei Kind mit Bronchitis.

Fieber <nachts mit Ruhelosigkeit.

**Erschöpfung /Auslaugung / Antriebslosigkeit**

Auslaugung- und Erschöpfungszustand bei Helfersyndrom.

Energielosigkeit, depressive Stimmung, Gewichtsverlust.

Erschöpfungs-und Auslaugungszustand als alleinerziehende Mutter nach Trennung.

Antriebslosigkeit und Schlafstörungen.

Antriebslosigkeit, Minderwertigkeitsgefühl, Nebeneinanderherleben mit dem Partner und Schlafstörungen.

Leistungsunfähigkeit und Müdigkeit.

Mangel an Selbstbewußtsein bei Familienchaos mit Schlafstörungen.

Mutter und Ehefrau mit innerem Anspannungszustand, Nackenverspannung und Obstipation bei leistungsunfähigem Ehemann.

Suicidgedanken gehen weg und stellt sich der Verantwortung für sein Kind.

**Einmischung**

Einmischung: versucht ihre Kinder vor Unglück zu bewahren mit Schlaflosigkeit und Erregtheit.

Machtkampf und Beziehungsverlust mit ihrem Ehemann, Verantwortung und Schuldgefühl ihrer Mutter gegenüber lösen sich, bei mächtigem suggestivem Aqua-Typus.

**Kopf**

Kopfschmerz erstreckt sich von der Stirn zum Nacken und zur Schläfe nach Trennung vom Freund.

Schweiß am Kopf nachts bei Infekt (vgl. Sanicula).

**Schwindel**

Schwindel bei Zweifel in einer Unternehmung.

Schwindel und Energielosigkeit.

**Ohren**

Ohrensausen und Schlafstörungen.

Rezidivierende Otitiden bei Streit und Vorwüfen vom Ehemann.

## Nase

Chronische Sinusitis und Niesen mit Zweifel und Frustration.

Erkältung, Schnupfen und Schwangerschaftsübelkeit.

Sinusitis, Fließschnupfen mit Nießanfällen morgens.

Niesen nachts mit Energielosigkeit.

Nasenbluten.

Nasenbluten bei fieberhaftem Infekt mit Erbrechen.

Schnupfen mit Niesen nachts und Weinerlichkeit.

Chronische Sinusitis mit Niesen.

Sinusitis mit Fließschnupfen und Niesanfällen morgens.

Sinusitis bei nicht vollzogener Trennung.

Saisonale Allergie (vielfach geheilt).

## Hals

Scharlach: Halsschmerzen, <nachts, >trinken, Schlaflosigkeit bei Halsschmerzen.

Eitrige Angina mit dicken grauschwarzen, blutenden Belägen, massive Schwellung und Schmerzen der Tonsillen, die Schlucken verhindern bei Pfeifferschem Drüsenfieber.

Pharyngitis mit Schlafstörungen.

Räusperzwang.

**Magen**

Druck im Epigastrium und Obstipation bei Berufszweifel.

Erkältung mit Übelkeit und Kältegefühl.

Schwangerschaftsübelkeit und Erkältung.

Würgen und Erbrechen bei Husten mit Fieber und Ruhelosigkeit nachts.

Akute Gastroenteritis nach Verkühlung im Schwimmbad.

Übelkeit und anhaltende Bronchitis.

Erbrechen und Durchfall mit anhaltendem Fieber nach Verlust von nahestehendem Onkel und Tante.

Erkältung mit Übelkeit.

Fieberhafter Infekt und Erbrechen <nachts.

Fieberhafter Infekt mit Übelkeit und Erbrechen nachts.

Fieberhafter Infekt mit Erbrechen und Nasenbluten bei Trennungskind.

Magenbrennen.

Bronchitis mit Husten bis Erbrechen.

Übelkeit und Erkältung.

Übelkeit, Brechreiz im Gehen und Stehen mit Kältegefühl.

## Abdomen

Bauchschmerzen und dünner Stuhl durch Ehe-und Finanzprobleme der Tochter.

Bauchschmerzen, Durchfall und Blähungen bei chronischem Zweifel in der Beziehung.

## Rectum

Einkoten und Einnässen bei sprachlich stark entwicklungsverzögertem Kind.

Analtenesmen.

Durchfall.

Durchfall und Erbrechen.

Obstipation.

## Blase

Blaseninkontinenz / Bettnässen bei Kind in einem Familienchaos.

Einnässen und Einkoten bei sprachlich stark entwicklungsverzögertem Kind.

Häufiges Wasserlassen.

## Nieren

Massive Nephrolithiasis, Nierenkoliken mit weit ausstrahlenden Schmerzen in Rücken und Oberschenkel, sowie Hypertonie, <Schwangerschaft.

Massive Nephrolithiasis, nach Nierensteinzertrümmerung, kein Steinabgang, nach Aqua Hochstein-Gabe lösen sich die Steinfragmente.

**Genitalien, männlich**

Prostataschmerzen beim Sitzen, Kälteempfindlichkeit am Damm bei Beziehungsproblematik und nach Durchnässung.

Impotenz.

Hoden-und Oberschenkelschmerzen links, <wenn viel trinkt und viel Wasserlassen muß, verzögertes Wasserlassen.

**Genitalien, weiblich**

Scheidentrockenheit.

**Brust / Atmung**

Rezidivierende Pneumonien, akute Bronchitis.

Rezidivierende Infekte und Bronchitis mit Husten und nächtlicher Unruhe, aufschreien, stößt die Mutter weg, schwitzen am Kopf nachts.

Anhaltende Bronchitis und Übelkeit.

Beklemmung der Brust mit Herzrhytmusstörungen, daß nicht richtig durchatmen kann mit Taubheitsgefühl des linken Armes.

Furcht vor Zahnarzt mit Herzklopfen.

## Rücken

Cervicalsyndrom bei Berufszweifel, Nackenverspannung.

Bandscheibenvorfall mit Lumboischialgie und Taubheitsgefühl links nach Antritt einer Arbeit, die er nicht wollte.

Zustand nach Bandscheibenvorfall mit Ischialgie links und Taubheitsgefühl, <aufstehen vom sitzen, >fortgesetzte Bewegung, >ruhig liegen, >Eisbeutel, >kalter Guß.

Rückenschmerzen nach Überanstrengung beim Schneeschaufeln.

Rückenschmerzen und Schlafstörungen nach Trennung und Berufsaufgabe.

## Extremitäten

Schmerz Knie, <erste Bewegung, >fortgesetzte Bewegung.

Fingerekzem bläschenförmig bei konturlosem jungem Mann.

Fingerschmerzen bei Entschlußlosigkeit.

Ödematöse Beine.

Hüftschmerzen und Fingergelenksschmerzen bei Partnerschaftskonflikt.

Weit ausstrahlende Schmerzen in Oberschenkel und Rücken bei Nierenkolik.

## Schlaf

Schlafstörungen, will dauernd die Flasche nachts.

Schlafstörungen nach Suicid des Partners.

Schlaflosigkeit nach Partnerverlust.

Schlafstörungen nach Trennung und Berufsaufgabe.

Schlafstörungen bei Berufszweifel.

Schlafstörungen bei Kind im Familienchaos.

Schlafstörungen und Energielosigkeit.

Schlafstörungen bei Zweifel im Beruf.

Schlafstörungen bei Familien- und Finanzchaos der Eltern.

Einschlafstörungen und Panikzustände nachts.

Schlafstörungen und Tinnitus.

Schlafstörungen und Pharyngitis.

Schlaflosigkeit, hell wach von Mitternach bis 8 Uhr morgens bei Trennungskind.

Schlafstörungen, schreien und Weinerlichkeit nachts.

Schreien und weinen die ganze Nachts, wie irr, bei zweijährigem behindertem Kind nach Frühgeburt (Plutonium vervollständigte die Heilung dieses Schlafproblems).

Schlafstörungen und Antriebslosigkeit.

Schlafstörungen, Antriebslosigkeit, Minderwertigkeitsgefühle, nebeneinander herleben mit dem Partner.

**Frost**

Kältegefühl bei Übelkeit und Brechreiz.

**Haut**

Neurodermitis.

Exanthem am Hals, nässend, juckend, geschwollen, bei Kind, deren Eltern sich bereits seit 8 Jahren trennen wollen.

Ekzem am Unterschenkel bei langjährigem schwierigem Scheidungsverfahren.

Hautprickeln wie Nadeln bei Erkältung mit Übelkeit.

**Allgemeines**

Nach Schwangerschaftsabruch.

Placentaretention.

Auslaugungs- und Erschöpfungszustand.

Energielosigkeit.

Erschöpfung und rezidivierende Infekte.

Fieberhafter Infekt mit Erbrechen (mehrmals geheilt).

Hypertonie.

Saisonale Allergie (oft geheilt).

Sinusitis (mehrmals geheilt).

# Vollständige Arzneimittellehre

**Essentielle Grundlinien**

**Originale Prüfungssymptome**

**Differentialdiagnosen**

**Kasuistik**

# Essentielle Grundlinien

## Identität - Zweifel - Trennung

Identität-Einheit, Zweiheit-Zweifel, Eros-Trennung und Vielfalt sind die Hauptprüfungsthemen von Aqua Hochstein. Mit diesen Themen drängt sich eine Zahlenlogik auf, die an das daoistische Grundaxiom erinnert: Das Dao erzeugt 1, 1 erzeugt 2, 2 erzeugt 3, 3 erzeugt die 10000 Wesen. Die Zahl 1 steht für das Prüfungsthema Identität-Einheit, die Zahl 2 steht für das Thema Zweiheit-Zweifel. Die Kraft des Eros aber läßt einerseits die 1 (Identität) überschreiten hin zur 2 (Zweiheit), die Kraft der Trennung andererseits führt die 2 wieder zurück hin zur 1. Eros und Trennung (Trennung als notwendige polare Kraft des Eros) markieren die Zahl 3, die den Teilungs-und Verbindungsprozeß zwischen 1 und 2 in Gang hält und so die Vielfalt (10000 Wesen) erzeugt. Praktisch klinisch ergibt sich daraus der Einsatz von Aqua Hochstein bei Erkrankungen, die mit Identitätsproblemen, Zweifeln vor allem, was Beruf und Partnerschaft betrifft, mit chaotischen Verhältnissen, bedingt durch Trennung, Zweifeln über Verbindung oder Trennung, Problemen der Vielfalt mit Entscheidungsschwäche und Unklarheit z.B. bei Studien-und Berufsbeginn, in Zusammenhang stehen.

Zum praktisch klinischen Verständnis haben wir unter Punkt 1 das Thema Identität-Einheit mit seinen Unterthemen (Pseudoselbst, Auslöschung, Einmischung, Strukturlosigkeit, Achtung, Homosexualität, Alleinsein, Sammlung) zusammengefaßt. Unter Punkt 2 finden sich alle Prüfungsthemen, die mit Trennung- Zweifel-Zweiheit zu tun haben. Der Punkt 3 beinhaltet alle Symptome, die zum Thema Eros (Hinbewegung, Vergewaltigung, Gefühllosigkeit, Erschöpfung) herausgeprüft wurden.

# Typologie

1. **Smart lässige Typen (ambivalente Männer)**
2. **Homosexuelle (ähnlich Typ 1)**
3. **Homosexuelle Männer mit kleinem Hund**
4. **Lebhafte, phantasievolle Kinder, die gegen Mutter und Geschwister nicht durchkommen, mit explosiven Zornanfällen**
5. **Trennungskinder**
6. **Konturlose, verwaschene Männer oder Frauen, die unfähig sind, Struktur in ihr Leben zu bringen**
7. **Prägender Muttertyp, der sich überall einmischt und die Kinder nach ihrer Facon formen will**

Smart lässiger Typ

Bei Aqua-Männern zeigt sich eine Spannung zwischen Weichheit und Rigidität. Weichheit emotional und in der Erscheinung, sowie Unsicherheit bei Entscheidungen, Rigidität, auffallend in ihrer Vorstellungswelt und in mangelnden, vielfältigen Lösungsversuchen. Die versteckte Rigidität wird manchmal von den Partnerinnen der Aqua-Männer als beängstigende, unbeugsame Härte beschrieben. Sie können zuerst mit großer Reserviertheit und Kälte auftreten, sobald sie Vertrauen gefaßt haben oder in der Heilung, kommen Überschwang und große Empfindungs- und Kommunikationsfähigkeit auf.
Zwischen den beiden Extremen von Weichheit und Rigidität ist es für den „Aqua-Mann" schwierig, sein angemessenes Selbstbild, seine Identität zu finden und zu halten, ohne zwischen Größen-

wahn, Verschmelzungswünschen und peinigendem Selbstzweifel hin und her zu schwanken.

In der klinischen Beobachtung sehen Aqua-Männer nach Heilung verschiedene Lösungsmöglichkeiten ein und desselben Problems. Sie werden in dieser Richtung flexibler und weicher; rigide Haltungen verflüssigen sich bei gleichzeitiger Erkenntnis der eigenen Form.

Traum Prüfer 13 zum Thema "Elternverlust" (Typ 5):

Er läuft alleine zuerst eine Schleife einen Berg hinauf, als er herunterläuft, fängt er an zu weinen und hört Mozart und Beethoven, Klarinettenkonzert. Unten ist ein Bach mit Steinen, er springt über diese Steine und schreit vor Entsetzen und Trauer, weil er seine Eltern verloren hat. Er ist dabei etwa 4 Jahre alt (wacht auf mit offenem Mund und Weinen).

# Originale Prüfungssymptome

## Gemüt / Lebenssituation-Symptome
### (geordnet nach essentiellen Grundlinien)

1. **Identität - Einheit**

2. **Trennung-Zweifel-Zweiheit**

3. **Eros**

4. **Vielfalt**

5. **Geld**

6. **Prüfungssymptome, die die Signatur des Wassers hervorgebracht haben**

7. **Explosive Wut**

8. **Verschmutzung**

9. **Depression**

10. **Übrige Geistes-und Gemütssymptome**

## 1. Identität

**Eine schwach ausgeprägte Identität mit einer gewissen Planlosigkeit, Strukturlosigkeit, Beeinflußbarkeit, Unklarheit und dauernden Zweifeln darüber, was er machen soll, meist in Beruf und Beziehung, bestimmen häufig die Aqua-Krankheit und bilden ein zentrales Leitsymptom für die Verordnung. Viele Menschen sind geradezu konstitutionell von diesem Problem durchdrungen, andere benötigen diese Arznei nur an "zweifelhaften" Übergängen in ihrem Leben: Partnerwahl, Trennung, Studienbeginn, Berufsbeginn, Berufswechsel etc.**

- Erwacht morgens, weiß nicht, welcher Tag ist, wo er ist, wer er ist. Unangenehm. Muß seine Identität und was zu tun ist, zusammensammeln (13 m)
- Möchte jemand Bestimmter, Anderer, Erfolgreicher, international Anerkannter sein (13 m)
- Passivität, handelt nicht, obwohl er sieht, daß Problem aufläuft (4 m, 13 m, 10 m)
- Widerspricht, wenn ihm etwas falsch vorkommt, sonst hat er sich das nur gedacht (16 m)
- Fühlt sich wesentlich selbständiger (11 f)
- Traut sich jetzt autofahren (11 f)
- Will sich nicht mehr vom Ehemann den Kopf waschen lassen, hat Gefühl, sie bekommt ihren eigenen Kopf zurück (11 f)
- Sicherer in seiner Intuition (10 m)
- Gefühl, er ist sich selbst schuldig in Eigenverantwortlichkeit zu handeln (16 m)
- Beendet Rauchen nach 20 Jahren, weil er es als Sünde gegen sich selbst und Lähmung, zu sich selbst zu kommen, begreift (13 m)

## Identität – Pseudoselbst

- Kauft sich besonderes Auto (7 m)
- Prüfer ist in keiner Weise autobegeistert, aber verliebt sich in alten, roten Jaguar, der dasselbe Baujahr hatte wie sein Geburtsjahr. Hat ernstlich nachgerechnet, ob er sich den nicht leisten kann (10 m)

## Identität – Auslöschung

> **Im Kapitel Identität und Auslöschung finden sich alle Prüfungssymptome, die die Grenzen zwischen dem Prüfer und seiner Umwelt verschwimmen lassen bis zu einem Auslöschungsgefühl durch andere, zu einer Schwächung der Identität (mangelndes Geprägtsein der eigenen Umrisse) und zu erotischen Verschmelzungswünschen (vgl. auch Kapitel Eros).**
>
> ▪ Fühlt sich ausgelöscht durch seinen Lehrer.
> ▪ Verlust der eigenen Identität, dadurch, daß Freundin so an ihm gehangen.
> ▪ Verschmelzungswunsch mit Personen, die er begehrt.
> ▪ Will sich nicht mehr den Kopf waschen lassen vom Ehemann, Gefühl, bekommt ihren eigenen Kopf zurück.

- Spürt Verlust der Identität, dadurch, daß Freundin so an ihm gehangen ist, obwohl er sich dadurch in seiner Männlichkeit aufgewertet fühlte (wird ihm nach Trennung bewußt) (14 m)
- Fühlt sich ausgelöscht durch seinen Lehrer, darüber verzweifelt (13 m)
- Fühlt sich gegenüber dem Lehrer als Nichts (13 m)
- Nach zurückgewiesener Liebesbezeugung weiß er nicht mehr, wer er ist, warum er da ist, was er schon gemacht hat (13 m)

- Fühlt seine Existenz flüchtig, unkonkret, entpersonalisiert (13 m)
- Das Gefühl, ausgelöscht zu sein durch Zurückweisung und Trennung wird beendet durch klare Fragen an sich und seine Umgebung, sowie durch die Entschlossenheit, wenn nötig, allein zu sein (13 m)
- Kommt sich vor wie der letzte Trottel. Alle haben ihn in ihrem Egoismus überrannt und etwas von ihm verlangt (8 m)
- Fühlt sich in seiner Persönlichkeit wie ausgelöscht nach Gespräch mit einer heftigen Patientin (10 m)
- Angst, er wird ausgelöscht, wenn er sich mit einer Frau verbindet (13 m)
- Traum: Das Wort "Operationsvorbereitung" (13 m)

  Kommentar: Es zeigt sich hier das Thema Auslöschung der Identität durch bevorstehende Narkose. Vergleiche auch geheilter Fall von Sinusitis frontalis, bei dem die Patientin in der Anamnese einen Traum erzählte, in dem sie sich gegen eine Narkosespritze wehrte.
- Verschmelzungswunsch mit Personen, die er begehrt (13 m)
- Verlust der erotischen Empfindung in der Nähe einer Frau. Begehrt diese aus der Entfernung (13 m)

  Kommentar: Verschmelzungswunsch und Verlust der erotischen Empfindung sind zwei Seiten desselben Phänomens.

## Identität – Einmischung

**Die Prüfungssymptomatik: Verlangen, sich überall einzumischen, konnte auch klinische Bestätigung finden, vor allem bei Müttern, die ihren Kindern leidenschaftlich Fehler ersparen wollen. Einmischung als mangelhaftes Finden der eigenen Grenze führt zur Auslöschung des Gegenübers**

- Verlangen, sich überall einzumischen. Empfindet sich wichtigtuerisch, muß überall seine Meinung einbringen. Ist sich dessen bewußt, aber kann nicht anders, als den Mund aufmachen und sich einmischen (7 m)
  Kommentar: Prüfung und klinische Erfahrung bestätigen, daß Aqua Hochstein sowohl als "Täter" die Umgebung mit ihrem Auslöschen, Einmischen und Überlagern belastet, als auch selbst als "Opfer" ausgelöscht wird.
- Will überall mitreden (7 m)
- Wut über Einmischung der Mutter in eigenes Leben (10 m)
- Wut über Freund, der die Grenzen des Anstandes verletzt (10 m)

## Identität – Strukturlosigkeit

- Angst, durch klare Strukturierung in seiner Musik etwas zu zerstören. Kann klarer komponieren (13 m)
- Empfindet sein Leiden und seinen Leerlauf durch seine Strukturlosigkeit (13 m)
- Sieht die Notwendigkeit der Strukturierung (13 m)
- Konzentrierter (7 m)
- Klarer in seinen Entscheidungen (7 m)
- Kann jetzt bei einer Sache bleiben (z.B. im Studium.). Vorher von einem zum anderen gehüpft, hatte das Gefühl, das hängt mit seiner Schlaflosigkeit zusammen (6 m)
- Bemerkt, daß er sein abendliches Surfen durch die verschiedenen Fernsehprogramme, weil er nichts versäumen will, ändern muß (9 m)

## Identität – Achtung – Gesehenwerden

**Aus der Prüfung, wie auch der klinischen Erfahrung ist zu ersehen, daß Aqua-Patienten (Prüfer) an mangelnder Achtung und Gesehenwerden leiden können, was durch fehlende Klarheit und Auseinandersetzungsfähigkeit bedingt ist.**

- Durch mangelnde Klarheit, in dem was er will und was die anderen wollen, macht er das Falsche und wird belächelt und beschämt (13 m, 16 m)
- In einem Geschäft wartet der Prüfer auf die Bedienung. Er weiß, daß die ihn schon gesehen hat. Er spürt keinen Impuls, sich bemerkbar zu machen. Kurz kommt immer wieder Ärgerlichkeit auf, die immer wieder von Geduld abgelöst wird. Schließlich verläßt er den Laden (10 m)
Kommentar: Bei den Prüfern 13 und 8, die sich während der Prüfung beide von ihren Frauen getrennt haben, erscheint das Symptom des Sichnichtgesehenfühlens. Siehe auch Traum von Prüfer 8 (Kapitel Träume).
- Fühlt sich in der Öffentlichkeit mit Respekt gesehen und nicht mehr belächelt (13 m)
- Keiner nimmt ihn so richtig wahr (8 m)
- Gefühl, er achtet seine eigene Arbeit viel zu wenig (13 m)
- Findet keine Beachtung und Anerkennung. Keiner gibt ihm etwas (8 m)
- Gefühl der Gekränktheit, weil alle etwas von ihm wollen, aber keiner gibt Dank und Anerkennung (8 m)
- Gespräche sind so anstrengend, nicht fließend; läßt sich zu weit in die Gespräche hinein. Starke Anstrengung, seine Gedanken rüberzubringen. Gefühl, er hat mehr gesagt, als gut war. Er öffnet sich, der andere nimmt nichts an (10 m)

## Identität – Homosexualität

Das Prüfungssymptom: Bekenntnis zur eigenen Homosexualität – bedeutet Stehen zum Sogeprägtsein der eigenen, geschlechtlichen Identität. Häufige Partnerwechsel, Promiskuität, eiskalte Sexualität ohne jedes Gefühl (siehe auch Kapitel Gefühllosigkeit), die damit oft verbundene emotionale Destabilisierung und Leere, sowie häufige Wechsel im Leben der Homosexuellen spiegeln in diesem Bereich die Aufweichung oder Verwischung der Identität wieder.

- Deutliches Bekenntnis zu seiner Homosexualität. Hat diese, obwohl er mit seinem Freund seit Jahren zusammenwohnt, vor sich und seiner Umwelt versteckt (1 m)
- Enormer Redeschwall über seine Gefühle; ist überglücklich, jetzt zu seiner Homosexualität zu stehen, dazu enorm geschwitzt, unter der Achsel scharf riechender Schweiß (1 m)
- 1 Stunde nach Einnahme ist ihm seine Veranlagung, homosexuell zu sein, bewußt und er ist erstaunt und empfindet große Freude über diese Klarheit in seinen Gefühlen (War verheiratet und hat Kinder.) (1 m)
- Bedürfnis, seine Homosexualität seinen Freunden mitzuteilen. Hat bisher viel Energie darauf verwendet, dies zu vertuschen (1 m)
- Nach Einnahme entwickelt der Prüfer eine schmerzhafte Perianalthrombose, dadurch kommt ihm wieder die Erinnerung an seine Vergewaltigung vor 17 Jahren durch einen Taxifahrer, als er betrunken mit dem Taxi heimfahren wollte, wobei ihn dieser brutal verletzt hatte. Diese Erinnerung war tief vergraben. Er hat sich nur geschämt deswegen. Nach Aqua Hochstein Gefühl der Schande und Abscheu gelockert (12 m)
- Nach Einnahme kommen auf ihn mehrere bisexuelle Männer zu, die mit ihm ein Verhältnis eingehen wollen, Männer mit unklarer geschlechtlicher Identität (12 m)
- Vermehrtes Verlangen nach homosexueller Zärtlichkeit (12 m)

## Identität – Alleinsein

- Freude am Alleinsein und Fähigkeit, für sich selbst zu stehen (14 m)
- Freude am Alleinsein, weil er nicht beurteilt wird, weil ihn keiner will und keiner ihn nicht will (13 m)
- Gefühl, ich bin allein und muß alles machen, ich will nicht mehr (2 m)
- Will und muß alleine seine Musik machen (16 m)
- Entschluß zu Verzicht und Alleinsein. Verzichtet auf Kollegenkreis, Familie, um bei sich selbst zu sein und sich zu sammeln. Träumt, "Gott will erobert werden." (13 m)
- Braucht nicht mehr so seine vier Wände (20 m)
- Merkt, er darf und muß warten mit neuer Verbindung (13 m)

## Identität – Sammlung

- Bin allein und reduziert, weiß aber, daß dies ein Kräftesammeln für Liebe und Kommunikation ist (13 m)
- Verlangen nach Sammlung, japanischer Wohnkultur (leere Räume, weiß und schwarz) (13 m)
- Fühlt sich wie "nach den Emotionen" (13 m)
- Will das Bewußtsein des eigenen Wertes sich sammeln lassen (13 m)
- Verlangen nach Ruhe, Erholung, Sitzen, Liegen, etwas Lesen (11 f)
- Verlangen, ungestört etwas aufzuräumen, aber findet keine Zeit der Ruhe (11 f)
- Möchte ungestört etwas meditativ tun, aber kann das nicht (11 f)
- Baut Höhlen mit Stühlen und Teppichen (15 m)
- Neues Bewußtsein darüber, daß er reich ist (13 m)

## 2. Trennung - Zweifel - Zweiheit

Das gewichtigste Symptom der ganzen Prüfung war das Thema Trennung von einem Partner. 3 Prüfer trennen sich von ihren Frauen bzw. Freundinnen. Prüfer 10 hat das Gefühl seine Frau verloren zu haben, weil die ihn ausgrenzt. Er spürt keine Beziehung mehr zu ihr. In dieser Hinsicht hat sich Aqua Hochstein als Arznei für den Verlust von Verbindung zum eigenen Partner klinisch bewährt und führt entweder zu einer erneuten Verbindung oder einer notwendigen Trennung, für die häufig keine Gründe benannt werden können. Es ist wie ein Nicht- oder Nichtmehrzusammenpassen von Energien. Häufig bestehen Zweifel über die Beziehung, ob denn nun Trennung oder Verbindung angesagt ist. Bei Berufszweifeln, sowohl, was die Arbeitsstelle betrifft, wie auch den Beruf an sich, konnten wir mit Aqua Hochstein in vielen Fällen dem Patienten Klarheit verschaffen. Prompte Kündigungen waren oft die Folge. Als Aqua-Problem hat sich in dieser Hinsicht auch die Still- und Abstillphase gezeigt, einerseits für die Eltern des Kindes, die durch die enge Mutter-Kind-Verbindung den Kontakt zueinander verlieren, andererseits hat sich Aqua Hochstein als Arznei für die Trennung von Mutter und Kind in der Abstillphase bewährt.

- Trennt sich von seiner Frau und seiner Familie.
- Trennt sich von seiner Freundin.
- Empfindung: Ich habe meine Frau verloren. Meine Frau grenzt mich aus. Ich habe keine Beziehung zu ihr.
- Wunsch, in getrennten Schlafzimmern zu schlafen.
- Extremer Schmerz mit Ohnmachtsgefühl, weil ein Teil seiner Emotionen weggefallen ist, die durch seine Freundin ausgefüllt war.
- Gefühl: Würde durch Trennung.
- Fühlt sich von seinen Kindern ausgegrenzt nach der Trennung.

■ Kontakt zu seinen Kindern, den er nach früherer Trennung verloren hatte, kehrt zurück.

- Trennt sich von seiner Frau und seiner Familie (8 m, 13 m)
- Trennt sich von seiner Freundin (14 m)
- Empfindung: Ich habe meine Frau verloren. Meine Frau grenzt mich aus. Ich habe keine Beziehung zu ihr. Er spürt die Distanz (10 m)
- Wunsch, in getrennten Schlafzimmern zu schlafen (11 f, 10 m)
- Gefühl man braucht ihn nicht, fragt sich, warum er da ist, alles ist sinnlos, er faßt jedes Wort so auf, daß man ihn nicht braucht, es kümmert sich niemand um ihn (8 m, 13 m)
- Nach drei Tagen Isolationsgefühl und Abgrenzungsgefühl von anderen, hat er das Gefühl, sich jetzt selbst zu haben, ebenfalls abgegrenzt, fühlt sich sehr wohl dabei. Bekommt zu allen Dingen eine positive Distanz (8 m)
- Traum: Du bist isoliert und nicht mehr gebraucht (8 m)
- Ihr kommt immer wieder das Bild ihres weinenden Ex-Freundes bei der Trennung (5 f)
- Freude nach Trennung über das eigene Bett und eigenes Zimmer (13 m)
- Dauerndes Gerangel zwischen Mutter und Kind während der Abstillphase. Vor allem will auch die Mutter nicht aufgeben. Sie will nicht, daß das Kind weiter weggeht (11 f) (Klinische Heilungen aufgrund dieses Symptoms.)
- Traum: Bruder ist tot (15 m)
- Spürt, daß seine Frau so sauer ist und so hektisch, daß er aus der Wohnung gehen muß (16 m)
- Wenn wegen äußerer Störungen, z. B. durch ihre Kinder, keine Ruhe bekommt, wird sie ärgerlich und fühlt sich belastet (11 f)
- In der Empfindung der Härte, die ihr ihr Partner gibt, indem der sagt, er sei nicht für ihre Probleme verantwortlich, ist sie noch mehr verletzt und traurig und trennt sich innerlich total von ihm: "Okay, mein Problem ist meines und hat nichts mit dir zu tun. Dann ganze Trennung." (11 f)
- Spürt in der Trennung, daß er neue Rolle finden will für zu-

künftige Beziehung mit Haß auf frühere Rolle des Verklebtseins (14 m)
- Tiefgründige Auseinandersetzung mit sich selbst durch Trennungsschmerz (14 m)
- Gefühl: Würde durch Trennung (13 m)
- Prüfer hat das Gefühl, hier hilft kein diskutieren; er muß sich trennen (13 m)
- Prüfer empfindet den Streit seiner Frau mit ihrem Sohn als unerträgliche Stimmung und spürt einen Impuls: Ich gehe weg, wenn das nicht anders wird, bin ich nicht bereit, in dieser schlechten Umgebung weiter zu bleiben (10 m)
- Fühlt sich übergangen und geht weg (10 m)
- Nach Trennung von seiner Frau, nach Ablegen des Ringes guter Kontakt zu Mitmenschen, viele Möglichkeiten (13 m)
- Depressive Schwere bis in die Knochen und Erschöpfung seit vorhergegangener Trennung verschwindet (20 m)
- Angst vor einer Verschwörung der Frauen gegen ihn, wenn er sich von seiner Frau trennt. Keine wird ihn mehr mögen (13 m) Klinisch zeigte sich, daß dieses Symptom in seiner Behandlung zuerst Plutonium (Bedrohungsgefühl durch Trennung) braucht.
- Nach vermeintlich zurückgewiesener Liebesbezeugung weiß er nicht mehr, wer er ist, warum er da ist, was er schon gemacht hat (13 m)
- Nach Trennung Gefühl der Ohnmacht, weil ein Teil seiner Emotionen weggefallen ist, die durch seine Freundin ausgefüllt war (14 m)
- Extremer Schmerz mit Ohnmachtsgefühl und Hoffnungslosigkeit, weil menschliche Nähe nach Trennung weg ist (14 m)
- Kann seine tiefen Gefühle, die er vorher mit seiner Freundin geteilt hat, mit niemandem teilen. Ist mit denen allein (14 m)
- Gefühl, es gibt keine Möglichkeit der Anhaftung mehr; er muß in der Beziehung völlig loslassen und ist extrem auf sich selbst gestellt (14 m)
- Wahnsinniger emotionaler Schmerz nach Trennung mit Druck auf der Brust, daß am liebsten weinen würde (14 m)
- Wut auf Partnerin während Trennungsprozeß (14 m)

- Entscheidungsfrage in der Beziehung gestellt und klargestellt, daß er sich ordentlich trennen will (14 m)
- Offensiver, aggressiver gegenüber Frauen (14 m)
- Gefühl, ausgenützt und weggeworfen zu sein (14 m)
- Spürt, wo Beziehung stagniert, will sich trennen. "Ich will da raus."(14 m)
- Fühlt sich von seinen Kindern ausgegrenzt nach der Trennung (13 m)
- Kontakt zu seinen Kindern, den er nach früherer Trennung verloren hatte, kehrt zurück (20 m)
- Guter Kontakt zu seiner Tochter, sobald seine Frau aus der Arbeit kommt, muß er gehen, übles Gefühl (16 m)
- Nach quälendem Gerangel entschließt sich die Prüferin zum Abstillen (DD Placenta) (11 f)

**Träume zum Thema Trennung**

- Prüfer redet mit der Frau seines Freundes. Sie hat sich von diesem gerade getrennt und ist guter Dinge. Sie sagt zu ihm, sie heißt "Heilich". Er kennt ihren wirklichen Namen, aber sie wiederholt und erklärt: "Heilich heißt Körper." Da kommt in ein Lokal eine verheiratete Frau, die er kennt. Sie ist groß und schlank, begrüßt ihn, am anderen Tisch sitzt ein dunkler, junger, großer Mann, der lacht sie an. Sie geht zu diesem und setzt sich auf seinen Schoß und läßt sich genüßlich nach hinten umsinken. Sein Freund sagt zu ihm: "Aqua ist, in einer Beziehung untergehen und vergammeln."(13 m)
- Sieht Arzneifläschchen mit drei verschiedenen Aufklebern. Er hofft, daß in den Fläschchen drei getrennte Kammern sind, sonst wäre die Arznei unbrauchbar, weil vermischt. (13 m)
- Schock dadurch, daß seine Ex-Freundin, von der er sich gerade getrennt hat, schon einen neuen Freund hat. (14 m)
- Träumt von seinen Eltern und daß er, als er mit ihnen zusammensitzt, auf subtile Weise ausgegrenzt wird, weil er nicht so ist, wie sie es gerne gehabt hätten. Sie sind zu feige, ihm das direkt zu sagen. Er stellt sie vor allen Verwandten und ihren Freunden zur Rede. Er hat keine Angst mehr, seine Gefühle offen zu zeigen. Da sie sich ungerührt zeigen, brüllt er sie an und bringt seine Verletzung zum Ausdruck. Er merkt dabei, daß eine weitere Abnabelung stattgefunden hat. Er fühlt sich sehr wohl dabei. Er weiß, daß für 1 – 2 Jahre kein Kontakt mehr bestehen wird und daß man sich danach auf neuer, erwachsener Ebene treffen wird. Gefühl der inneren Stärke und Reife, spürt tiefes Begehren in sich nach Alleinsein. (14 m)

## ZWEIFEL

**Einer notwendig gewordenen Trennung oder Wiederverbindung geht häufig der Zweifel voraus, der sich in diesen Fällen als Schlüsselsymptom für die Verordnung von Aqua Hochstein erweisen kann.**

- Verzweiflung, Ruhelosigkeit und Schwindelgefühl mit Konzentrationsunfähigkeit, weil er zweifelt, ob er den Schritt der Trennung machen muß (13 m)
- Kündigt einer chronisch an seiner Behandlung zweifelnden Patientin, die ständig Erklärungen erzwingen will (13 m)
- Kündigt seinen Kollegen in einem Arbeitskreis, die die Art seiner Arbeit anzweifeln, fühlt sich befreit und daß er seine Kompetenz und Würde dadurch zurückgewonnen hat (13 m)
- Freude über klare berufliche Entscheidung, die ihm eine Entwicklungschance ermöglicht (13 m)
- Zweifel über die Trennung von seiner Frau (13 m)
- Zweifel, ob seine entschiedene Reaktion auf Vorwürfe seiner Freundin zu hart waren und, ob nicht er doch einen großen Anteil Schuld hat (13 m)
- Alles ist zu kompliziert, z.B. 2 oder 3 Schritte gleichzeitig. 1 ist 1, 2 ist 2, aber 1 und 2, das ist schon zu kompliziert (11 f)

# 3. Eros

## Kommunikation – Hinbewegung

> Eros, die Kraft der Hinbewegung, die Fähigkeit die eigenen Grenzen zu überschreiten, bildet den Gegenpol zur Identität. Eine große Anzahl von Prüfungssymptomen ergab sich zu diesem Thema, wie großes Verlangen nach Nähe und Erotik, fühlt sich mit dem Gegenüber wie in einer erotischen Wolke, Fähigkeit zu flirten usw.

- Verlangen nach Nähe und Erotik (6 m)
- Besseres Verständnis in der Beziehung zu seiner Frau (6 m)
- Liebevoll in der Beziehung (5 f)
- Verlangen nach Zärtlichkeit und Geborgenheit und besonderer Sexualität, nicht 0-8-15 (7 m)
- Trägt am frühen Morgen Kind aus dem Ehebett, um mit seiner Frau zusammenzusein (7 m)
- Erotische Empfindung mit weiblicher Patientin während Gespräch, wie in einer erotischen Wolke (10 m)
- Unbefangener mit Frauen, hat Parfum gerochen und erotische Zuneigung über diesen Duft wahrgenommen und mit der Frau besprochen (14 m)
- Fähigkeit zum Flirten (10 m, 14 m)
- Sehr wache Sinne (10 m)
- Kann fast ohne Grenzen bei bestimmten, offenen Menschen flirten, wie selbstverständlich (10 m, 14 m)
- Möchte große Frau haben (13 m)
- Möchte Nähe zu einer Frau erproben und sich an der freuen (13 m)
- Verliebt sich pro Tag 1– 2 mal in eine Frau, ganz weiches aufnehmendes Gefühl (13 m)

- Unbefangener mit Frauen (14 m, 16 m, 13 m, 10 m)
- Kann unbefangener Frauen in die Augen schauen (14 m)
- Erstarrung und Unterbrechung in der Zubewegung mit Angst und Hemmung (10 m)
- Kann sagen und spüren, daß er von dem Anderen etwas will, als Ausgleich, weil er diesem etwas gegeben hat (10 m)
- Wird sich seines eigenen Eros und seiner eigenen Qualität bewußt, freut sich darüber (13 m)
- Keinen Gedanken an Sex (11 f)
- Unterdrückter Eros zwischen den Partnern durch Stillen (10 m, 11 f)
- Spürt, daß er sich nicht aus einer Absicht heraus verbinden darf, aber absichtslos mit Allem und Jedem (13 m)
- Gefühl: Bin allein und reduziert, weiß aber, daß dies ein Kräftesammeln für Liebe und Kommunikation ist (13 m)
- Will bei sich bleiben und doch auf andere zugehen. Sehr viel freier in der Kommunikation (16 m)
- Kommunikativ (14 m, 7 m, 10 m, 13 m, 16 m)
- Kommunikativer. Fähig, zu unkonventionellem Kontakt, kann sogar locker über den Preis eines Pullovers verhandeln (16 m)
- Empfindet unkomplizierte Kommunikation als Heilung, trotz Überwindung und Anstrengung, die es kostet (16 m)
- Weicht unangenehmen Begegnungen nicht mehr aus (16 m)
- Unbefangener mit Frauen (14 m)
- In Kneipe guter Kontakt zu ganz einfachen Frauen (13 m)
- Will seine beiden Söhne gleich behandeln (6 m)
- Angst und Traurigkeit, daß es ihrem Sohn nicht gut geht, daß sie ihm keine gute Erziehung gegeben hat (11 f)
- Entschließt sich dazu, daß ihre Arbeit in nächster Zeit sein wird, mehr mit Kindern zu tun und auf sie zu hören (11)

**Träume zum Thema Eros:**

- Erotische Träume (11 f, 13 m)
- Von wildem, offensiven Sex mit zwei Frauen gleichzeitig, trotz Menses (13 m)
- Von Zärtlichkeit (6 m, 13 m)

## Vergewaltigung

Für Opfer von Vergewaltigung als Verkehrung der erotischen Hinbewegung und ihre Folgen hat sich Aqua Hochstein klinisch bestätigt.

- Folge von Vergewaltigung:
  Nach Einnahme entwickelte der Prüfer eine schmerzhafte Perianalthrombose. Dabei kam ihm wieder die Erinnerung an seine Vergewaltigung vor 17 Jahren, als er betrunken mit dem Taxi heimfahren wollte, durch den Taxifahrer, der ihn dabei brutal verletzt hatte. Dafür hat er sich nur geschämt. Nach Aqua Hochstein Gefühl der Schande und Abscheu und Vergessen gelockert (12 m)
- Angst vor Frauen (13 m)
- Angst vor Vergewaltigung durch seine Frau (13 m)
- Ärger, Zorn auf die Frauen aus Verzweiflung wegen erotischer Abhängigkeit und Verwirrung (13 m)

**Traum zum Thema Vergewaltigung:**

- Liegt als kleiner Bub in seinem Zimmer und hört Schritte und weiß, daß sein Vergewaltiger wiederkommt (13 m)

## Gefühllosigkeit

**Verlust der Empfindung, des Gefühls, der Kontaktfähigkeit, Gefühl von Abgeschlossenheit nach außen.**

- Extreme Beziehungsstörung, spürt keine Beziehung zu ihrem Ehemann, wie beziehungslos (11 f)
- Empfindungslos zum Ehemann (11 f)
- Könnte sich sofort von seiner Frau trennen, kein Gefühl mehr zu ihr (16 m)
- Denkt nicht an die Beziehung zu ihrem Ehemann. Die Beziehung ist kein Thema (11 f)
- Furcht vor plötzlichem Verlust der Kontaktfähigkeit zu einer Frau, vermeidet deswegen Einladung (13 m)
- Will zu sich selbst kommen, sucht keinen Kontakt zu ihrem Mann. Es geht mehr um Ruhe und einfaches meditatives Tun (11 f)
- Sie macht ihre Sache, Ehemann macht seine Sache (11 f)
- Traurigkeit wegen der Abgeschlossenheit der Bürowände nach außen und mangelnder Verbindung nach außen (4 m)
- Verlust der erotischen Empfindung in der Nähe einer Frau, begehrt diese aus der Entfernung (13 m)
- Bemerkt, daß mehrere Frauen ihn mögen und daß er das gar nicht spürt (13 m)
- Bemerkt, daß sein Herz verschlossen ist (13 m)
- Kein Gedanke an Sex (11 f)
- Fatalistische Stimmung, ergibt sich in sein Schicksal und macht alles so, wie es notwendig ist, ohne große Gefühlsregung (8 m)
- Distanzgefühl zur Umgebung wird größer, kann aber dadurch mit allem besser umgehen. Läßt sich nicht mehr so ein (8 m)
- Distanzgefühl zu sich selbst, auch zu dem, was ihn selbst betrifft, weniger berührt (8 m)
- Spürt irgendwie eine Trennung zwischen Seele, Geist und Körper (8 m)
- Angst und Traurigkeit, daß es ihrem Sohn nicht gut geht, daß sie ihm keine gute Erziehung gegeben hat (11 f)

- Überlegt sich, ob die Beziehung zu seinen beiden Söhnen gleich ist (6 m)
- Fällt Pflegevater um den Hals, sehr lieb; hört wieder mehr auf seine Eltern, nachdem er vorher sehr hart war (15 m)
- Nach Trennung von seiner Frau und Familie kommt er heim und kann wieder den Garten, die Sonne und familiäre Beziehungen genießen, weiß aber, daß er wieder fahren muß und nicht der Bequemlichkeit erliegen darf (13 m)

## Gefühllosigkeit und Erschöpfung
## (Burn-out-Syndrom)

**Klinisch hat sich der Erschöpfungszustand in Zusammenhang mit Beziehungkrisen reichlich bestätigt.**

- Sinnlosigkeit, depressiv, keine Freude am Leben, hat alles: einen guten Ehemann, Kinder, Beruf und ist trotzdem unglücklich (11 f)
- Es ist ihr egal, ob sie umzieht, weil sie keine Freude hat (11 f)
- Will krank werden, weil keinen Sinn mehr im Leben sieht. Sie macht alles und zum Schluß ist sie die Schuldige. Keine Freude mehr. Will sich hinlegen und gar nichts mehr tun. Erwacht mit Übelkeit, Erbrechen, Schwindel und Schwäche mit Abneigung zu Essen (11 f)
- Fertig, alles zu viel, sorgt für alle und alles, ärgerlich, kann nicht mehr, weint. Ehemann fährt auch noch weg, obwohl sie miteinander so viel gearbeitet haben (11 f)
- Erschöpfungszustand, riesiger Berg Arbeit noch vor ihr (11 f)
- Fühlt sich ausgebrannt, erschlagen und müde (8 m)
Klinisch chronic fatigue-Syndrom geheilt.

## 4. Vielfalt

- Fühlt sich in seinem Zimmer wie in einem großen Land, in dem er sich auf verschiedene Art bewegen und darin sein kann (13 m)
- Sieht und empfindet das Leben wie viele verschiedene Melodien, die alle interessant sind (13 m)
- Spürt, daß er sich nicht aus einer Absicht heraus verbinden darf, aber absichtslos mit Allem und Jedem (13 m)
- In Kneipe guter Kontakt zu ganz einfachen Frauen (13 m)

## 5. Geld

**Viele Prüfungssymptome ergaben sich zum Thema Geld. Entspannter, fließender oder geiziger Umgang mit Geld. Die klinische Erfahrung zeigt, daß Aqua Hochstein eine Arznei für chaotische, nicht geordnete Finanzen ist, die häufig mit ungeklärten Beziehungen in Zusammenhang stehen.**

- Weniger Druck, entspannter in Geldangelegenheiten (3 m)
- Klärung von Geldangelegenheiten und Erleichterung dadurch (3 m)
- Gibt locker Geld aus (13 m, 10 m, 11 f)
- Macht seiner Frau großzügiges Geschenk (7 m)
- Machen 500.000.- DM Schulden ohne Angst (10 m, 11 f)
- Findet Sachen erfreulich billig, die teuer sind (13 m)
- Bewußtsein darüber, daß er reich ist (13 m)
- Traut sich nichts für sich zu wünschen, weil er nicht glaubt, daß er etwas geben kann (13 m)

- Bewußtsein, daß er reich ist, daß er etwas zu bieten hat (13 m)
- Geizig, ärgert sich, daß Unterricht oder Kindermädchen etwas kostet (11 f)
- Geld sitzt locker, Gefühl, er braucht kein Geldpolster (7 m)
- Will kein Mehr an Eigentum anhäufen, sondern auf den Fluß des Gebens und Nehmens vertrauen, basierend auf ihren Fähigkeiten (11 f)
- Geld aus der Hosentasche verloren (DM 550), dieses wiederbekommen, wieder in die Hose gesteckt und in der Waschmaschine gewaschen (11 f)
- DM 50 aus der Hosentasche verloren, DM 100 in Buch verlegt (11 f)
- Ärgerlich, daß Geld ausgeben muß für Ausbildung des Sohnes, die nichts fruchtet und sonstiges Sinnloses, was eigentlich sparen könnte (11 f)

**Träume zum Thema Geld:**

- Wasser und Geld (11 f)
- Von Ehepaar, das kein Geld hat und keine Beziehung hat und sparen muß (11 f)
- Es gibt keine Busfahrkarten mehr, weil jemand alle aufgekauft hat, der sie wieder alle teurer weiterverkauft (11 f)

## 6. Prüfungssymptome, die die Signatur des Wassers hervorgebracht haben

- Verlangen, ins Schwimmbad zu gehen (13 m)
- Baden bessert Unzufriedenheit mit sich selbst und seinem Aussehen (7 m)
- Lust auf blaue Farbe (10 m)
- Verlangen zu Reisen, nach Südamerika (2 m)
- Verlangen, sich zu bewegen wegen schmerzhaftem Druck in der aufliegenden Haut und den Knochen durch sein Körpergewicht Idee, er bekommt Decubitus, wenn er sich nicht bewegt (13 m)

## 7. EXPLOSIVE WUT

- Gefühl, sie ist krank, plötzlich ärgerlich, kann sich so aufregen und explodieren (11 f)
- Weiß nicht, was los ist mit ihr. Es gibt sofort immer großen Ärger in der Familie, trotz geringer Anlässe (11 f)
- Wutausbrüche bei stockender handwerklicher Arbeit verschwinden (7 m)
- Wartet sehr lange, wenn nichts anders wird, wird sehr ärgerlich und geht (10 m)

## 8. VERSCHMUTZUNG

- Erinnert sich an lang zurückliegende Abtreibung als extreme Verschmutzung seiner Seele (8 m)
- Kann seine tiefsten Verletzungen erinnern und darüber sprechen, die schon fast vergessen waren (12 m) (Bei 2 Patienten klinisch bestätigt)
- Empfindet Streit seiner Frau mit ihrem Sohn als unerträgliche Stimmung und spürt einen Impuls: "Ich bin nicht bereit, in dieser schlechten Umgebung weiter zu bleiben." (10 m)
- Später in der Prüfung: Kann Disharmonie besser aushalten (10 m)
- Ekel vor Rauchern (13 m)

## 9. Depression

- Depressiv mit Stimmungsabhängigkeit von anderen und einem Hauch von Selbstmordgedanken (2 m)
- Traurig durch Schmerz in der Luftröhre beim Einatmen; Furcht, schwer krank zu sein, vor Herzinfarkt, Lungenkrebs (13 m)
- Traurig, wenn die Sonne untergeht (10 m)
- Freude über die Sonne (10 m, 13 m)
- Unbekümmert, unbeschwert, pfeift morgens (7 m)
- Gewissensqual durch Rauchen (13 m)
- Fühlt sich gelähmt durch Rauchen (13 m)

## 10. Übrige Geist-Gemütssymptome

- Wach, aufmerksam (4 m)
- Extreme Angst mit Frösteln und aufgestellten Haaren in der Dunkelheit, allein im Wald (13 m)
- Ruhelosigkeit, Rastlosigkeit, Gereiztheit bei Schmerzen (6 m, 8 m)
- Ruhelosigkeit, Reizbarkeit, will nicht angeredet oder angesehen werden (8 m)
- Ekel vor Rauchern (13 m)
- Lachen im Traum (13 m)

# Körperliche Symptome

**Schwindel**
- Schwindel (13 m)
- Schwindel bei Zweifel (13 m) (Klinisch bestätigt)

**Ohren**
- Gefühl wie Wasser in den Ohren, Trommelfell geht auf und zu (10 m)
- Entzündung linker Gehörgang (10 m)

**Kopf**
- Kopfschmerz, ganzer Kopf drückend, nach dem Einkaufen, Essen bessert (10 m)
- Hitze im Kopf (10 m)
- Dumpfheit des Kopfes morgens, wie eine Wolke (10 m, 11 f)
- Kopfschmerz Schläfe links, kurz, stechend und dumpf (11 f)
- Schmerzhaftes starkes Stechen rechte Schläfe (4 m)
- Massive Kopfschmerzen wie zum Platzen, frontal in der Mitte über der Nase, Kälte bessert (16 m)
- Prickeln auf der Stirn (4 m)
- Schweregefühl erstreckt sich bis zum Unterschenkel (8 m)

**Augen**
- Tränenfluß beim Gähnen (11 f)
- Juckreiz in den Augen, innerer Canthus rechts (11 f)
- Röte und Jucken innerer Canthus (10 m)

- Gefühl, wie verschwollen, wie bei Heuschnupfen (10 m)
- Sandgefühl in den Augen (13 m)
- Reiben und Berühren der Augen schmerzt (13 m)
- Klareres Sehen (4 m)

**Nase**
- Kräftiges Niesen immer wieder (10 m, 5 f)
- Explosives Niesen (10 m, 2 m, 5 f), anfallsweise (2 m)
- Fließschnupfen nach nassen Füßen mit starken Niesanfällen (5 f)
- Verstopfte Nase (11 f)
- Trockenheit, bei Erkältung (8 m)
- Schnupfen, der in der rechten Stirnhöhle sitzt, mit geringer wässriger Absonderung (2 m)

**Mund**
- Speichel wird sauber (10 m)
- Zahnfleischbluten (13 m, 11 f)
- Trockene Lippen und Durst (6 m)

**Hals**
- Trocken innen (10 m)
- Trockenheit bei Erkältung (8 m)
- Wie Sand, rauh, wie wenn Hals salzig wäre, gereiztes Gefühl (11 f)
- Schmerz, leicht, mit dickem, gelben Auswurf morgens (11 f)
- Schmerz brennend beim Schlucken, warm trinken bessert, kalt trinken verschlechtert (8 m)
- Schmerz links, warm trinken bessert (5 f)
- Ziehender Schmerz in den Tonsillen, erstreckt sich zum Brustbein (4 m)
- Schwellungsgefühl im Hals in Uvula-Nähe, erstreckt sich Richtung Hals und Nase (8 m)

- Eitrige Angina, schmerzlos (klinisch bestätigt)
- Eitrige Angina, stark schmerzhaft (klinisch bestätigt)

**Magen**
- Übelkeit, flaues Gefühl im Magen (5 f)
- Erwachen mit Übelkeit, Erbrechen, Schwindel und Schwäche (11 f)
- Leichte Übelkeit, durch Essen besser (2 m)
- Sodbrennen nach Banane und Magenschmerzen, die sich zum Hals erstrecken, möchte erbrechen, kann nicht, es kommt nur saures Wasser (11 f)
- Wassererbrechen wie in der Schwangerschaft, hängt über dem Waschbecken, fühlt sich schlecht und erschöpft (11 f)
- Sodbrennen und Magenschmerzen, besser durch warmen Jasmin-Tee (11 f)
- Plötzliche, krampfartige Magen- und Bauchschmerzen mit Durchfällen (11 f)
- Verstimmter Magen, 6 Stunden lang durch süßes Gebäck (13 m)
- Verlangen Oliven (13 m)
- Verlangen kalte Milch (13 m)
- Verlangen süß (7 m)
- Verlangen Zigaretten (7 m)
- Hört nach 20 Jahren auf zu rauchen (13 m) (Klinisch bestätigt)
- Verlangen scharfer Senf auf Brot und Käse (13 m)
- Verlangen Petersilie (13 m)
- Appetit vermehrt (7 m)
- Dauernder Durst auf kaltes Wasser (18 f)
- Durst (6 m)

**Abdomen**
- Schmerz (11 f)
- Schmerz ganzer Unterbauch (11 f)
- Bauchschmerzen nachts (16 m)
- Schmerz drückend linker Unterbauch mit Darmbewegung und Luftabgang (11 f)
- Schmerz drückend Leberkapsel, Einschnaufen und Bewegung verschlechtert (13 m)
- Schmerz stechend unterm Rippenbogen (11 f)
- Schmerz ziehend Unterbauch links mehr als rechts (11 f)
- Schmerz ziehend rechte Leiste (11 f)
- Schmerz ziehend zwischen Symphyse und Nabel (11 f)
- Ziehendes Gefühl Unterbauch, krampfartig, Uterus-Gegend (11 f)
- Bauchdecke und innere Organe, Gefühl, als ob nach unten hängen und sinken (11 f)
- Möchte Unterbauch mit Hand nach oben halten (11 f)
- Wärme im Bauch und angenehmes Gurgeln (13 m)
- Wunderbar wohliges Gefühl im Bauch beim Erwachen (10 m)
- Blähungen vermehrt (13 m, 16 m)
- Blähungen und Völlegefühl gebessert (7 m)
- Blähungen schmerzhaft nachts (16 m)
- Abszeß in der Bauchhaut (11 f)

**Rectum**
- Druck auf Rectum wie zum Stuhlgang (11 f, 16 m)
- Vergeblicher Stuhldrang (16 m)
- Schmerz und Druck in der Gegend des Enddarms und Prostata nach unten (16 m)
- Gefühl, wie nach unten absinkend, Druck auf Enddarm (11 f)
- Perianalthrombose, extrem schmerzhaft. Dieser Schmerz erinnert den Prüfer an seine brutale Vergewaltigung vor 17 Jahren, als er betrunken war, durch den Taxifahrer, der ihn heimfahren sollte. Als Homosexueller, der nie Analverkehr hatte, kommt ihm der Wunsch, dies auszuprobieren (12 m)

- Afterjucken (13 m)
- Diarrhoe, große Mengen, nachher Bauchschmerzen besser (11 f)
- Diarrhoe, übelriechend, morgens (7 m)

**Blase**
- Häufiges Wasserlassen nachts (10 m, 11 f)
- Häufiges Wasserlassen nachts bessert sich (4 m)
- Häufiges Wasserlassen, große Mengen klaren Urins (8 m)
- Zweimaliges Wasserlassen nachts verschwindet (11 f, 8 m)
- Blase drückt nach unten (17 f)
- Brennen beim Wasserlassen (17 f)
- Kälteempfindlichkeit der Blase, sofort Brennen nach Kälte (17 f)

**Nieren**
- Schmerzen beide Nierenlager, anhaltend, leichtes Bücken bessert (18 f).
- Schmerzen Nierengegend, erstrecken sich in Oberschenkel (Dieses Symptom hatte der Prüfer im Rahmen einer chronisch-haemorrhagischen Zystitis ein halbes Jahr lang einige Monate vor der Prüfung.) (16 m) (Klinisch bestätigt)

**Genitalien**
- Balanitis (10 m) (klinisch bestätigt)
- Ungeheuerer Juckreiz im Bereich der Schamhaare (12 m)
- Wärmegefühl im Genitalbereich (10 m)
- Placentaretention (klinisch bestätigt)
- Traum: Aus ihrer Scheide kommt ein Stück Nabelschnur. Sie denkt sich, da ist doch nicht alles heraußen gewesen, deshalb habe ich immer entzündeten Nabel, was sie tatsächlich hatte (11 f)
- Gefühl, Uterus und Bauch drückt und hängt nach unten,

schmerzhaft, Gehen verschlechtert, möchte Unterbauch mit Hand nach oben halten (11 f)
- Neigung zur Masturbation (10 m)
- Neigung zur Masturbation weniger (13 m)
- Ziehender Schmerz Unterbauch vor der Periode, Gefühl, Bauchdecke hängt nach unten, mit einsetzender Periode besser (11 f)

**Larynx**
- Stimme entspannter, weicher, fließender (10 m)
- Stimme rauh bei Erkältungskrankheit (8 m)

**Atmung**
- Gähnen (11 f)
- Asthma bei Anstrengung (10 m)

**Bronchien**
- Reizhusten, vor allem nachts (10 m)
- Husten mit etwas Auswurf (11 f)
- Schmerz im rechten Hauptbronchus beim Einatmen (13 m)

**Thorax**
- Warmes, wohliges Gefühl im Brustkorb (10 m)
- Stechender Schmerz quer über die Brust vorne, bei Bewegung der Schultern schlimmer (13 m)

**Rücken**
- Steifer Nacken, kann Kopf nicht nach links drehen, Wärme bessert, Kälte verschlechtert (8 m)
- Steifer Nacken morgens nach dem Aufstehen, durch leichtesten Luftzug auf dem Gang (10 m)

- Ziehender Schmerz vom Nacken zur Schulter über die Flanken bis zur Hüfte (6 m)
- Ziehender Schmerz LWS, Bewegung schlechter, Liegen schlechter mit Ruhelosigkeit, legt sich hin, steht wieder auf. Findet keinen Platz, wo sich wohlfühlen könnte, aber sucht nach passender Position (6 m, 8 m)
- Wärmegefühl im Rücken mit Entspannungsgefühl (6 m)
- Kältegefühl zwischen Schulterblättern (11 f)

**Extremitäten**
- Schmerz rechte Schulter (11 f)
- Schmerz rechte Schulter, erstreckt sich zum kleinen Finger (8 m)
- Schmerz vom Ellenbogen, Epicondylus lateralis, erstreckt sich nach vorne zwischen 1. und 2. Os metacarpale (11 f)
- Rheumatische Schmerzen in den Gelenken bis auf die Knochen, nachts schlechter, Kälte schlechter, Wärme bessert (10 m, 11 f)
- Schmerzen Knie und Unterschenkel, dumpf-ziehend, schwer, erstreckt sich Richtung Unterschenkel an der Tibiaaußenseite (11 f)
- Schmerzen rheumatisch linkes Knie Außenseite, dumpf (11 f)
- Dumpf-ziehender Schmerz zwischen linker Achillessehne und Malleolus lateralis, erstreckt sich nach oben und vorne auf den Unterschenkel (11 f)
- Ziehender Schmerz Fußsohleninnenkante am Übergang Fußgewölbe zur Ferse (11 f)
- Krämpfe Unterschenkel, mehr nachts, Schütteln der Beine bessert (8 m)
- Ruhelosigkeit der Beine mit Kribbeln im Vorfuß (16 m)
- Eiskalte Füße erwärmen sich mit Prickeln wie beim Warmwerden nach Erfrieren, rechts > links (13 m)
- Zehen leuchtend rosarot bei Wärme (13 m)
- Rote Flecken an beiden Großzehen beim Baden in der Badewanne (7 m)
- Kälte der Füße, wie zwei Eisblöcke (16 m)

- Kalte Füße bessern sich (6 m)
- Hitze Unterschenkel und Fußsohlen, morgens beim Erwachen, mit übelriechendem Durchfall (7 m)
- Schwitzen kalt unter den Axillen (18 f)
- Stinkender Schweiß, muß dauernd duschen (19 f)
- Scharfer, saurer Axillarschweiß (13 m)
- Stinkender Schweiß Axilla (1 m) und am seitlichen Thorax, Unterwäsche muffelt nach einem Tag (13 m, 19 f, 18 f)
- Schmerzhafte blutende Einrisse Finger, Kälte schlechter (10 m)
- Feine, schmerzhafte, brennende Risse ganze Hand durch Arbeiten mit Wasser und Spülmittel (11 f)
- Schmerzhafte, tiefe Einrisse Daumenspitze beidseits (11 f)
- Schmerzhafte Risse in den Fersen (11 f)

**Schlaf**
- Schlaflosigkeit (10 m) (Klinisch häufig bestätigt, besonders bei Kindern in chaotischen Familienverhältnissen und nach Partnerverlust.)
- Wacht auf um 3.00 Uhr morgens, könnte aufstehen und arbeiten. Schläft nach 1 Stunde wieder ein (10 m)
- Wacht auf, ist hellwach, muß aufstehen und auf dem Sofa neben dem Bett schlafen (13 m)
- Nach kurzem Schlaf bis 5.00 Uhr wach (13 m)
- Schlaf unruhig, wacht früh auf, nicht mehr müde (11 f)
- Unruhiger Schlaf, muß sich drehen und wenden, häufiges Aufwachen (4 m)
- Schlechter Schlaf, ständiges Aufwachen, schlechte Träume (8 m)
- Schlaf besser. Vorher hatte Einschlafprobleme, ist immer um 4.00 Uhr aufgewacht, hatte Ruhelosigkeit, die aus dem Bett getrieben hat (6 m)
- Schlaf gebessert (5 f)
- Schläft ruhiger (4 m)
- Extremes Schlafbedürfnis, 48 Stunden mit kurzen Unterbrechungen durchgeschlafen (20 m)

- Gefühl, durch Schlafen ist Schwere aus den Knochen gegangen, sich mit jeder Schlafetappe leichter gefühlt (20 m)

**Frost**
- Kälteschauer über den ganzen Körper (10 m)
- Frieren und Schüttelfrost mit Gänsehaut, vom Bauch ausgehend, über den ganzen Körper in kurzen Intervallen (11 f)
- Große Frostigkeit ganzer Körper (11 f)
- Friert, trotz warmem Zudecken (8 m)
- Plötzlicher Schüttelfrost abends mit Kältegefühl; nach kurzem Schlaf konnte sich fast nicht erwärmen (7 m)
- Traurig, wenn Sonne weggeht (10 m)

**Hitze**
- Ganzer Körper heiß (10 m)
- Wärmegefühl vom Rücken nach oben und in die Beine (6 m)
- Wärmegefühl vom Kopf, Schädeldach nach unten ausstrahlend bis in die Fußsohlen, plötzlich durchbrochen durch Zucken in den Handmuskeln (7 m)
- Gefühl, als ob Fieber bekommen würde (11 f)

**Haut**
- Hauttrockenheit ganzer Körper, Spannungsgefühl dadurch (2 m)
- Schmerzhafte Risse Finger, Hände, Fußsohlen (siehe Extremitäten) (10 m, 11 f)

**Allgemein**
- Müdigkeit morgens, kommt schwer aus dem Bett (10 m)
- Müdigkeit, fühlt sich ausgebrannt, erschlagen (8 m)
- Müdigkeit, hätte in der Arbeit einschlafen können (11 f)
- Narkolepsie (klinisch geheilt)

- Spürt schmerzhaften Druck auf seiner Haut und in seinen Knochen durch den Druck seines Körpergewichts mit Verlangen, sich zu bewegen; Idee, er bekommt sonst einen Decubitus (13 m)
- Entzündung Nasennebenhöhlen (2 m)
- Nasse, kalte Füße verschlechtern (5 f)

**Träume**
- Ist schockiert, daß seine Ex-Freundin, von der er sich gerade getrennt hat, schon wieder neuen Freund hat (14 m)
- Ich bin isoliert und nicht mehr gebraucht (8 m)
- Ehepaar, das kein Geld und keine Beziehung hat und sparen muß (11 f)
- Wilder, offensiver Sex mit 2 Frauen gleichzeitig, trotz Menses (13 m)
- Literweise Nasenbluten (16 m)
- Operationen, Blut, Frauen (11 f)
- Das Wort: "Operationsvorbereitung"(13 m), (Zweimal klinisch bestätigt, daß Aqua Hochstein bei Patienten, die sich im Traum gegen eine Operationsvorbereitung und eine Narkosespritze gewehrt haben, geholfen hat.)
- Aggressive Raubkatze, die er in Schranken weisen muß (2 m).
- Eine oder zwei Hände klammern an seinem Kragen. Er macht einen Finger nach dem anderen auf und löst sich von der Hand (10 m)
- Wasser (13 m)
- Hat vergessen, Zimmerpflanzen zu gießen, sehen strohig aus, aber haben das überstanden (10 m)
- Schnee (2 m, 11 f, 15 m)
- Wassertiere, Krebse, Flimmertierchen (13 m)
- Wasser und Geld (11 f)
- Arzneifläschchen mit 3 verschiedenen Aufklebern. Er hofft, daß in dem Fläschchen 3 getrennte Kammern sind, sonst wäre die Arznei unbrauchbar, weil vermischt (13 m)
- Er wird übersehen, alle gehen an ihm vorbei, als ob er nicht da

wäre. Er sagt nichts, kein Mensch beschäftigt sich mit ihm (8 m)
- Er läuft alleine zuerst eine Schleife einen Berg hinauf, als er herunterläuft, fängt er an zu weinen und hört Mozart und Beethoven, Klarinettenkonzert. Unten ist ein Bach mit Steinen, er springt über diese Steine und schreit vor Entsetzen und Trauer, weil er seine Eltern verloren hat. Er ist dabei etwa 4 Jahre alt (wacht auf mit offenem Mund und Weinen) (13 m)

## Differentialdiagnosen

**Nähe Natrium muriaticum:** Wegen Folge von Trennungen, Schlafstörungen, Alleinsein.
**Unterschied:** Bei Aqua fehlt die Verletztheit und das Zurückkommen auf alte, unangenehme Erinnerungen.

**Nähe Sepia:** Wegen Kontaktstörung, starker Störanfälligkeit im emotionalen Kontakt zwischen Mann und Frau, plötzlicher Aggressivität, Kälteempfindlichkeit.
**Unterschied:** Bei Aqua fehlt das Unberechenbare, Willkürliche, Unwillige. Es ist in seiner Ablehnung und Kontaktstörung eher defensiv.

**Nähe Plutonium:** Weil Wesensgrund (Plutonium) und Identität (Aqua) verwandte Qualitäten sind, wegen Schlaflosigkeit, Unruhe und bei Trennung.
**Unterschied:** Aqua-Krankheit ist Auslöschung des eigenen Willens und der Identität. Plutonium ist Unterdrückung des eigenen Wesens, Zwang.

**Nähe Placenta:** Wegen Thema Trennung, Ablösung, Alleinsein, Verliebtheit.
**Unterschied:** Placenta muß sich trennen von seiner Idealisierung und von seiner Absicht nachzuahmen und nachzufolgen. Bei Aqua geht es um notwendige Trennung oder mögliche Verbindung.

**Nähe Luesinum:** Wegen der massiven Nachtverschlimmerung, extremer Schlaflosigkeit. Beide Arzneien folgen gut aufeinander.
**Unterschied:** Hoffnungslosigkeit nicht so deutlich.

**Nähe Staphisagria:** Wegen Milde, weiche Männer, explosiver Wut, begehrt eine Frau aus der Ferne, verliert die erotische Empfindung in der Nähe, Folge von Verletzung bei Geschlechtsverkehr.
**Unterschied:** Zweifel kein Thema.

**Nähe Sanicula aqua:** Wegen rissiger Haut an Händen und Füßen, Kindermittel, späten Sprechenlernens.

**Nähe Hydrogenium:** Wegen des gemeinsamen Themas Identitätszweifel, auch sexuell.
**Unterschied:** Wir haben keine klinische Erfahrung.

# Kasuistik

## Patienten zum Thema Beziehungszweifel:

Beziehungszweifel, Unklarheit über die Beziehung zu einem Menschen, ob eine Verbindung oder Trennung notwendig ist, bilden einen der Hauptauslöser für die Verordnung von Aqua Hochstein.

**Mann, 33 Jahre alt**: Der Patient leidet seit 14 Tagen an irrsinnigen Kopfschmerzen und Gliederschmerzen mit Übelkeit morgens und Mattigkeit. Er muß sich nach leichter Anstrengung sofort hinlegen. Der Kopfschmerz erstreckt sich vom Nacken bis in die Schläfen, in den Augen spürt er einen Druck.
Lebenssituation: Der Patient, der homosexuell ist, hat seit einigen Monaten einen Freund in einer 300 km entfernten Stadt. Er sieht die Freundschaft enger und tiefer als sein Freund, das führt ihn in einen großen Zwiespalt und Zweifel und er weiß überhaupt nicht, wo er jetzt hingehört, ob er nicht sogar in diese Stadt ziehen soll.

*Analyse:* Die Beziehungszweifel, nicht zu wissen, wohin er gehöre, war das Schlüsselsymptom für die Verordnung von Aqua Hochstein.

*Ergebnis:* Der schlechte Zustand des Patienten besserte sich schnell, eine Trennung von seinem Freund folgte ebenfalls.

**Frau, 27 Jahre alt**: Die Patientin leidet an einer rezidivierenden Sacralgie, die mit Urina equina geheilt wurde. Im Laufe der Behandlung stellte sich aber heraus, daß sie ein unklares Verhältnis mit einem Mann hat. Diese Verbindung besteht seit fast 3 Jahren, sie vermeidet jeglichen sexuellen Kontakt mit ihm, auch aus religiösen Gründen.
Sie zweifelt immer wieder, ob sie die Beziehung überhaupt will, fühlt sich gedämpft durch diesen Freund in ihrer Lebenslust und ihrem Temperament.

*Analyse:* Um der Patientin Klarheit in ihren Gefühlen zu ihrem Freund zu verschaffen, verordnete ich Aqua Hochstein.

*Ergebnis:* 14 Tage nach Einnahme von Aqua Hochstein Q1 hatte sich die Patientin bereits von ihrem Freund getrennt. " Ich bin froh, daß ich diesen Schritt gemacht habe, es ist eine große Last von mir abgefallen."

**Mann 42 Jahre alt:** Hat Beziehungskrise mit seiner Frau, die an einer depressiven Angstsymptomatik leidet. Der Patient ist ratlos, wie es mit seiner Beziehung weitergehen soll.

*Analyse:* Eine seit Jahren bestehende rez. Pancreatitis wurde ein Jahr lang mit Excrementum caninum erfolgreich behandelt, zum Zeitpunkt der jetzigen Beziehungskrise ist der Patient frei von körperlichen Beschwerden.
Die Beziehungsschwierigkeiten mit dem für Aqua Hochstein typischen Gefühl, "meine Frau hat sich von mir abgetrennt," war der Schlüssel für die Verordnung von Aqua Hochstein. Im ersten Folgeinterview nach 11 Tagen wird noch deutlicher, was den "Aqua – Mann" bewegt.

*Ergebnis:* 11 Tage nach Einnahme wird dem Patienten einiges bewußt, was er in seiner Beziehung falsch gemacht hat." Ich dachte immer meine Frau ist ja so schwach, die hat es ja so schwer, da will ich nicht noch zusätzlich irgendwie belasten. Ich habe mich zu sehr auf meine Frau fixiert und meine eigene Mitte, die ich vor meiner Heirat schon hatte, aufgegeben, ich ärgere mich, daß ich mich durch meine Beziehung rausschubsen ließ. Ich muß meinen Gehorsam ablegen, ich habe immer versucht allen alles Recht zu machen." Der Patient beklagt auch, daß er seine ganzen Freundschaften zugunsten seiner Beziehung aufgegbn hat.
Hier wird noch klarer, daß sich der Patient so in seine Frau eingefühlt hat, daß er dadurch sein eigenes Profil zu sehr aufgegeben hat. (Identitätsproblem von Aqua durch Anpassung und Aus-

löschung der eigenen Identität)

Zweite Folgekonsultation: " Mir ist klar geworden, daß ich viel mehr auf mich selbst hören muß, aber auch, daß mein Platz bei meiner Frau und in unserem Haus und bei den 2 Kindern ist. Ich habe einen neuen Ansatz im Umgang mit meiner Frau gefunden." Eine weitere große Veränderung ergab sich für den Patienten dadurch, daß ihm bewußt wurde, daß es im Leben immer mehr Wahrheiten, bzw. verschiedene Sichtweisen gibt. Früher hatte er immer eine starre Haltung eingenommen, weil er immer der Meinung war, daß nur eins richtig sein kann. In diesem Bewußtwerdungssymptom wird der starre Aspekt von Aqua Hochstein deutlich.

**Mann, 29 Jahre alt:** Gastritis, panische Angstzustände, Schwindel war der Ausgangspunkt der Behandlung bei diesem Patienten und diese Zustände wurden sehr gebessert unter den Arzneien Scorpio europaeus und Urina equina.
Nachdem ihn seine Freundin verlassen hat, weil er eine extrem ambivalente Beziehung zu ihr hatte (er verweigerte zeitweise Sexualität, weil er Angst hatte, daß er ein Kind zeugen könnte, Gefühle von Eingeengtsein mit dem Wunsch wieder frei zu sein) kam der Patient erneut zu mir wegen Trennungsschmerz und Zweifel, ob er nun die Beziehung will oder nicht. Magenschmerz und ständige Übelkeit haben sich eingestellt.
Verlassenheitsgefühle, Selbstvorwürfe, Gefühl, so eine Frau findest du nicht wieder, sowie andererseits Wissen um Eingeengtsein in dieser Beziehung umkreisen und quälen ihn.

*Analyse:* Schlüssel für die Verordnung war der Beziehungszweifel, die Unklarheit, ob er denn die Beziehung nun will oder nicht.

*Ergebnis:* Innerhalb 6 Wochen nach Behandlung mit Aqua Hochstein werden die Zweifel und Trennungsschmerz weniger, der Patient steht fester im Leben. Die körperlichen Beschwerden haben sich ebenfalls behoben.

Differentialdiagnosen: Wegen des stark vorherrschenden Zweifels zog ich Aqua Hochstein Ignatia oder Nat-mur. vor.

**Frau, 23 Jahre alt:** Die Patientin leidet an extremen Zahnschmerzen, die durch Trinken von Wasser sich leicht bessern. Bei genauerer Nachfrage nach jetziger Lebenssituation erzählt die Patientin, daß sie sich vor 2 Tagen von ihrem Freund getrennt hat, den sie nie mit ganzem Herzen geliebt hat und demgegenüber sie in gewisserweise unehrlich in ihren Gefühlen war.

*Analyse:* Die 2 Jahre bestehende unklare Beziehungssituation und jetzige Trennung bildeten die Grundlage für die Verordnung, auffällig war auch die Besserung durch Trinken von Wasser.

*Ergebnis:* Sofortige Besserung dieser heftigen Zahnschmerzen innerhalb von Minuten, einige kleinere Rückfälle konnten mit erneuten Gaben geheilt werden.

**Mann, 50 Jahre alt:** Der Patient kommt wegen extremer Furcht vor Zahnarzt, mit Schweißausbruch und Herzklopfen, er hat Angst, daß der Zahnarzt den blanken Nerv treffen könnte. Weil der Patient auch gerade zweifelt, ob er mit einer Ex-Freundin in den Urlaub fahren soll, was für ihn emotional nicht eindeutig ist, verordne ich Aqua Hochstein, wobei dieses Thema der Unklarheit in Beziehungen für ihn kein Einzelfall ist. (Der Typus des ambivalenten Mannes)

*Ergebnis:* Der Patient konnte ohne jegliche Angst seinen Zahnarzt aufsuchen und entschied sich eindeutig gegen diese Urlaubsreise, um nicht in eine unklare Beziehung zu schlittern.

**Frau, 61 Jahre alt,** alleinlebend, seit Jahren Osteomyelitis. Deutliche Erfolge durch Lac felinum. Darunter deutliche Reduktion der Schmerzen und Rückgang der Entzündung. Sie hat einen Freund, durch dessen Unstetigkeit und Mischung aus Nähe und monatelanger Funkstille sie sich oft verletzt fühlt.

*Ergebnis:* Nach Aqua Hochstein schläft sie sofort viel besser, sagt ihrem Freund, was sie verletzt.
Die BKS ist so niedrig wie nie, was anzeigt, daß die Osteomyelitis in ihrer Aktivität nachläßt. Analog lassen auch die Beinschmerzen deutlich nach. Seit Jahren, seit dem Beginn ihrer Erkrankung, hat sie sich nie mehr unter Menschen getraut, weil sie sich nicht für standfest genug hielt. Jetzt fährt sie alleine in die Großstadt. Sie kann die Wahrheit akzeptieren und genießen, wie es mit ihrem Freund nun mal ist.

*Analyse:* Diese schöne Heilung auf der körperlichen und psychischen Ebene bewirkte Aqua Hochstein, nachdem Versuche mit Luesinum, Mercurius solubilis, Sulfur, Ignatia und Natrium muriaticum nur kurze oder keinerlei Besserung gebracht haben. Lac felinum, das wir mit Singletum und moderner Einsamkeit verbinden und hier geholfen hat in der Vorgeschichte, erfährt so seine Ergänzung durch Aqua Hochstein mit seinen Beziehungszweifeln und seinem Alleinsein.

**Mann, 30 Jahre alt**: Er kommt wegen Heuschnupfen. Von seiner Beziehung erzählt er, daß er "eine Beziehung, aber nicht richtig fest" hat. Es wird ihm schnell viel zu eng. Lange Zeit hatte keine Beziehung. Klarer, angenehmer, durchsichtig-heller Gesichtsausdruck.

*Analyse:* Die "nicht feste Beziehung", die weiche, klare Ausstrahlung und sein Verhalten in Beziehungen haben mich zur Verordnung von Aqua Hochstein geführt, das gut gegen seine saisonale Allergie geholfen hat.

**Mann, 45 Jahre alt**: Schwäche, Gewichtsabnahme, Nahrungsunverträglichkeiten, Antriebslosigkeit. Ehefrau hat sich vor einigen Jahren von ihm getrennt. Vermeidet Sex, weil er danach deutliche Schwäche, krampfartige Nieren- und Bauchschmerzen bekommt. Hat eine Beziehung, aber nicht fest.

*Ergebnis:* Nach Aqua sofort wesentlich mehr Energie. Der Patient sagt: Das Depressive ist weg. Er bekennt sich dazu, daß er eine feste Beziehung hat, nimmt deutlich an Gewicht zu.

**Frau, 60 Jahre alt**: Sie kommt wegen eines großen Fibroms am Unterlid. Ihr Mann hat seit 2 Jahren eine Freundin. Sie ist tief enttäuscht, alles ist unklar. Sie hat sich ein Heim gewünscht, als sie geheiratet hat, das jetzt zerfällt.

*Ergebnis:* Das Fibrom am Unterlid besteht unverändert, aber die Patientin berichtet, daß sie seit Jahren wegen Fingergelenksschmerzen keine feineren Tätigkeiten, z.B. Stricken, mehr ausführen konnte. Sie hat jetzt, nach 6 Wochen, keinerlei Schmerzen in den Fingergelenken mehr und kann alle Arbeiten wieder ohne Probleme ausführen. Sie ist schon an der rechten Hüfte operiert. Jetzt soll die linke Hüfte wegen dauernder Schmerzen im Sitzen, Liegen oder Stehen ebenfalls operiert werden. Diese Schmerzen sind wesentlich besser, sie läßt sich vorerst nicht operieren. Knieschmerzen beidseits wesentlich besser.

## Patienten zum Thema Trennung:

**Frau, 35 Jahre alt:** Sie kommt in die Praxis, um wegen verschiedener kleiner Beeinträchtigungen ihr Konstitutionsmittel zu bekommen. Sie hat 4 kleine Kinder. Ihr Problem ist, wie sie sagt, ihr Alleinsein, "weil der Mann, den man liebt, ein anderes Leben führt, als man selbst es möchte."
3 Tage nach Verordnung und Einnahme von Aqua Hochstein stellt sich heraus, daß ihr Mann seit längerer Zeit ein Verhältnis mit ihrer Freundin hat.

*Analyse:* Durch Aqua Hochstein wird die Tatsache der Trennung von ihrem Mann manifest und sichtbar.

**Frau, 50 Jahre alt:** Sie kommt, weil sie seit 2 Wochen nicht mehr schläft und völlig am Ende ist. Dazu hat sie Angstzustände. Ausgelöst wurde dieser Zustand dadurch, daß die Firma ihres Mannes einen Ortswechsel vorgenommen hat und dieser in Zukunft die ganze Woche 800 km entfernt arbeiten wird. Davor war er nur 2 Tage pro Woche außer Haus. Die Patientin hat eine Scheidung hinter sich vor 20 Jahren und litt nach der Trennung viele Monate unter genau der gleichen Schlaflosigkeit.

*Analyse:* Hier zeigen sich mehrere Aqua- Key-notes auf einmal.
1. Trennung
2. Beziehungszweifel
3. Schlaflosigkeit
4. Berufliche Unsicherheit beim Ehemann.

*Ergebnis:* Nach 3 Tagen schläft die Patientin wieder durch. Die Angstzustände gehen langsam zurück.

**Mädchen, 2 Jahre alt:** Wacht seit 3 Wochen jede Nacht mehrmals auf und wandelt durch das Haus. Sie ist völlig schweigsam und ruhelos, macht alles mit sich alleine aus. Normalerweise badet sie ewig lange, jetzt steigt sie schon nach 2 Minuten aus dem Wasser. Sie findet schlecht Kontakt zu Kindern in der Umgebung, spielt nicht oder ist aggressiv. Die Familie ist vor 2 Monaten umgezogen. Am vorigen Wohnort hatte das Kind 2 Omas in der Nähe.

*Ergebnis:* Nach 2 Nächten mit Erstverschlimmerung und Alpträumen ist sie wieder kontaktfreudig und schläft durch.

## Patienten zum Thema Schlaflosigkeit:

Siehe auch Fälle unter Thema Trennung. Bei diesen Fällen war Schlaflosigkeit ebenso ein häufiges Symptom.

**Frau, 81 Jahre alt:** Sie hat nach 30-jähriger Ehe und 2-jähriger Pflege ihren Ehemann verloren und sagt: "Wozu bin ich jetzt noch da? Es ist entsetzlich, wenn niemand da ist!" Sie kennt dieses Gefühl von der Zeit, als ihr Vater starb: Ein Gefühl der vollkommenen Leere. Unruhe nach dem Aufwachen, kann nur mit Adumbran Schlaf finden. Für ihre Weinanfälle hilft ihr immer wieder Pulsatilla, für Angstzustände um ihre eigene Gesundheit seit dem Tod des Ehemannes, Platinum metallicum. Die Schlaflosigkeit wurde durch beide Arzneien nicht besser.

*Ergebnis:* Nach Aqua Q3 innerhalb einer Woche Adumbran abgesetzt, nachdem sie es 4 Monate zum Schlafen gebraucht hatte. Ohne Tranquilizer war kein Einschlafen möglich gewesen. Gleichzeitig entdeckt die Patientin, daß sie gerne alleine ist.
Beobachtungszeitraum: 2 Jahre

**Frau, 40 Jahre alt:** Ihr Freund, mit dem sie viele Jahre zusammen war, der Alkoholiker war und für den sie bis zur Selbstaufgabe alles gemacht und organisiert hat, hat vor Jahren Suizid gemacht. Vor 2 Jahren kam sie wegen Pelzigkeit, Ameisenlaufen, Taubheit im rechten Daumen, Zeigefinger und Mittelfinger mit Nackenschmerzen. Mit Placenta wurde diese Krankheit sofort und anhaltend geheilt. Neben den Lokalsymptomen waren dabei die Idee der Ablösung von ihrem toten Freund und der Beendigung der Idealisierung der Beziehung – alles Symptome aus der Placenta-Prüfung – zielführend für die erfolgreiche Verordnung.

Schon damals sprach sie davon, lieber lang in der Arbeit als zu Hause zu sein. Darüberhinaus fuhr sie jeden Tag zu ihren Eltern und kochte für ihren Vater, weil sie den Verdacht hatte, daß ihre Mutter ihren Vater schlägt und weil ihr Vater bei ihrer Mutter nichts mehr aß. Nachdem auch ihr Vater gestorben war, kam die Patientin und berichtete, daß sie seit Monaten nur mehr 2 bis 2 ½ Stunden schlafen kann, daß alles so still zu Hause ist, daß sie hellwach und unruhig ist, sobald sie nach Hause kommt, obwohl sie täglich 12 bis 14 Stunden in der Arbeit verbringt. Sie liest "in unnatürlicher Wachheit" die Nächte hindurch und geht einfach nicht ins Bett. Sie akzeptiert nicht, daß es Zeit zum Schlafen ist. Laute Musik bessert die Unruhe zu Hause. Sie geht um 3.00 Uhr ins Bett und wacht um 5.00 Uhr wieder auf. Essen mag sie nicht. Sie hat zwar Hunger, der Magen knurrt, aber Essen interessiert sie nicht.

*Analyse:*
1. Unnatürliche Wachheit, Hellwachsein nachts.
2. Gefühl, "wozu bin ich jetzt noch da?" nach Tod des Vaters, den sie jahrelang gepflegt hat und nach Suizid des Freundes, den sie als Alkoholiker betreut hat.
3. Gefühl "ich bin allein", Einsamkeit.
4. Kein Partner oder keine Begegnung mit einem Mann möglich. Es passiert nichts, Kontaktlosigkeit, schlechte Kommunikation.

Differentialdiagnosen: Natrium muriaticum.
In diesem Fall gibt es keinerlei Gefühl der Verletztheit bei der Patientin, kein Zurückkommen auf schlimme Vergangenheit, nicht den unangenehmen Gedankenstrom, der den Schlaf verhindert wie bei Natrium muriaticum. Vorherrschend sind die Aqua-Symptome der völligen Leere (weiße Leinwand), kombiniert mit unnatürlicher Wachheit nachts.

*Ergebnis:* Schlafstörungen gehen weg, findet Freund
Beobachtungszeitraum: 1 ½ Jahre

## Patienten zum Thema Chaos-Kind:

In chaotischen Familienverhältnissen, in denen die beiden Elternteile gegeneinander kämpfen, scheinen die Kinder ihr Selbstwertgefühl oder einen Teil des Gefühls für ihre Identität (Auslöschung der Identität als Aqua-Thema) zu verlieren.
Ein häufiges Merkmal dieser Kinder, wenn sie noch klein sind, ist eine große Ruhelosigkeit (auch nachts), sie laufen im Sprechzimmer herum, fassen alles an. Sie lösen in der Umgebung das Gefühl aus, sie nicht kontrollieren zu können.
Lernbehinderungen, mangelnde Sprachentwicklung, können bei Aqua-Kindern auftreten.

**Mädchen, 16 Jahre alt:** Sie kommt wegen Schlafstörungen, mangelndem Selbstbewußtsein, Zukunftsangst und Isolationsgefühlen. Schläft seit 3 Wochen erst nach 2 bis 3 Stunden ein. In der Schule hat sie das Gefühl, sie kann nichts und wird dauernd ausgelacht. Sie kommt sich seit Jahren vor wie in einem Traum. Ihr Vater ist Ausländer, zum 4. Mal verheiratet. Sie stammt aus der ersten Ehe. Als sie 3 Jahre alt war, haben sich die Eltern geschieden. Mit 8 Jahren hat der Vater sie mitgenommen und ist mir ihr zusammen mit der Stiefmutter vor internationaler Polizei geflüchtet. Danach durfte sie den Vater 5 Jahre nicht treffen, hat ihm heimlich ge-

schrieben und ihn heimlich angerufen. Gerichtlich wurde ihr Umzug nach Deutschland erkämpft. Während dieser Zeit war es bei der Mutter die Hölle. "Ich hätte gerne mein Selbstbewußtsein zurück."
In der ganz schlimmen Zeit hatte sie einen wiederkehrenden Traum: Sie fährt mit ihrer Mutter im Auto, die steigt aus und kommt nicht mehr zurück und sie muß jetzt im Alter von 10 Jahren autofahren und macht das auch im Traum.
Sie ist immer regelmäßig weinend aus diesem Traum aufgewacht (Siehe in der Prüfung unter Träume: Elternverlust.).

*Analyse:* In chaotischen Familienverhältnissen, in denen die beiden Elternteile gegeneinander kämpfen, scheinen die Kinder ihr Selbstwertgefühl oder einen Teil des Gefühls für ihre Identität (Auslöschung der Identität als Aqua-Thema) zu verlieren.

*Ergebnis:* Nach Aqua Hochstein ist der Schlaf sofort gut, sie hat viel mehr Selbstbewußtsein. Verträgt sich mit ihrer Stiefmutter. Besserer Kontakt zu Klassenkameradinnen.

**Mädchen, 10 Jahre alt:** Bettnässen und auch am Tag oft urininkontinent seit 6 Jahren. Sie war 1 Jahr, als die Eltern anfingen, sich zu trennen. Endgültige Trennung, als sie 6 Jahre alt war. Auch jetzt mindestens einmal pro Woche massive Auseinandersetzung der Eltern. Sie ist die mittlere von 3 Geschwistern. Die Kinder behandeln die Mutter herablassend, wenn der Vater dabei ist.
Sehr verschlossen, macht alles mit sich ab, weint nur alleine.
Sie soll wegen rezidivierender Zystopyelitiden im letzten Jahr eine Antibiotika-Dauertherapie bekommen.
Vergebliche Verordnung von Natrium muriaticum, Tuberculinum, Placenta.

*Analyse:* Identitätsverlust, weiß nicht, wer sie ist, zu wem sie gehört, zu Vater oder Mutter, in Trennungs- und ewiger Kampfsituation der Eltern.

*Ergebnis:* Nach Aqua Hochstein 6-jähriges Bettnässen für ein Dreivierteljahr völlig verschwunden. Der Elternkrieg tobt noch und das Mädchen braucht immer wieder andere Arzneien, aber das Thema Bettnässen ist mit einigen Rückfällen mit Aqua Hochstein erfolgreich zu behandeln.

**Mädchen, 4 Jahre alt:** Anfallsartig Fieber und Erbrechen, dann wieder tagelang gesund, seit ihre Mutter ihr gesagt hat, daß sie ihren Vater nicht mehr sehen darf. Eltern seit Jahren in sehr komplizierter Beziehung, viele Umzüge, viele Trennungen. Vater schwer drogenabhängig, polytoxicoman, hat seine Therapie abgebrochen und darf wegen Gefährdung der Kinder diese nicht mehr sehen.
Traum: Sie ist mit ihrer Erzieherin unterwegs, verläuft sich und findet nicht mehr zurück (Siehe Traum Elternverlust in der Prüfung.).
Sehr ängstlich, Mutter darf nicht aus dem Zimmer gehen, ebensowenig die Erzieherin.
In der Praxis verstörter, verängstigter Eindruck, schweigsam.

*Analyse:*
1. Fieber mit Erbrechen, nachts
2. Kind in Trennungssituation der Eltern und chaotischen Familienverhältnissen
3. Schweigsam, kontaktgestört.

*Ergebnis:* Fieber sofort besser und seitdem nicht mehr, wesentlich selbständiger, sicherer in ihrem Auftreten. Beim Spazierengehen traut sie sich allein vorauszugehen. Im Kindergarten fiel auf, daß sie nicht mehr so konfus ist, mehr mit den anderen Kindern spricht und weniger weint.
Redet und nimmt Kontakt zum Arzt in der Sprechstunde auf.

**Mädchen, 10 Jahre alt:** Die Mutter kommt mit ihr, weil sie massive Schulschwierigkeiten hat. Die Patientin kann sich nichts merken, hat ziemliche Rechenprobleme. Sie ist in einer Förderschule. Sie kann sich nicht 5 Minuten alleine beschäftigen, ihr ist dauernd langweilig, sie schläft im Bett mit den Eltern. In der Sprechstunde ist sie bockig, schaut nicht auf, wirkt völlig verstört, völlig unkooperativ. Sie stiehlt einfach Geld aus dem Geldbeutel der Eltern. Sie mag nicht in den Arm genommen werden, mag wenig direkte Nähe.
**Familiensituation:** Die Eltern streiten viel. Die Mutter achtet ihren Ehemann nicht, er ist ihr geistig zu wenig anregend. Die Eltern selbst können mit Geld nicht umgehen, weswegen sie schon zweimal ein Finanzchaos hatten, unerklärliche Schulden türmten sich auf dem Konto. Die Patientin spielt beide Eltern gegenseitig aus, versucht ihnen zu befehlen, wird völlig ungerecht, ist unglaublich frech zu den Eltern, akzeptiert kein Nein.

*Analyse:* Die chaotische Familiensituation, die schwere Beziehungsstörung der Eltern mit sich auftürmendem Finanzchaos, ist der Hauptauslöser für die Verordnung von Aqua Hochstein. In diesem Milieu scheint die Patientin ihren Umriß, ihre Kontur nicht zu gewinnen. Das Mädchen schläft noch bei den Eltern, was Aqua-Kinder sehr häufig machen.

*Ergebnis:* Bereits 14 Tage nach Einnahme von Aqua Q1 erscheint die Patientin völlig verändert: Sie schaut auf, spricht mit mir. Die Mutter sagt, daß sie sich jetzt etwas sagen läßt, sie spielt schon öfter allein, fährt alleine Fahrrad, kommt zuverlässig heim. Als nach 3 Monaten Behandlung das neue Schuljahr wieder beginnt, besucht sie eine normale Schule. Die Rechenaufgaben werden erstaunlich gut von ihr gelöst, die Schrift ist besser geworden. Das Stehlen hat sich völlig aufgehört. Während der Behandlung fängt sie an mit Vorliebe für die Eltern zu kochen. Traum: Fragt nach ihrem Vater im Traum.
Beobachtungszeitraum: 1 Jahr

## Patienten zum Thema Berufszweifel:

Gegen Ende der Schulzeit und während der ersten Jahre der Arbeit oder des Studiums tritt offensichtlich das Thema: Neuer Abschnitt, "weiße Leinwand", Abtrennung von alten Rollen, Berufszweifel gehäuft auf. Wenn Zweifel und Unklarheit zum Thema Beruf oder Arbeitsstelle die Lebenssituation des Patienten in besonderer Weise prägen, so ist das ebenfalls ein Schlüsselsymptom für die Verordnung von Aqua Hochstein.

**Mann, 39 Jahre alt** mit Schlaflosigkeit, Ruhelosigkeit, Erschöpfungszustand, steht unter einem massivem Druck durch seine berufliche Situation.
Die Firma, in der er arbeitet, steht in einer Familientradition und ihm gehören 10% der Anteile der Firma, die in einer extremen Krise steckt. Er steht im Zweifel, ob er in der Firma bleiben soll, in der er eine wichtige Position ausfüllt, sowohl wegen der Krise, die den Untergang bedeuten kann, als auch wegen der Kräfte die in der Firma gegen ihn arbeiten. Der Patient wirkt unheimlich gehetzt, gestreßt, ist ruhelos, zittrig, appetitlos und leidet an massiven Schlafstörungen.

*Analyse:* Die Zweifel bezüglich seiner Arbeitsstelle, sowie die massiven Schlafstörungen bildeten die Grundlagen für die Verordnung von Aqua Hochstein, nachdem die Verordnung von Uranmet. (gehetzter Unternehmer) keinerlei Erfolg hatte.

*Ergebnis:* Innerhalb kurzer Zeit bekam der Patient die Klarheit, daß er die Firma verlassen muß, obwohl das für ihn ein schwerer Schritt war, Prestige, traditionsreiches Familienunternehmen und nicht zuletzt die auf ihn zugeschnittene Tätigkeit aufzugeben, bedeuteten einen großen Verlust. Der Patient fand aber in kürzester Zeit nach der Kündigung ein neues Tätigkeitsfeld. Schlaflosigkeit und Ruhelosigkeit besserten sich.

**Mann, 50 Jahre alt:** Leidet an plötzlich aufgetretenem Schwindel, der im Liegen sich bessert, jede Veränderung der Position aber verschlechtert.
Lebenssituation: Den Patienten beschäftigt gerade die berufliche Situation: Er muß sich vielleicht entscheiden, ob er seine Firma vergrößert, um dadurch eventuelle Konkurrenz, die sich ansiedeln will, fern zu halten.
Traum: von seiner Ex-Frau, die ist plötzlich wieder lieb, als wollte sie wieder zurückkommen.
Traum: Von Wasser

*Analyse:* Die beruflichen Zweifel, sowie die Träume von seiner Ex-Frau (unklare Annäherung) und von Wasser waren ausschlaggebend für die Verordnung, sowie der Typus des ambivalenten Mannes.(vgl.Typen)

*Ergebnis:* Der Schwindel bildete sich schnell zurück. Genau ein Jahr später bekam der Patient einen erneuten Rückfall, als dieses Thema erneut stärker zur Diskussion stand. Der Schwindel verschwand, obwohl noch keine Entscheidung gefällt werden konnte.


**Mann, 34 Jahre alt** mit Cervicalsyndrom, Lumbalgie, leidet an Schmerzen im Schultergürtel, die sich in den Nacken erstrecken sowie an Schmerzen im Lumbalbereich und Oberschenkel mit dem Gefühl, die Muskeln seien verkürzt. Er spürt einen Druck im Epigastrium und leidet an Verstopfung.
Sein Hauptproblem sind derzeit seine Zweifel, ob er seinen Beruf aufgibt und sich von seinem Betrieb trennt und im Geschäft seiner Frau einsteigt. Eine Entscheidung fällt ihm unheimlich schwer. Am liebsten wäre es ihm, wenn sie für ihn getroffen würde.
Typus: sehr kritisch, rational.
Verlangen: Fisch, Gemüse.

*Analyse:* Der berufliche Zweifel, der den Patienten plagt, das Fisch-Verlangen, sowie die Nackenbeschwerden deuten auf Aqua

Hochstein. Dieser Patient entspricht etwa dem Typus des ambivalenten Mannes (vgl. Typen).

*Ergebnis:* Nach 14 Tagen berichtet der Patient, daß er zuerst eine gewisse Gleichgültigkeit gespürt hat, die sich dann in eine Art Zufriedenheit und Gefestigtsein verwandelte. Er fühlt sich vollkommen gelassen, obwohl soviel vor ihm liegt. Die Entscheidung für das Geschäft seiner Frau ist ebenfalls gefallen. Alle körperlichen Symptome lösten sich innerhalb weniger Wochen. Teilweise berichtet der Patient über euphorische Phasen, in denen er sich wie sprudelnd mit Leuten unterhält.
Beobachtungszeitraum: 1 Jahr

**Frau, 30 Jahre alt:** Sie ist völlig überfordert durch ihr Studium, zu dem sie über den 2. Bildungsweg gekommen ist. Sie zweifelt, ob das Studium das richtige für sie ist, kommt fast mit dem Stoff nicht mit. Gleichzeitig entwickelt sie eine Angst, MS-krank zu werden und zu ihren Eltern als Pflegefall zurückziehen zu müssen. Die Beziehung zu ihrem Freund ist sehr unklar und auf Distanz.

*Ergebnis:* Aussprache mit ihrem Freund, Entschluß, zum Freund ins Ausland zu ziehen, Krankheitsängste noch da, aber unwichtiger, Freude am Studium.
Traum nach Aqua Hochstein: Ist schwanger, geht baden, gibt alte Wohnung auf, trifft schüchternen jungen Mann, der sein Geldkonto auf sie und das kommende Baby überschreiben will, bevor es zu spät ist, beide weinen. 2 Reporter stellen ihren Aktenkoffer in den Schrank und verzichten auf ihre Karriere.

**Frau, 21 Jahre alt:** Studiert seit 2 Monaten, ist überlastet im Studium, wohnt im Studentenwohnheim, fühlt sich isoliert in der fremden Stadt. Lernt sehr viel, sehr genau. Weint, wenn sie nach Hause telefoniert oder spontan, wenn sie durch die Universität geht. Weiß nicht, ob sie überhaupt studieren soll, keinen Antrieb zum Lernen, liegt ewig wach und wacht sehr früh auf. Sobald sie zu Hause ist und schon am Tag vor der Heimfahrt, schläft sie gut.

*Analyse:* Völlig am Zweifeln, Auslöschung ihrer bisherigen Identität durch neu angefangenes, schweres Studium, fremde Wohnsituation, Entfernung von den Eltern.

*Ergebnis:* Nach Aqua ist Schlafen sofort besser. Weniger verzweifelt über ihre Situation der Unsicherheit.
Beobachtungszeitraum: 2 Jahre


**Frau, 23 Jahre alt:** Sie kommt, weil sie Angst vor dem Leben hat, studiert seit 2 Monaten, möchte aber etwas anderes machen. Das Anhäufen theoretischen Wissens widerstrebt ihr, sie hat aber ein schlechtes Gewissen gegenüber ihren Eltern.
Schlechtes Gewissen gegenüber sich selbst wegen Rauchen. (Siehe Symptom aus der Prüfung.) Trinkt schon immer viel mehr als andere, 5 bis 6 Liter Wasser pro Tag.
Traum: Ihr Ex-Freund ist schwul.
Sehr intensive Beziehung zu ihrem jetzigen Freund. Der ist wie ein Riesenmagnet für sie, sie ist in eine ganz andere Welt eingetaucht durch diese Beziehung.

*Ergebnis:* Nach 3 Wochen nimmt sie Abstand vom Studium, Entschluß, sich für Physiotherapie-Schule anzumelden, hat mit Eltern geredet und gemerkt, die wollen gar nicht so unbedingt, daß sie studiert. Großer Druck von ihr abgefallen.
Nach 3 Monaten hat sie alle notwendigen Scheine im Studium gemacht. Es geht ihr viel besser. Die Ängste sind verschwunden.

**Mann, 34 Jahre alt:** Seit Jahren in Behandlung wegen Handgelenksschmerzen, die monatelang anhalten. Junger Mann, verträumt, redet sehr leise, geht sehr leise, Studium abgebrochen bzw. nicht aufgenommen, Lehre nicht beendet. Arbeitet unregelmäßig, ist unglücklich, weil er seit jeher nicht weiß, was er wirklich arbeiten will. Hat mit seiner Freundin ein Kind, sie hat zusätzlich einen anderen Freund. Zweifelt an der Beziehung, bleibt wegen des Kindes. Keine Liebe, alles ist nur eine organisatorische Beziehung, "irgendwie fahl".
Traum: Von Bergkristall, den er findet, von Leuten, wo er nur zuschauen kann, wie die ihm den Bergkristall stehlen, von Booten, vom Tauchen und von Haien.

*Ergebnis:* 2 Monate nach Aqua hat er Arbeit gefunden, ist regelmäßig am Arbeiten und hat zum ersten Mal das Gefühl, er weiß, was er arbeiten will und kann. Mit seiner Freundin hat er eine Aussprache gehabt und eine Art Vertrag geschlossen.
Seit 2 Jahren keine Handgelenksprobleme mehr. Nach 7 Monaten war eine zweite Gabe Aqua deswegen erforderlich.
Allgemein hat der Patient deutlich an Form, Kontur und Entschlossenheit in der Beziehung und besonders im Beruf gewonnen.
Beobachtungszeitraum: 2 ½ Jahre

## Patienten zum Thema Einmischung und Auslöschung

Prüfer 7 hat mit seinem Symptom "Verlangen, sich überall einzumischen. Empfindet sich wichtigtuerisch, muß überall seine Meinung einbringen. Ist sich dessen bewußt, aber kann nicht anders, als den Mund aufmachen und sich einmischen," den auslöschenden und sich einmischenden Aspekt von Aqua Hochstein deutlich herausgeprüft, der bereits klinische Bestätigung gefunden hat.

**Frau, 36 Jahre alt,** Nephrolithiasis, Hypertonie in der Schwangerschaft, Schlaflosigkeit, Puls 90 kommt im 3. Schwangerschaftsmonat zu mir wegen einer Hypertonie, die Werte liegen bei 150/95, erhöhter Pulsfrequenz und Schlaflosigkeit.
Das Wesen der Patientin gab mir den entscheidenden Hinweis für die Verordnung: sie mischt sich überall hinein, weiß zu allem einen Kommentar, weiß über sehr viel Leute Bescheid.

*Analyse:* das sich überall einmischende Wesen der Patientin, ihre Schlaflosigkeit, sowie auch die Tatsache der Schwangerschaft ließen mich Aqua Hochstein verordnen.

*Ergebnis:* Wenige Tage nach Einnahme von Aqua Hochstein geht ein großer Nierenstein (Calciumoxalat) ab, worauf sich Blutdruck und Puls unmittelbar normalisieren. In der Folge gehen bis zum Ende der Schwangerschaft immer wieder Steine von unglaublicher Größe und Gries ab. Meist vor Abgang von Steinen steigt der Blutdruck wieder an. Einige Male litt die Patientin an Nierenschmerzen mit folgendem Beschwerdebild: Druckschmerz in der rechten Niere, fühlt sich an wie ein Hexenschuß, <jede Bewegung, Spannungsschmerz, pulsierender Schmerz von den Nieren erstreckt sich zu rechter Wade und zum Nacken entlang der Wirbelsäule. Auch diese Koliken konnten jeweils gut mit Aqua Hochstein in häufigeren Gaben (Q-Potenzen) beruhigt werden. Zweimal litt die Patientin an kolikartiken Schmerzen in der rechten Nierengegend, die ebenfalls mit Aqua behandelt wurden.

Genau ein Jahr später litt die Patientin erneut an dem oben angegbenen Schmerz in der Nierengegend, Aqua kam erneut zum Einsatz und brachte etwas Nierengrieß heraus.
Beobachtungszeitraum: 2 Jahre

**Patientin, 52 Jahre alt,** mit depressivem Erschöpfungszustand, Schlaflosigkeit, sie wirkt hektisch, gestreßt, zittert innerlich. Sie traut sich nicht allein autofahren. Vor 2 Jahren ist die Tochter schwanger geworden: Zwillinge, kurz vor der Krankenschwesterprüfung. Der Vater des Kindes taugt nichts, "da ist die Welt untergegangen," sie hat angefangen mit allen Mitteln dagegen zu kämpfen, "ich muß die Tochter soweit bringen, daß sie versteht, daß dieser Mann nichts taugt; ich klammere so an den Kindern, ich weiß, daß die Tochter auf mich angewiesen ist und es sich deshalb gefallen läßt, ich möchte für jeden das Richtige machen und bemerke aber zugleich wie gemein ich bin, ich weiß, die Attacken gegen den Freund der Tochter müssen aufhören."Furcht vor Wasser, geht nur soweit ins Wasser soweit stehen kann. Vor einem Jahr zu rauchen aufgehört. Außerdem leidet die Patientin an Schlaflosigkeit.

*Analyse:* Die Patientin gehört zu dem Aqua-Typus, der sich überall einmischt, und in dieser Art sowohl hilfeleistend wie auch übergrifflich für die Umgebung wahrnehmbar ist. Die Schlaflosigkeit ist ein zusätzlich untermauerndes Aqua Hochstein-Symptom, sowie ihre Angst vorm Wasser, was wir einige Male bei Aqua-Patienten festgestellt haben.

*Ergebnis:* In der Folge wird die Patientin ruhiger, verliert ihre Ängste und kann wieder allein autofahren. Die Schlaflosigkeit bessert sich.
Beobachtungszeitraum: 2 Jahre

## Patienten zum Thema: Verlust der eigenen Identität, Planlosigkeit, Strukturlosigkeit

**Patient, 32 Jahre alt** mit Partnerschaftskonflikt. Der Patient, homosexuell, kommt zu mir wegen eines Partnerschaftskonflikts mit einer Frau, mit der er ein sehr enges Verhältnis hat. Die Umgebung sieht beide als ein Paar und diese Frau ebenfalls, obwohl er nie ein sexuelles Verhältnis mit ihr eingehen könnte. Der Druck von ihr auf ihn wird immer größer, daß er sich sogar darauf einläßt mit ihr in die Eheberatung zu gehen, aber selbst die Hinweise des Beraters, daß hier eine Trennung nötig sei, werden von beiden überhört.

*Analyse:* Die intensive Beziehung zu dieser Frau führt zu einer Grenzverwischung seiner geschlechtlichen Identität.

*Ergebnis:* Nach Aqua Hochstein kann sich der Patient von seiner ursprünglich platonischen Beziehung trennen.
Diamant folgte in diesem Fall sehr gut.

**Frau, 20 Jahre alt:** Leidet seit knapp einem Jahr an einem Cogan-Syndrom, einer Autoimmunerkrankung. Durch Zerstörung des Innenohrs leidet die Patientin an heftigem Schwindel, alles dreht sich um sie, >liegen und sich ruhig verhalten, <Bewegung.
Sie hört schlechter. Durch die Keratitis entstehen heftige Kopfschmerzen hinter den Augen. Sie kann Distanzen nicht einschätzen und läuft deswegen an Türen. Die Gegenstände haben keinen festen Platz mehr und verschwimmen.
Die ganze Krankheit begann einen Tag nach Studiumbeginn, Pädagogik, in einer anderen Stadt. Sie ist Einzelkind, hatte vor Ausbruch der Krankheit eine Beziehung mit einem Freund hinter sich, die sie sehr belastet hat, weil sie sich so wenig sehen konnten, der Freund wohnte 300 km entfernt. Sie beschreibt sich als ruhig, kann nicht richtig rausbringen, wenn sie etwas ärgert. Möchte, wenn sie wieder gesund ist, Gärtnerin werden.

Traum: Sie ist auf einem riesigem Schiff, das langsam um die eigene Achse ins Wasser eintaucht und wieder auftaucht, dabei hat die Patientin ein ganz schweres Gefühl.
Die Symptome können bis zu erneuten Schüben der Erkrankung mit Cortison und Methotrexat im Zaum gehalten werden.

*Analyse:* Den Beginn der Erkrankung am ersten Tag des Studiums beurteilte ich als hochwertiges Aqua-Symptom, die ganze Unsicherheit und Strukturlosigkeit des Neuanfangs im Studium drückt sich auch in der Signatur des Cogan-Syndroms aus. Ein weiteres auffälliges Symptom für die Verordnung von Aqua Hochstein bildete der Traum der Patientin, in dem sie auf einem großen Schiff ins Wasser abtaucht. Die Signatur ihrer Sinneswahrnehmungen weist ebenfalls auf Wasser hin:
– kann keine Distanzen einschätzen
– Gegenstände haben keinen festen Platz und verschwimmen
– hört schlechter

Da die Krankheit unmittelbar am ersten Tag ihres Studiums begann, wertete ich als Causa auch die Trennung von ihrem Elternhaus als Schockerlebnis, als Fallen aus einer Einheit mit den Eltern. Außerdem war ihr die Trennung von ihrem Freund ebenfalls sehr nahe gegangen, die auch kurz vor Beginn des Studiums stattfand.

*Ergebnis:* die Patientin wurde 7 Monate mit Aqua Hochstein in aufsteigenden Q- Potenzen behandelt, bekam in dieser Zeit keinen weiteren Schub und war dann völlig frei von Cortison und Methotrexat. Die Schwerhörigkeit verbesserte sich.
Das wenige Persönliche, das ich von der Patientin erfahren konnte, formulierte sie bei der letzten Behandlung so: "Ich dachte immer, wenn ich nein sage, dann geht alles kaputt." Hier drückt sie nochmals das Thema Trennung aus, nein in der Beziehung heißt Trennung und die muß immer wieder ausgehalten werden.
Beobachtungszeitraum: 3 Jahre

## Patienten zum Thema Erkältung:

**Frau, 24 Jahre alt:** Am Tag zuvor zu kalt angezogen gewesen, wacht nachts auf mit Erkältungsgefühl, kombiniert mit Übelkeit. Die ganze Haut prickelt wie Nadeln, Sacralregion schmerzhaft.

**Frau, 33 Jahre alt:** Nächtliches Fieber, kombiniert mit Übelkeit.

*Analyse:* Erkältungskrankheiten, kombiniert mit Übelkeit, haben sich klinisch oft als Aqua-Indikation bewährt.

# Scorpio europaeus

**Offizielle Bezeichnung des Prüfungstoffes:**

Scorpio europaeus (Euscorpius italicus)

**Hersteller:** Homeoden
Kastellaan 76
9000 Gent / Belgien
Tel: 0032 / 9/ 2659565
Fax: 0032 / 9/ 2335602

**Herstellungsmodus:**
Das gesamte Tier, das in 90% Alkohol konserviert war, wurde nach §4 des HAB potenziert.

**Zahl der Prüfer:** 5   (Hinter jedem Symtom steht in Klammern die Nummer des Prüfers - m für männlich, f für weiblich)

## Kurzgefaßte Arzneimittellehre

Die Symptome der kurzgefaßten Arzneimittellehre basieren entweder auf Prüfungssymptom und klinischer Bestätigung oder auf mehrfach durch Prüfer herausgeprüften Symptomen oder mehrfacher klinischer Bestätigung ohne Prüfungssymptom. Auf dieser Basis sind alle hier beschriebenen Symptome besonders zuverlässig und sicher.

Scorpio europaeus wurde bisher in **78 Fällen** von uns **verordnet**; davon überblicken wir bisher **46 Heilungen mit der Note 1–2** bei chronischen sowie akuten Krankheiten.

## Scorpio europaeus

**Wirkungsbereich**
Verhaltensstörung, Kopf, Haut, Allergien, Mund, Zähne

**Leitsymptome**
Aggressivität, Wut

Kalte Aggressivität, massivste Wut und Aggressivität wechseln mit Rücksicht, Fürsorge, Nachgeben und Mildheit

Folgen von böser Schwiegermutter oder Mutter, ohnmächtige Wut gegen diese

Depression

Bösartige Kinder, die schlagen, beißen, schreien, werfen mit Dingen, schlagen die Mutter

Drohungen

Eigensinnige Kinder

Professionalisierung, Spezialisierung, übertriebene Fokussierung und deren destruktive Folgen

Kompromißlose Einzelgänger, Unabhängigkeitsstreben

Will sich nie mehr weh tun lassen

Tod, Folgen von Tod in der Umgebung

# Scorpio europaeus

**Gemüt/Lebenssituation**
Wut, Ärger, Rebellion, Gefühl, es reicht, kündigt Arbeitsstelle, Kompromißlosigkeit und Eigensinn, Wunsch sich zu erheben, aufzubegehren wechselt mit Rücksichtnahme, will keinen Streit, wird stumm bei Streit, Nachgiebigkeit, Fürsorglichkeit und Fähigkeit zu großer Liebe. Extreme Wut auf die eigenen Kinder, Kontrollverlust. Negative Mutter- Schwiegermutterbindung mit Haß, Wut und Depression. Bösartige Kinder mit intensivem, durchdringendem Blick, zerstörerische Impulse, Eigensinn, die drohen, die Mutter schlagen, lügen, mit hinterhältigem Verhalten, Verschlagenheit mit scharfem Verstand, unflätige Beschimpfungen der Mutter mit abruptem Wechsel zu Mildheit, Trostbedürftigkeit, Schmusigkeit. Kritizismus, Neid, distanzierte Beobachtungsfähigkeit, Professionalisierung, Spezialisierung, übertriebene Fokussierung, Radikalität, Kargheit, Selbstüberforderung, Erwartungsspannung, haßt Oberflächlichkeit, liebt und lebt die Ernsthaftigkeit, wird ärgerlich, wenn gesungen und gelacht wird. Verlangen schwarze Kleidung, Angst vor Tod und Krankheit, speziell Krebs, nach Tod in der Umgebung.

**Kopf**
Migräne, Kopfschmerz wie berauscht, Benommenheit, kann nicht wahrnehmen was um sie ist.

**Gesicht**
Auffallend dunkle Augen oder dunkel geschminkte Augenpartie, Zigeuneraspekt.
Schmerz linke Kieferhöhlengegend innen, feiner, stechender, ziehender schmaler Schmerz.

**Nase**
Heuschnupfen, Schnupfen.

**Mund**
Speichelfluß.

**Zähne**
Schmerzen beim Kauen.

**Larynx**
Chronische Heiserkeit, Druckgefühl, Gefühl Hals ist zu.

**Magen**
Verlangen: Milch, Magenschmerz besser durch warme Milch.

**Brust**
Senkrechter, schmaler, feiner und intensiver Herzschmerz, Bandförmiger Schmerz über die Brust, wie eingesenkt, wie Blei auf der Brust, Husten anfallsartig, trocken, schmerzhaft.

**Extremitäten**
Gliederschmerzen bei Erkältung, Schulterschmerz Deltamuskel, schmaler Schmerz in der Tiefe des Oberschenkels.

**Haut**
Neurodermitis.

**Allgemeines**
Schmale, feine Schmerzen, teilweise in der Tiefe, <Sonne.

**Träume**
Israel, Motorsäge, Insekten, Katzen.

## Kurzgefaßte Kasuistik
### (Geheilte Krankheiten, Symptome, Symptomenkomplexe aus geheilten Einzelfällen)

Panische Angst vor Brustkrebs nach Tod des Ehemannes durch Krebs.

Schwere Depression bei ohnmächtiger Wut der Mutter gegenüber.

Kind: droht, ist gewalttätig, Steuerung ist unmöglich, grenzenlos, falsch und verschlagen.

Verhaltensstörung: Eigensinnig, zornig, Schlagen, schlägt Mutter, Bruder, zornig, stampft, kuschelt gerne, Verlangen: Liebkosungen, Ruhelosigkeit nachts, Fixierung auf Mutter.

Furcht vor Krankheit und Tod nach Tod des Vaters durch Leukämie.

Furcht vor Krebs seit 20 Jahren nach Tod der Mutter durch Krebs.

Alpträume, erwacht, schreit wie am Spieß, fühlt sich ungeliebt und sagt, daß sie tot sein möchte.

Irrsinnige Wut auf die schon verstorbene Schwiegermutter mit Polyarthritis.

Berauschtheitszustand während der Migräne.

Heftige Wutausbrüche bei Neurodermitis-Kind, schlägt, sehr empfindlich, wirft Spielzeug durch die Gegend.

Aggressiv, provokativ, wenn etwas nicht bekommt, spezialisiert darauf, Motorsägen nachzuahmen.

Schreien, schlagen, spielt die Eltern aus, mag nicht ins Bett gehen, macht Terror.

Trauer mit extremer Wut auf Unfallverursacher, der Schuld am Tod ihres Ehemannes ist.

Turret-Syndrom deutlich verbessert, Hyoscyamus folgte gut.

Hohe Verletzlichkeit mit explosionsartigen Wutausbrüchen, schreit ihre Kinder an und hat gleichzeitig Angst, diese zu unterdrücken, Erschöpfungszustand und Müdigkeit, Angst vor Ehemann, womit dieser wieder auf sie zukommt.

**Kopf**

Kopfschmerzen an der Schläfe stechend, während der Menses, Gefühl wie berauscht, kann nicht wahrnehmen, was um sie ist.

Kopfschmerz mit Erbrechen.

**Nase**

Schnupfen mit gelber Absonderung.

**Ohren**

Hörschwäche nach Polypenoperation. "Lebt in seiner eigenen Welt." Sobald nur eine geringe Entfernung besteht, hört er nichts mehr, versinkt in seinem eigenen Raum, spielt gut alleine, große Willensstärke, kann sehr aggressiv werden, schlägt, braucht sehr die Nähe.

Tinnitus.

**Gesicht**

Juckreiz, Rötung, Schwellung um den Mund herum und Vulva mit Jucken und Verlangen zu kratzen bei Frau, die sich gerne mit Tod beschäftigt und keine Oberflächlichkeiten mag.

**Mund**

Schmerz im Backenzahn beim Kauen.

**Hals**

Lymphknotenschwellung am Hals nach Pfeifferschem Drüsenfieber mit Müdigkeit bei Kind mit festem, kaltem durchdringendem Blick.

**Abdomen**

Bauchschmerzen und Verlangen nach Milch bei Kind.

Durchfall nachts mit Gewichtsverlust und Furcht vor Krankheit und Tod.

Durchfall, Husten und Schnupfen mit dickem gelbem Schleim bei Mädchen, das ihren Bruder schlägt, zupft, reißt und immer Recht haben muß.

**Brust**

Antibiotikaresistente Pneumonie mit Husten seit 6 Wochen,

Schüttelfrost und Fieber, das bis 16 Uhr ansteigt und dann wieder abfällt, Atemnot und Gefühl, Blei liegt auf der Brust bei Frau, die sich nicht mehr von ihrem Ehemann weh tun lassen will, mit Angst vor Zynismus des Ehemannes.

Spastische Bronchitis, Atemnot mit pfeifender Atmung <nachts, Husten bis zum Erbrechen, bei Kind mit heftigen Wutausbrüchen, das sich auf den Boden schmeißt.

**Genitalien, weiblich**

PMS: Reizbarkeit, konnte sich an nichts freuen und wollte in Ruhe gelassen werden, teilweise sehr aggressiv bei Frau, die sich nicht mehr in das von ihr Erwartete fügen will.

**Haut**

Neurodermitis bei Kind mit heftigen Wutausbrüchen, die schnell wieder verfliegen. Das Kind schlägt zu, wirft Spielzeug durch die Gegend.

Warzen an der Fußsohle.

**Träume**

Alpträume, erwacht aus Alpträumen und schreit wie am Spieß.
Träume vom Teufel.

# Vollständige
# Arzneimittellehre

**Essentielle Grundlinien**

**Originale Prüfungssymptome**

**Differentialdiagnosen**

**Kasuistik**

## Essentielle Grundlinien

### Drei Grundlinien ergaben sich in der Scorpioprüfung:

Zum einen **der bedingungslose Wille zur Befreiung aus Unterdrückung** durch Aufstehen und wütendes sich Erheben, zum anderen die **unbedingte Entschlossenheit zu erkennen** und zu verstehen. Die geballte Triebkraft hinter diesen zwei Linien führt in der Krankheit zu gefährlichen, polaren Entgleisungsmöglichkeiten.

Nichtentfaltung und Lähmung stehen aggressivem Aufstand bis zur Zerstörungsbereitschaft von sich und anderen gegenüber. Erkenntnisdrang und Erkenntniswille können sich steigern zu mitleidlosem distanzierten Durchschauen und gleichsam Sezieren. Die Unbedingtheit, die Fokussierung, die Radikalisierung auf ein Ziel hin, das als heilig empfunden wird, sind die Hauptfähigkeiten und die Hauptgefahren für Scorpio. Dabei kann durch die Verschmelzung von Lebenstrieb mit dem als, bis zur Überzeugung gereiften, richtig Erkannten eine explosive Legierung entstehen. Durch diese untrennbare Verbindung wird eine abweichende Meinung und eine äußere Veränderung als lebensbedrohlich empfunden und dementsprechend bekämpft.

Spezialisierung, Professionalisierung, Idealisierung, Radikalisierung, Fundamentalisierung in Beruf, Politik, Religion, Partnerschaft sind Erscheinungsformen dieser Dynamik.

Die hervorragende Fähigkeit von Scorpio, als dritte essentielle Grundlinie, scheint zu sein, daß es **in das Dunkel und die Abgründe des Lebens** und der Krankheit eindringen kann und will, nicht nur in distanziertem Erkenntnisdrang, sondern auch fähig zu empathischem **Einfühlen und Heilen**.
Daraus entsteht künstlerisches Schaffen, wissenschaftliches Erkennen und **zärtliche Liebe**.

# Originale Prüfungssymptome

## Gemüt / Lebenssituation-Symptome
(geordnet nach essentiellen Grundlinien)

### 1. Lebenstrieb

### 2. Erkenntnistrieb

### 3. Liebe, Zärtlichkeit, Kunst

## 1. Lebenstrieb

**Aufstand, Aufruhr, Wut**

**Lähmung, trübe Entschlußlosigkeit**

In der Prüfung zeigte sich ein unbedingter Wille sich zu erheben, politisch, in der Beziehung und in der beruflichen Arbeit und Forschung. Dieser Aufstand kann sich bei Scorpio, gepaart mit (heiligen) Überzeugungen, bis hin zu heldenhaftem Verhalten steigern. Als Gegenteil brachte die Prüfung Lähmung und trübe Entschlußlosigkeit hervor.

### Aufstand, Aufruhr, Wut (Held)

- Bild sofort nach Einnahme: sieht große Menschenmenge, eine Art Demonstration. Vorne unter vielen Leuten steht ein Mann, ruft und stößt die Faust nach oben und vorne, zornig, haßerfüllt. Ein Bild des Aufruhrs (2 m)
- Prüfer 4 m und 5 m kündigen unmittelbar nach Einnahme von Scorpio 200 ihre Arbeitsstelle, die sie als sehr unterdrückend empfanden.
Klinische Erfahrung: Genau zu diesem Thema Aufstehen und Kündigen hatte eine Patientin nach Scorpio-Einnahme eine interessante Traumvariation: Die Patientin, die seit Jahren immer wiederkehrend träumte, daß sie bei einem Notar arbeitet, ohne festen Arbeitsvertrag und ohne Geld zu bekommen und keinen Mut findet, diesen darauf anzusprechen, daß sie ihr Geld will und braucht, träumte diesen Traum nach Scorpio-Einnahme in zwei abgeänderten Variationen, worauf er nie wieder kam.
1. Variation: Sie sagt zum Notar, daß sie ihr Geld möchte, der

Notar sagt: o.k.. Sie nimmt es und kündigt die Arbeit und geht weg.
2. Variation: Die Patientin ist selbst der neue Notar, sie übernimmt die Notarsstelle, weil der alte in die Pension gegangen ist. (Vergleiche: Träume, in denen ein König angekündigt wird. Das heißt, wenn Scorpio sich von seiner Unterdrückung befreit, bekommt er seinen Platz im Leben.)
- Gefühl einer sich aufbauenden und spannenden Kraftentwicklung im Inneren, die siegreich alles schlagen könnte (1 m)
- Plötzlich aufsteigende Wut, die schnell wieder verschwindet. Durch Kleinigkeit ausgelöst (1 m)
- Schlägt das eigene Kind (1 m)
- Wirft Bratpfannendeckel in extremer Wut über sein Kind auf den Boden (1 m)
- Massive Wut gegen den Sohn mit lautem Schimpfen und Schreien (1 m)
- Wird sehr wütend, weil ein Gast nicht geht, sie aber mit ihrer Freundin allein sein will, konnte sich aber beherrschen (3 f)
- Akute, plötzliche Wut, wenn er das Gefühl hat unterdrückt zu sein (1 m)
- Sehr entschlossen die Wut auszudrücken und sich nicht unterdrücken zu lassen (1 m)
- Wut, daß seine Frau ihren Zug versäumte und er auf sie warten mußte, erwartete seine Frau schon mit dem Vorsatz, ihr diese Wut entgegenzuschleudern (1 m)
- Der Prüfer fühlt sich nur gut, wenn er sich deutlich ausgedrückt und abgegrenzt hat in seinem eigenen Willen (1 m)
- Merkt, daß im Gegensatz zu sonst mit seiner Frau streitet und dabei innerlich nicht wie sonst weggeht (2 m)
- Sehr verletzlich und verletzt (1 m, 2 m)

## Lähmung, trübe Entschlußlosigkeit

- Gefühl, es ist etwas nicht in Ordnung, es stinkt etwas und er ist zu müde es zu ändern (1 m)
- Gefühl der Klebrigkeit, der Prüfer hat das Gefühl, daß er durch seine Entschlußlosigkeit sich selbst blockiert. Beispiel: Er ist auf Besuch, merkt zu spät, daß der andere ins Bett gehen will und zögert immer noch zu gehen (1 m)
- Sitzt und schaut mit Benommenheit des Kopfes zum Fenster raus (1 m)
- Geht in der Wohnung auf und ab und tut dies und das und kommt nicht zur eigentlichen Aufgabe (1 m)
- Überlegt sich ob er dies oder jenes Buch lesen soll. Schlägt ein Buch auf und wieder zu (1 m)
- Trübe Stimmung, sofort besser durch Reden (2 m)
- Todessehnsucht der Prüferin verschwindet (3 f)
- Angst, in seinem eigenen Willen den anderen zu unterdrücken. Empfindet Mitleid und unterdrückt sich selbst (1 m, 2 m)
- Müßte mit seiner Tochter streiten, traut sich das nicht, damit die nicht unglücklich ist (2 m)
- Keinerlei Kraft und verzweifelt darüber, daß er seine Umgebung nicht bändigen oder sie in die Schranken weisen kann, statt dessen macht er militärische Ordnung in seinem eigenen Zimmer (2 m)
- Schwanken zwischen totaler Weichheit, Empfindlichkeit, Nachgiebigkeit und totaler Entschlossenheit, um Kampf und Wut auszudrücken (1 m)
- Wird schweigsam in einem Konflikt, weil seine ihm gut vertrauten, heiligen Entscheidungsgründe den anderen vielleicht lächerlich vorkommen, von denen nicht anerkannt sind (1 m)

## 2. Erkenntnistrieb

### Professionalität

### heilige Überzeugung, Ernsthaftigkeit

**Professionalität**

> Professionalität, Fähigkeit etwas zu durchdringen, gepaart mit Entschlossenheit, Wille und Ernsthaftigkeit sind Charakteristika des Scorpio-Wesens.

- Entschlossenheit und Wille zu professioneller Arbeit (1 m, 2 m)
- Distanzierteres Gefühl zu Patienten in der Behandlungssituation (1 m)
- Entscheidet sich für moderne Kommunikationstechnik, die er vorher völlig abgelehnt hat, um professioneller arbeiten zu können (1 m, 2 m)
- Fähigkeit und Wille die Arbeit besser zu strukturieren (1 m, 2 m)
- Weniger Begeisterung in der Behandlung (1 m)
- Mag sehr ernst sein (2 m)
- Mag nicht, wenn es lustig ist (2 m)
- Schrift wird klarer und deutlicher (1 m, 2 m)
- Geistige Klarheit (1 m)
- Gute Unterscheidungsfähigkeit in seiner Arbeit (1 m, 2 m)

- Weiß nicht genau zu unterscheiden, ob er etwas nur gedacht hat oder ob es in Wirklichkeit so war (1 m)
- Gefühl, er muß das, was er aufschreibt in eine schöne grammatikalische Form bringen (2 m)
- Bekommt Perspektive (1 m)
- Gefühl einer sich aufbauenden und spannenden Kraftentwicklung im Inneren, die siegreich alles schlagen könnte (1 m)
- Freut sich über seine lange Berufserfahrung (2 m)

**Heilige Überzeugung, Ernsthaftigkeit**

- Geht wieder aus einem Lokal, weil nebenan ein Familientisch war, an dem die Leute total lustig waren; das war für ihn unerträglich (2 m)
- Ihm kommt Lustigkeit der anderen Menschen gekünstelt und im Untergrund falsch vor (2 m)
- Beim Musizieren sehr ernst, sehr verantwortlich, sehr konzentriert (2 m)
- Mag sehr ernst sein (2 m)
- Verlangen sich schwarz zu kleiden (1 m, 2 m)
- Todessehnsucht verschwindet (3 f)
- Sehr inwendiges Gefühl (1 m)
- Sehr verletzlich, sehr verletzt (1 m, 2 m)
- Weniger Begeisterung in der Behandlung (1 m)
- Distanziertes Gefühl zum Patienten in der Behandlungssituation (1 m)

**Träume von Prüfer 2 m**
- Es spielt im Nahen Osten. Große Versammlung von orientalischen Menschen, Stimmengewirr. Da tritt vorne Gorbatschow, etwas abgehalftert, als Sprecher auf. Er schwitzt, sein neuer Beruf ist Sekretär oder persönlicher Minister des Königs. Er ruft:

"Ich bitte um Ruhe. Der König von Mesopotamien hat etwas zu verkünden."
- Mittelalterlicher Markt. Ein großes Tor, in dem ein Korb nach oben gezogen wird. Jemand ruft: "Achtung der König." Der soll in dem Korb sitzen. Der Korb saust aber immer wieder mal 1-2 Meter, während er nach oben gezogen wird, nach unten. Der König liegt dann im Korb, rappelt sich zusammen. Man sieht nur den Kopf. Er kauert in der Ecke des Korbes. Lächerlich!

Kommentar:
Die Träume vermitteln das Thema der Ernsthaftigkeit und Achtung, die aus der Durchschnittlichkeit heraushebt, oder wie im Traum 2 das Gegenteil davon; die Lächerlichkeit, die ein Zug von Scorpio sein kann, wenn er sich zu wichtig nimmt.

## 3. Liebe, Zärtlichkeit, Kunst

**Schöpferisch äußert sich die Verbindung von Lebens- und Erkenntnistrieb im künstlerischen Schaffen und empathischen Kontakt auch mit den anderen dunklen, gefährlichen und ausgeschlossenen Seiten des Lebens. Oder in der für Scorpio typischen radikalen Abwehr dieser dunklen Seiten erzeugt er intensiven, schneidenden, kalten Haß. (klinische Beobachtungen)**

**Träume von Liebe, Überwindung von Todesangst und Ekel:**

**Träume von Prüfer 2 m**
- Er hält eine seiner Katzen auf dem Schoß. Er merkt zuerst eine dicke Zecke rechts an der Seite. Er entfernt diese und stößt auf ein Areal, wo eine dicke blutige Zecke neben der anderen an der rechten Seite der Katze hängt. Er hält die Katze fest, sie läßt es geschehen und er zupft eine nach der anderen weg. Ein paar zerplatzen, Blut, Kopf reißt ab. Aber trotzdem wichtige Aktion, sorgfältig zu schauen, Ekel zu überwinden.
- Er ist mit Leuten in einer Art Fußgängerzone. Lokale. Aber alles etwas zerrissen und auseinander. Da sagt ein Freund, der durch seine Größe auffällt und in Wirklichkeit an massiv blutender Stomatitis und dann Colitis litt, zu ihm: "Du mußt den K. küssen (ein schwuler krebskranker Patient) du solltest den K. wirklich küssen." Er nimmt dessen Kopf und küßt ihn obwohl er weiß, daß er Aids hat. Und er lacht und zeigt ein Bild auf dem alte venezianische Häuser, Herrenhäuser gemalt sind, zwischen denen sich noch eine Brücke spannt, die durchsichtig grünblau wie aus Glas ist und unten ein Tor bildet, sehr majestätisch. Er lacht, deutet auf das Bild und sagt: "Wir sollten ihn doch öfters, immer wieder, wie regelmäßig, selbstverständlich besuchen und über Theater reden."

Kommentar:
Die Themen der Träume Ekel überwinden, Aids, Aidskranken küssen, Krebs, Schwule, Venedig zeigen die Bereitschaft und Fähigkeit von Scorpio den Tiefen und Abgründen des Lebens zu begegnen und sie aufzunehmen. Über Theater zu reden heißt über das Leben zu reden und den Vorhang zu öffnen. Im Kontakt mit den gefährlichen, verdrängten und dunklen Seiten des Lebens vermag Scorpio Kunst (Theater) und Liebe zu zeugen.

- Fürsorge für andere steigt auf (3 f)
- Angst und Fürsorge um nächste Angehörige, die in Kürze nach New York fahren, sonst kein Thema für sie (3 f)
- Wahnidee, ihre zwei jungen Freundinnen sind ihre zwei abgetriebenen Kinder, für die sie große Fürsorge empfindet (3 f)
- Kann seinen Freunden Anerkennung geben (1 m)
- Bedürfnis alten Menschen mehr Respekt zu geben (1 m)
- Sehr inwendiges Gefühl (1 m)
- Wiederentdeckung der Liebe zu den Mitmenschen im Zug (1 m, 2 m)
- Verliebt sein, wie verliebt sein (1 m, 2 m)
- Total weiches, elastisches Gefühl angenehm (2 m)
- Sehr verletzlich, sehr verletzt (1 m, 2 m)
- Fühlt sich verletzt und ausgeschlossen (1 m)
- Angst, in seinem eigenen Willen den anderen zu unterdrücken. Empfindet Mitleid und unterdrückt sich selbst (1 m, 2 m)
- Müßte mit seiner Tochter streiten, traut sich das nicht damit die nicht unglücklich ist (2 m)
- Liegt mit seiner Frau zusammen im Bett, glaubt, als er aufwacht, er ist alleine. Hört, spürt und fühlt nichts von seiner Frau direkt neben sich (2 m)
- Ihm fallen "böse" Frauen auf (1 m)
  Klinisch bewährt: Scorpio bei Frauen mit extrem schwarz geschminkten Wimpern und Lidstrichen, allgemein: dunkel betonte Augen.
- Bekommt Perspektive (1 m)

- Sieht deutliche Perspektive der Landschaft, bekommt Blick dafür, wie man ein Bild malen könnte (1 m)
- Sieht die Farben der Landschaft weicher und intensiver (2 m)
- Gefühl bekommen, was es bedeutet, Künstler zu sein (2 m)
- Gefühl er muß das, was er aufschreibt, in eine schöne grammatikalische Form bringen (2 m)

**Übrige Symptome**

- Tongefäße zerbrechen unter seiner Hand (1 m)
- Verlangen, sich schwarz zu kleiden (1 m, 2 m)

# Körperliche Symptome

**Kopf**
- Gefühl, als ob Gehirn nicht verankert wäre (1 m)

**Schwindel**
- Nach links hinten unten im Liegen (2 m)

**Gesicht**
- Schmerz linke Kieferhöhlengegend innen, feiner stechender, ziehender, schmaler Schmerz (2 m, 1 m)
- Gefühl wie kleine Schale linker Kieferhöhlenboden (2 m)

**Kopf**
- Schwere und Benommenheit in der Stirn, besser durch Reden (1 m)

**Nase**
- Deutlich gerötete Nasenlöcher am Rand und Innenseite am inneren Nasenlocheck (2 m)
- Nase rot und geschwollen wie bei starkem Schnupfen (2 m)
- Eingeatmete Luft in der Nase kühl, wie eisig (2 m)

**Mund**
- Speichelfluß (1 m)

- Brennende Zungenspitze (3 f)
- Intensiver Speichelfluß (2 m)
- Gefühl, als ob Oberlippe und Zahnfleisch weich werden und nach unten sinken (2 m)
- Gefühl Veränderung um den Mund (2 m)
- Rechter Mundwinkel entzündet, rot und empfindlich auf Zungenberührung, schmeckt dort wie metallisch (3 f)

**Zähne**
- Schmerz beim Beißen auf Festes (3 f)
- Stechender Schmerz Backenzahn (3 f)
- Schmerz beim Kauen, Zähne und innerer Zahnhalteapparat rechts und links, OK + UK, Backenzähne beiderseits (2 m)
- Schmerzen beim Kauen rechte UK–Zähne (2 m)
- Zahnfleischbluten, das sonst täglich war, verschwindet (2 m)
- Schmerz rechter oberer 7er, besonders beim Draufbeißen, bei Süß, bei Hitze, bei Kälte (2 m)

**Hals**
- Schmerz, wund (1 m)
- Schmerz beim Husten (1 m)
- Trocken (1 m)
- Gefühl Hals ist zu morgens (1 m)

**Abdomen**
- Krampfhaftes Zittern der Bauchdecke im epigastrischem Winkel (1 m)
- Wärmegefühl, wohliges Gefühl in der Zwerchfellgegend (2 m)

**Genitalien**
- Keinerlei Lust auf Sex (2 m)

**Blase**
- Im Halbschlaf spürt er seine volle Blase wie eine große Eisenkugel, nach Wasserlassen weg (2 m)

**Urin**
- Immer wieder morgens extrem stinkender Urin, man muß im Bad lüften (2 m)

**Rectum**
- Dünner Stuhl mit brennenden, hervortretenden, berührungsempfindlichen Hämorrhoiden (2 m)
- Blähungen und Angst beim Blähungsabgang, daß Stuhl mitgeht (2 m)

**Brust**
- Schmerz, Herz: senkrechter, schmaler, 5 cm langer feiner, intensiver Schmerz (2 m)
- Kurzzeitige Herzangst durch Herzschmerz mit kurzzeitiger Angst zu sterben (2 m)
- 3 cm breiter, bandförmiger Druck über die ganze Brust wie eingesenkt (2 m)

**Bronchien**
- Husten, trocken, schmerzhaft, ausgelöst durch Kitzeln in Hals und Kehle, Larynx, schlimmer nachts, rechter Schulterblattwinkel schmerzhaft beim Husten im Liegen (1 m)
- Husten schmerzhaft im Hals (1 m)
- Husten morgens im Bett mit hellrotem, blutigem Auswurf (1 m)

**Frost**
- Frösteln beim Schwindel im Liegen (2 m)

# Scorpio europaeus

**Extremitäten**
- Schmaler Schmerz in der Tiefe des linken OS (2 m)
- Stechender Schmerz im Schritt (3 f)
- Gliederschmerzen bei Grippe (1 m)
- Schulterschmerz linker Deltamuskel bei Bewegung (1 m)

**Haut**
- Ausschlag Außenkante linker Fuß und linke Hand (1 m)
- Hautausschlag und Wundheit linke Großzehe (1 m)
- Ziehen tief im linken Oberschenkel (2 m)

**Schlaf**
- Schlaflos mit Gedankenzudrang um 3.00 (2 m)

**Träume:**
- Zwei Patienten, denen Scorpio gegeben wurde, träumen unmittelbar nach Einnahme von Israel.
- Zwei Träume von Hochzeit (1 m)
- Kröte (2 m)
- Hund (2 m)
- Vom Wasserlassen (2 m)
- Katze (2 m) (klinisch bestätigt)
- Insekten (2 m) (klinisch bestätigt)
- Motorsäge (1 m)

**Allgemeinsymptome**
- Intensive Sonnenbestrahlung im Frühjahr verschlechtert deutlich eine beginnende Erkältung (1 m)
- Schmerz schmal (2 m)

## Differentialdiagnosen

**Nähe Tarantula:** Wegen der bösartigen Verhaltensweisen (schlagen, werfen von Gegenständen...)
**Unterschied:** Scorpio europaeus ist bewußter, schärferer Blick, dunkler Aspekt.

**Nähe Tuberculinum:** Wegen ähnlicher Verhaltensweisen wie schlagen, werfen mit Gegenständen, Unzufriedenheit, Wechselhaftigkeit und Verlangen Milch.
**Unterschied:** Scorpio europaeus ist eiskälter und berechnender.

**Nähe Platinum metallicum:** Wegen des gemeinsamen Potential zur Arroganz.
**Unterschied:** Scorpio europaeus ist ernster und zielorientierter, die Arroganz bezieht sich auf Inhalte, während die Arroganz von Platinum metallicum mehr mit der Form zu tun hat.

**Nähe Sepia:** Wegen der gemeinsamen Ärgerlichkeit, abweisenden Art, dem gemeinsamen dunklen Aspekt in der Erscheinung (Augenbetontheit beider Arzneien), der Stase, Lähmung und Entschlußlosigkeit.
**Unterschied:** Sepia ist in allen Aspekten weniger scharf, auch in den positiven Aspekten des Mitleids und der Zuwendungsfähigkeit.

**Nähe Natrium muriaticum:** Wegen der gemeinsamen hohen Verletzlichkeit und dem Entschluß sich nicht mehr verletzen zu lassen, des gemeinsamen Potentials zum Mitleid und tiefen Verstehen des Leidens. Beide Arzneien finden Einsatz beim Thema Tod und Trauer.
**Unterschied:** Rückzüglichkeit und Radikalisierung aufgrund der Verletztheit ist bei Scorpio europaeus extrem ausgeprägt.

# Kasuistik

## Verhaltensstörungen

Ein **vierjähriges Mädchen** wird von ihrer Mutter vorgestellt, weil sie seit ein paar Monaten "wie der Teufel ist, vernichtend, dunkel, ihre Seele ist bei ihr nicht mehr spürbar," so formulierte das die Mutter.
Das sehr hübsche Mädchen ist dünn, hat große, dunkle Augen, ihr Vater ist Orientale, die Oma mütterlicherseits aus Rußland. Seit die Eltern sich getrennt haben, geht eine Wesensveränderung in ihr vor. Sie erzählt z.B. völlig ernst und selbst überzeugt, daß ihr ihre Mutter beim Haareschneiden absichtlich ins Ohr geschnitten hat. Sie erzählt jeweils dem anderen, getrennt lebenden Partner, daß ihr Vater gesagt hätte, er mag sie nicht mehr und daß ihre Mutter sie ausgesetzt hat. Ist völlig überzeugt dabei von dem, was sie sagt. Sie zieht sich gerne nackt aus, faßt sich an die Scheide und behauptet, ihre Freundin hätte ihr da reingebissen oder eine Biene habe sie da gestochen. Sie lügt hinterhältig, folgt überhaupt nicht, ist nur noch frech.
Beim Aufstehen schreit sie die Mutter an: "Leck mich am Arsch," kurz später: "Tröste mich Mama, ich habe einen schlechten Tag, sei doch nicht böse." Sie will nicht mehr beten, in ihrer Gegenwart darf man nicht mehr singen. Trinkt Milch in rauhen Mengen.

*Analyse:*
Dieser Scorpio Fall eines 4-jährigen Mädchens zeigt, welche Schatten diese Arznei aufwerfen kann:
Vernichtend, dunkel, die Seele ist nicht mehr spürbar, hinterhältig und lügnerisch, wie der Teufel, so beschreibt die Mutter verzweifelt ihr Kind. Wenngleich unsere kleine Prüfung diese Symptome nicht hervorgebracht hat, so wählten wir auf Grund der Radikalität und eiskalten Entschlossenheit zu ihrem Sosein diese Arznei. Außerdem durfte in Gegenwart des Mädchens nicht gesungen werden, was dem Prüfungssymptom, "mag sehr ernst sein, mag nicht, wenn es lustig ist", nahekommt. Verlangen nach Milch, ein deutliches Scorpio-Symptom.

*Ergebnis:*
Die Mutter ruft 3 Wochen nach Gabe von Scorpio 200 an, daß die 3 Tage nach der Arzneigabe, wie eine Teufelsaustreibung waren, es war schrecklich. Dann dramatische Besserung: die Aggressivität, das Lügen und die Verschlagenheit sind völlig, nun seit 2 Jahren verschwunden.

## Erysipel

**14 Jahre alter Patient** kommt mit einem Erysipel des gesamten Fußrückens bei infizierter Pfeilstichwunde.
Er ist ein erstklassiger Squashspieler und bei seinem Spiel sehr raffiniert und aggressiv, sonst eher lieb und tolpatschig.

*Analyse:*
Die Signatur der Pfeilstichwunde[6], sowie das Wesen des 14-jährigen Patienten, professioneller Einsatz im Sport, aggressiv, raffiniert, Konzentration seiner ganzen Kräfte auf ein Ziel hin, führten zur Verordnung von Scorpio.

*Ergebnis:*
Nach Scorpio 200 ist nach einem Tag des Erysipel völlig verschwunden.

---

6  vgl. Clarke, J-H., Praktische Materia Medica, Barthel und Barthel, 1994, S. 2374

## Infekt

**Vier Jahre alter Junge,** hat seit 1 Woche Fieber und zwar morgens 38 C und abends 40 C. Nase und Oberlippe sind hellrot gereizt, dazu klagt er über Bauchschmerzen, würgenden Husten und Durchfall, sowie Appetitlosigkeit. Eine Enuresis, die unter Natmur. gut geworden ist, trat erneut auf.
Er tut so, als wenn der Arzt gar nicht da oder völlig unwichtig wäre. Er will mit mir nicht reden, schaut skeptisch und ablehnend.
Traum: "Hexen verfolgen ihn".

*Analyse:*
Traum, daß Hexen ihn verfolgen ist dem Symptom von Prüfer 1 ähnlich, "ihm fallen böse Frauen auf". Die entschlossene und abweisende Haltung des kleinen Patienten ist ebenfalls ein deutlicher Scorpio-Wesenszug.

*Ergebnis:*
Sämtliche obigen Symptome verschwinden innerhalb eines Tages nach Scorpio C 200.

## Depression

Die **Patientin, 38 Jahre alt,** berichtet, daß sie seit langer Zeit schon ganz schlecht "drauf" ist. Sie hockt im Zimmer und draußen passiert das Leben. Sie muß sich selbst motivieren, daß sie überhaupt etwas macht, andererseits tut sie aber sehr viel, um der Angst, wenn nur zu Hause sitzt, daß gar nicht in die Gänge kommt, zu entgehen. Sehr schnell kommen wir in der Anamnese auf ihre Mutter zu sprechen: "Meine Mutter ist von Grund auf ein böser Mensch, die freut sich wenn andere streiten."
Sie fühlt eine extrem ohnmächtige Wut ihr gegenüber, die Mutter habe z.B. immer zugeschlagen, bevor sie irgend etwas erklärte. Sie ärgert sich, daß sie sich so von ihrer Mutter hat beeinflussen lassen

und hat Angst, daß sie werden könnte wie ihre Mutter. Sie spürt ein Angstgefühl im Magen, wie so ein Knoten, Gefühl, als ob jemand in den Magen hineindrücken würde. "Ich kann nicht, ich mag nicht, laßt mir meine Ruhe und ich will unbedingt verbergen, daß es mir so schlecht geht, aber reden bessert."
Mit dieser entschlossenen, lebensverneinenden Art der Patientin war am schwierigsten zu Recht zu kommen. Jeder Punkt im Gespräch, der irgendwie Einsicht und Bewegung ermöglicht hätte, wurde mit einem "Ja-aber" kommentiert. "Ich krebse so dahin und mache es, weil ich es machen muß, fühle mich verlassen und einsam." Zum Thema Streit gibt die Patientin an: "Ich will keinen Streit, aber wenn jemand Streit will, dann halte ich mich nicht zurück."

*Analyse:*
- Sieht in ihrer Mutter eine böse Frau, vgl. Prüfungssymptom: "ihm fallen böse Frauen auf."
- Sitzt da und draußen passiert das Leben, vgl. Prüfungssymptom: "sitzt da und schaut mit Benommenheit zum Fenster raus."
- Ich kann nicht, mag nicht, laßt mir meine Ruhe.... "aber reden bessert" entspricht der lebensverneinenden Art von Scorpio.
- Ich krebse so dahin und mache es, weil ich es machen muß (...) entspricht dem Symptom Lähmung und trübe Entschlußlosigkeit.

*Ergebnis:*
Vier Wochen nach Scorpio 200:
"Ich kann es gar nicht glauben, daß es schon besser geht, ich fühle mich lebensfroh und hoffe jeden Morgen beim Aufwachen, daß ich nicht wie früher so dahin "krebse", so freudlos. Träume nach Scorpio: von Käfern und Maden (siehe Träume).
Beobachtungszeitraum: 2 ½ Jahre

## Müdigkeit nach Pfeifferschen Drüsenfieber

**Kleiner Junge, 8 Jahre alt.** Die Mutter beklagt, daß ihr Sohn seit einem Pfeifferschen Drüsenfieber sehr erschöpft und müde ist. Die Lymphknoten am Hals sind geschwollen.

Vorgeschichte:
- Frühgeburt wegen vorzeitiger Plazentalösung, 5 Wochen vor Termin, war 7 Tage im Inkubator.
- Rez. Mittelohrentzündung ab 6. Monat.
- Zweimal schlafgewandelt
- Gemüt: die Mutter schildert ihren Sohn: "ernst, introvertiert, ist aber auch nicht scheu, kann Konflikte von anderen lösen, ist gerecht, sehr mild, aber ab und zu kommt die Wut raus und er schimpft. Er provoziert den kleinen Bruder um sich einen Spaß daraus zu machen".
  Meine persönliche Beobachtung: der kleine Patient steht still vor mir, sieht mich geradewegs, fast durchdringend an und gibt nichts von sich. Sein Blick gibt nichts Warmes frei, eher kaltes Gefühl.
- Lieblingstier: "Scorpion und Gepard"

*Analyse:*
Die ernste, introvertiert, fast überlegen-kühle Art dieses kleinen Patienten führte mich zur Verordnung von Scorpio. Seine Fähigkeit Konflikte zu entschärfen, andererseits aber auch seine Freude daran, sich mit seinem Bruder einen Spaß zu machen, sowie sein Schwanken zwischen Mildheit und doch hervorbrechender Wut sind deutliche Anklänge an das Scorpio-Wesen.

*Ergebnis:* Eine Gabe Scorpio 1000 löste sämtliche Beschwerden.
Beobachtungszeitraum: 2 Jahre

## Angstsymptomatik

**Die Patientin, 47 Jahre alt,** leidet seit dem frühen Tod ihres Ehemannes durch Krebs vor einem Jahr an panischer Angst vor Brustkrebs, Angst, davor, daß jemand ins Haus kommt und ihr körperlich weh tut und ihr Sohn auch noch zuschauen muß.
Angst, daß hinterm Vorhang jemand ist, muß nachschauen. Furcht vor Spinnen, Ratten und Mäusen. Aussehen: blond, aber sehr dunkel betonte Augenpartien.

*Analyse*:
Die Konfrontation mit den dunklen und gefährlichen Seiten des Lebens durch den frühen Krebstod des Ehemannes brachte eine Abwehr hervor, die sich in ihren Ängsten spiegelt. Außerdem hat die Patientin die für Scorpio typischen dunkel betonten Augenpartien.

*Ergebnis*: Nach Einnahme von Scorpio europaeus 200 verschwinden alle Ängste und die Patientin berichtet, daß sie sich unmittelbar nach der Behandlung verliebt hat. "Ich dachte schon in dieser Beziehung könnte ich wohl ins Kloster gehen," so kommentierte die Patientin. Vgl. Prüfungssymptom: verliebtes Gefühl. Ein anderer Scorpio-Patient hat sich ebenfalls unmittelbar nach Einnahme verliebt.

**Juckreiz und Herpes**

**Die Patientin, 33 Jahre alt,** leidet seit einem halben Jahr an Juckreiz, Rötung und Schwellung im Intimbereich und um den Mund herum, sowie Herpes am linken Mundwinkel. Morgens ist das Jukken schlimmer und sie möchte kratzen. Die Patientin hatte 6 Jahre lang eine Beziehung, in der sie gefühlsmäßig sehr abhängig war. Sie ist heute noch traurig darüber, daß sie zu nachgiebig und abhängig war. Zuerst hat sie lange geschluckt, dann aber ist sie aggressiv geworden und hat in ihrer Wut auch Geschirr zerschlagen. Überhaupt schlägt sie jetzt Türen zu, wenn ihre Wut herauskommt. Seit einem Jahr ist sie jetzt in einer neuen Beziehung. Wenn sie etwas anpackt, dann muß sie es durchziehen. Sie hat aber keine Geduld, wenn es zu lange dauert. Sie schreibt Gedichte, Geschichten über Menschen. Die Geschichten sind dramatisch und sie setzt sich mit dem Tod auseinander. Schon als Kind war sie fasziniert, daß man die Toten im Leichenhaus hat anschauen können. Ihre Freundin ist mit 27 Jahren an Brustkrebs gestorben. "Ich brauche es, daß ich mit Menschen in die Tiefe gehen kann, das andere ist mir zu oberflächlich." Sie fühlt sich sehr verletzlich: "Die Verletzung schreibe ich mir durch meine Gedichte runter." Aussehen: dunkelbetonte Augenpartien, sehr schwarz geschminkte Wimpern.

Traum: Zwei Männer brechen in ihre Wohnung ein. Sie wacht auf.

*Analyse*:
- Auffällig ist in der Patientin die Spannung zwischen ihrer Weichheit und Unterdrückbarkeit wegen ihrer emotionalen Abhängigkeit zu ihrem früheren Freund und der heftig sich erhebenden Wut. Vgl. Prüfungssymptom: Schwanken zwischen totaler Nachgiebigkeit und totaler Entschlossenheit, Kampf und Wut auszudrücken.
- Die Patientin will in die Tiefe gehen, Oberflächlichkeiten mag sie nicht, sie schreibt dramatische Gedichte und ist fasziniert vom Tod. Vgl. Prüfungssymptom: mag sehr ernst sein, mag es nicht, wenn es lustig ist.

- Wenn sie etwas anpackt, dann muß sie es durchziehen. Vgl. Prüfungsthema Professionalität.
- Verletzlich.
- Intensiv schwarz geschminkte Augen, dunkelbetonte Augenpartie.
- Faszination Tod, will gefährlichen Seiten des Lebens nachspüren. Vgl. Prüfungsthema: Ernsthaftigkeit.

*Ergebnis*:
Eine Gabe Scorpio europaeus löst das Hautproblem vollständig. Der Herpes verschwindet ebenfalls. Zweimal träumt die Patientin nochmals von Einbrechern. Insgesamt fühlt sie sich ausgeglichener und entspannter.

Differentialdiagnose: In diesem Fall bietet sich eine Differentialdiagnose mit Natrium muriaticum an:
- Beziehungskonflikt und Verletzlichkeit.
- Träume von Einbrechern. (die Frau im vorigen Fall hatte Angst vor Einbrechern.)

# Placenta

**Offizielle Bezeichnung des Prüfungsstoffes:**

Placenta


**Herkunft:**
Es handelt sich um die menschliche Placenta eines Knaben. Die Placenta wurde vor dem Potenzierungsprozeß intensiv mit Wasser gespült, um das Blut auszuwaschen.
Entnommen wurde ein Teil aus den Zotten und aus dem Ansatz der Nabelschnur an der Placenta.


**Hersteller:**   Helios Homeopathic Pharmacy
97 Camden Road TNI 2QR
Tunbridge Wells, Kent, England
Tel. +44 1892-536393
Fax. +44 1892-946850


**Prüfer:** 18, davon 5 Hebammen     (Hinter jedem Symtom steht in Klammern die Nummer des Prüfers - m für männlich, f für weiblich)

## Kurzgefaßte Arzneimittellehre

Die Symptome der kurzgefaßten Arzneimittellehre basieren entweder auf Prüfungssymptom und klinischer Bestätigung oder auf mehrfach durch Prüfer herausgeprüften Symptomen oder mehrfacher klinischer Bestätigung ohne Prüfungssymptom. Auf dieser Basis sind alle hier beschriebenen Symptome besonders zuverlässig und sicher.

**Placenta** wurde bisher in **153** dokumentierten Fällen von uns **verordnet**. Davon überblicken wir bisher **72 Heilungen mit der Note 1–2** bei chronischen sowie akuten Krankheiten.

## Placenta

**Wirkungsbereich**
Pflege, Ablösung, Kinder, Ohren, Hals, Larynx, Darm, Genitalien, Erschöpfung

**Leitsymptome**
**Idealgefühl**
– Übernimmt aus idealem Antrieb Fürsorge für nahe Verwandte bis zur Erschöpfung
(erschöpfte Hausfrauen und Mütter)
– Idealistische Liebe zu krankem Partner (Alkoholiker)
– Nicht vollzogene Trennung und Ablösung von vermeintlichem Idealpartner
– Frauen, die über ihre Kraft hinaus einen weiteren Kinderwunsch haben, aufgrund ihrer Sehnsucht nach dem Idealzustand, den ein neues Kind mit sich bringt

**Enttäuschtes Idealgefühl**
– Enttäuschte Liebe schon zu Beginn einer Beziehung
– Traurigkeit wegen Grenzen der möglichen Gemeinsamkeit

**Nachfolge**
Beendigung von zwanghaften oder unbewußten Vorstellungen seinen Eltern oder anderen nahestehenden Personen zu folgen oder folgen zu müssen (auch in den Tod).

**Reifung zur Selbständigkeit**

**Unselbständigkeit**

**Isolationsgefühl**

**Gehemmtheit im Auftreten**

**Weinerliche Kinder, die zur Mutter flüchten**

**Bei Tod von Partner**

**Sterbearznei**

**Placentaretention**

**Infekte**
- Weinerliche Kinder, die an der Mutter kleben mit Otitis media
- Halsschmerzen mit Trockenheitsgefühl
- Heiserkeit (Lehrerinnen, denen bei jeder Erkältung die Stimme versagt und Angst davor)

**Übelkeit**
(Schwangerschaftsübelkeit)

**Diarrhoe**
- stürzende Entleerung, gelb, wässrig, schleimig mit Tenesmen

**Sexsucht**

**Rückenschmerzen mit Kältegefühl im Rücken**

**Erschöpfung**
- Erschöpfte Mütter und Hausfrauen und Pflegepersonen
- Eltern von behinderten Kindern
- anaemische Krebspatienten

**Frostigkeit**

**Gemüt/Lebenssituation**
Kinder, die Fürsorge brauchen oder verlangen, mehr als ihrem Alter gemäß ist, vorwürflich den Eltern gegenüber; Isolation und Verspottung z.B. in der Klassengemeinschaft bei überbehüteten Kindern, lieb, anhänglich, ängstlich, ähnlich Pulsatilla, flaumiges, weiches, teigiges, Gesicht, rund, wohlgenährt, Weinerlichkeit, Stubenhockerei, Angst und Panik, wenn allein an fremdem Ort, mangelnde Standfestigkeit, leicht zu beeinflussen, umzustimmen. Massive Ärgerlichkeit, Wut und viel Streit mit der Mutter, mit Darmerkrankung, räumliche Nähe der Mutter bei Erwachsenen, freundlich, wenig Selbstwertgefühl, Angst in der Öffentlichkeit aufzutreten, anerkennungssüchtig, will die Nummer 1 sein, mangelnde Anerkennung durch die Mutter. Erschöpfung durch zu viel Fürsorge, Sorge um Kinder, Familienangehörige, Sorge um die Familie, Kinder in trennungsbedrohten Familien, Eltern von behinderten Kindern und deren Überlastung, Folge von Pflege von Krebskranken, Krebserkrankung, finaler Zustand. Lösungsunmöglichkeit bei verstrickten Zuständen trotz Tod oder Trennung. Neigung oder Wahnidee den Eltern nachfolgen zu müssen, einem Menschen in den Tod folgen zu werden oder müssen. Depression bei Tod in der Umgebung. Kinderwunsch, immer wiederkehrend, pflegt gerne, sorgt sich gerne, ständige Suche nach dem idealen Zustand, Depression. Sexsucht.

**Ohren**
Akute und rezidivierende Otitis media, Schwerhörigkeit bei Paukenhöhlenerguß, Verstopfungsgefühl in den Ohren wie nach einem Höhenunterschied, Tinnitus.

**Nase**
Massive Schleimabsonderung aus Choanen und Nase, grün, gelb, Verstopfung, <nachts.

## Gesicht
Schmerz Jochbein, Oberkiefer, Lippenherpes.

## Mund
Trockenheit.

## Hals
Trockenheit, Halsschmerz mit Wundheit und Trockenheit, Rauheit, häufig rezidivierende Tonsillitis, >Trinken warm und kalt, Globus und Erstickungsgefühl, Schleim, Heiserkeit, Umschlagen der Stimme, Versagen der Stimme.

## Brust
Anhaltende Bronchitis, rezidivierende Bronchitis, Brodeln auf der Brust, harter Husten, Schafhusten, Mastitis, Brustspannen, Herzklopfen, schneller Herzschlag.

## Magen
Schwangerschaftsübelkeit, Übelkeit, <Essen, aufsteigend, <morgens.

## Rectum
Colitis, stürzende Entleerung, Tenesmen, Stuhldrang, Bauchschmerzen, Krämpfe, Durchfallneigung, Obstipation mit Stuhldrang.

## Blase
Cystitis, Urethritis.

**Genitalien, männlich**
Akute Balanitis, rezidivierende Balanitis, Sexsucht.


**Genitalien, weiblich**
Schmerz in der Gebärmuttergegend, Placentaretention, Vulvovaginitis, Scheidenpilz, Sexualtrieb vermehrt, lasziv.


**Extremitäten**
Knieschwäche morgens, Zuckungen einzelner Muskelpartien.


**Rücken**
Schmerz Lumbalregion, Kälteempfindlichkeit, Schmerz Ileosacralgelenk.


**Schlaf**
Schlafstörungen bei Kindern, die ins Bett der Eltern wollen, schläft nicht ohne Mama, häufiges Aufwachen, Schlafstörungen nach häufigem Aufwecken durch die Kinder.


**Allgemeines**
Extreme Frostigkeit, Schwäche, Erschöpfungszustand, Müdigkeit.

## Kurzgefaßte Kasuistik
### (Geheilte Krankheiten, Symptome, Symptomenkomplexe aus geheilten Einzelfällen)

**Geheilte Fälle zum Thema: Ablösung von negativer Bindung**

Anhaltende, depressive Verstimmung nach traumatisierender Beziehung vor vielen Jahren, schwerbehinderter Sohn.

Ein Jahr anhaltende Müdigkeit, daß bis zu 20 Stunden im Bett gelegen ist, mit Todessehnsucht, bei dauerndem Streit mit Ex-Ehemann, Jahrzehnte nach der Scheidung.

Hat sich in die Scheidung eines Kindes und in dessen Eheproblematik hineinziehen lassen mit Schlafstörungen und Ohrensausen.

Konfrontationsfähigkeit zu bisherigem Lebensgefährten viel besser, heiratet.

Anerkennungssucht.

Depressive Verstimmung und Trauer nach Tod des Vaters; denkt dauernd an den Vater, Zwang zum Friedhof zu gehen, zwanghafte Grabpflege.

Selbständiger, selbstbewußter.

Selbstwertgefühl wesentlich besser, standfester, eigenen Weg gegangen, nicht mehr geweint.

Verweigerung fester Nahrung bei relativ großem Kind, will nur Fläschchen.

**Thema: Anhänglichkeit, Nachfolgen, eigenen Weg beginnen**

Verklebung mit der Mutter, sucht immer die Mutter, lieb.

Schlafstörungen, schläft nie ohne Mama, bei behindertem Kind.

Traurigkeit, weil alleine.

Depressive Verstimmung von Frau mittleren Alters; feiert zum ersten Mal ohne Eltern Weihnachten.

Erkrankungsbeginn kurz vor Geburt der zweiten Schwester, sehr leicht umzustimmen. Wird krank, wenn Geschwister krank werden. Verschlossenheit, Verletzlichkeit. Geschichten müssen gut ausgehen. Furcht vor Hunden.

Mutter hochschwanger, verstärkte Weinerlichkeit und Anhänglichkeit, bei kleinen Jungen.

Vorwürflichkeit den Eltern gegenüber, daß sie ihm zu wenig Liebe geben. Sitzt zu Hause, geht nicht aus dem Haus.

Fordernder Krebspatient, läßt sich versorgen, mit Schwäche und Übelkeit.

Glaubt, sie wird ihrem Ehemann in den Tod folgen. Realitätsverlust, seit Ehemann verunglückt ist.

Patientin, die endlich eigenen beruflichen Weg beginnen will und sich aus der ewigen Versorgung der Kinder befreien will mit Kloßgefühl und brennenden Halsschmerzen.

Frisch verliebt, Halsschmerzen.

Weinerlichkeit, Unausgeglichenheit, mangelndes Durchsetzungsvermögen bei kleinem Jungen.

**Thema: Sorgen und pflegen bis zur Erschöpfung**

Erschöpfungszustand bei Patientin mit 3 Kindern, wovon eines schwerkrank ist, und nach Pflege des sterbenden Vaters.

Antriebslosigkeit, Erschöpfungszustand, sowie Depression bei älterer Frau, die sich dauernd Sorgen um die großen Söhne macht.

Erschöpfungszustand von Patientin mit 3 Kindern, wovon eines schwerbehindert ist und eines eine schwere Herzoperation hinter sich hat, mit Verzweiflung, Weinen, Schlafstörungen nach häufigem Aufwecken durch die Kinder.

Begeisterte Mutter von 3 Kindern, wovon eines behindert ist, mit chronisch juckendem Handekzem.

Erschöpfungszustand, Schwäche und Herzklopfen bei Pflege des schwerkranken Ehemannes mit häufigem Aufstehen nachts bis zur Erschöpfung. Will den Ehemann auf keinen Fall weggeben.

**Thema: Kinderwunsch**

Bereitschaft und Mut zu noch einem Kind.

Klarheit darüber, daß sie kein weiteres Kind will.

Liebe, dicke, junge Frau, gerade zum dritten Mal schwanger, mit Gesichtsschmerzen und Zahnschmerzen im linken Oberkiefer.

Patientin, die endlich eigenen beruflichen Weg beginnen will und sich aus der ewigen Versorgung der Kinder befreien will, mit

Kloßgefühl und brennenden Halsschmerzen.
**Thema: Unruhezustand**

Unruhezustand, Erschöpfungszustand, rezidivierende Anginen.

**Kopf**

Haarausfall.

**Ohren/Hören**

Akute Otitis media beidseits (dreimal pro Jahr), Schmerzen schlimmer nachts. Kind, dessen Eltern viel streiten und auf der Kippe zur Trennung stehen.

Schmerzhafte Otitis.

Schmerzhafte Otitis, rezidivierend. Kind blaß, teigiges Gesicht, Schnarchen im Schlaf, Polypen.

Schwerhörigkeit bei Paukenhöhlenerguß (Placenta increta bei der Geburt).

Tinnitus bei Mutter mit massiven Kindersorgen, immer ausgelöst wenn Kinder streiten.

Tinnitus bei Mutter mit massiven Kindersorgen, summend wie elektrischer Draht.

**Nase**

Nasenverstopfung und Rachenverschleimung bei Mutter immer gegen Abend, wenn ihre Energie abfällt.

Krachen in der Nase mit Gesichtsschmerz und Zahnschmerz, nach einer Gabe sofort Riesenmenge grüner Eiter.

Gelber Schnupfen.

**Hals/ äußerer Hals**

Globus- und Erstickungsgefühl mit Rachenverschleimung.

Druck am Hals wie Einschnüren, in der Schwangerschaft.

Rezidivierende Anginen.

Rezidivierende Anginen, 5 pro Jahr, bei Mutter von behindertem Kind.

Halsschmerzen, frisch verliebt.

Tonsillenhypertrophie mit kloßiger Sprache.

**Magen**

Übelkeit und Bauchschmerzen mit Schulverweigerung.

Schwangerschaftsübelkeit, später: akute Mastitis bei ersehntem Kind.

Schwangerschaftsübelkeit mit Druck im Magen, wie wenn etwas Falsches gegessen hätte, Übelkeit, < beim Sprechen, < Autoabgase, < Speisen.

Übelkeit, schlimmer morgens, mit Erbrechen und Benommenheit bei Krebspatienten.

**Abdomen**

Rezidivierende Bauchschmerzen, Bauchkrämpfe, Durchfallneigung.

Colitis ulcerosa, blutige, schmerzhafte Stühle, wiederkehrender Streit mit der Mutter.

Morbus Crohn, entstanden nach Tod der Mutter, mit der er zusammen ein Hotel führte.

**Blase**

Cystitis bei Frau, deren Tochter ungewollt schwanger ist.

Urethritis bei Mann; Beschwerden beim Zubettgehen am schlimmsten, generell schlimmer abends und nach Coitus.

**Genitalien, männlich**

Rezidivierende Balanitis.

Balanitis, glasig geschwollen, bei Phimose. Will nur zur Mama, mit Pharyngitis und Heiserkeit.

Chronische Haematospermie.

Sexsucht, Masturbationssucht mit schmerzhafter Penisschwellung und Miktionsstörungen durch Prostatabeteiligung.

**Genitalien, weiblich**

Akute Vulvovaginitis, Scheidenpilz bei Schwangerschaft der behinderten Tochter mit einem behinderten Kind.

Vulvovaginitis mit Schwellung und Juckreiz bei junger Frau nach Auszug von zu Hause.

**Larynx / Trachea**

Akute Heiserkeit, Pharyngitis, mit Umschlagen der Stimme beim Reden, ausgelöst durch Sorgen um krankes Kind.

Heiserkeit wiederkehrend bei Lehrerin mit Stimmversagen.

Heiserkeit bei kleinem, sehr anhänglichen Buben.

**Brust**

Wiederkehrender hartnäckiger Husten, Schafhusten bei Kind seit Kindergartenbeginn.

Anhaltender Husten bei liebem Kind, das am Rockzipfel der Mutter hängt.

Chronische Bronchitis eines Jungen dessen Eltern dauernd streiten, bei drohender Trennung.

Akute Bronchitis mit hartem Husten, anhaltendem Brodeln auf der Brust, bei Trennungskind.

Bronchitis mit Verschleimung, Husten, <nachts, >trinken, bei liebem Kind, das immer die Mutter sucht.

Rezidivierende Bronchitis bei liebem, beeinflußbarem Jungen, Schnarchen im Schlaf bei Polypen.

Bronchitis mit Kitzelhusten bei junger Frau, die, wann immer möglich, nach Hause zu den Eltern fährt, ihre Kinderkleider und Kinderschuhe sind über ihr Bett gepinnt.

Herzklopfen, Erschöpfung.

Brustspannen, Kinderwunsch.

Mastitis.

**Rücken**

Akute Lumbalgie mit Verkrampfung der Bauchdecke, daß sich nicht aufrichten kann, bei jungem homosexuellen Mann nach Streit mit mütterlicher Freundin.

**Schlaf**

Kind mit Schlafstörungen. Will immer zu den Eltern ins Bett, bei emotionaler Störung in der Beziehung der Eltern.

Schlafstörungen, wenn nicht bei der Mutter schlafen darf bei relativ großem Jungen (Am Tag nach der Einnahme hat er das Wort Mutter zum Spaß in 20 verschiedenen Formen immer wiederholt).

Kind, das mehrmals nachts kommt, wobei die Beziehung der Eltern nicht stimmt. Schläft alleine nach Arzneigabe.

Mehrmaliges Aufwachen, Kind kommt in der Nacht immer wieder zur Mutter, Mutter ist alleinerziehend. Kind hat 1 Jahr nur bei der Mutter geschlafen und 2 Jahre nur beim Au-pair-Mädchen. Schlafstörungen, schläft nach Placenta auch ohne Mama.

Schlafstörungen, will ins Bett der Eltern, will Mutter beim Einschlafen schon nicht auslassen. Problematische Beziehung der Eltern untereinander.

Schlafstörungen einer Mutter nach häufigem Aufwecken durch die Kinder. Findet keinen Schlaf mehr, Weinen, Verzweiflung.

Schlafsucht und chronische Müdigkeit.

## Haut

Chronisches, juckendes Handekzem.

## Allgemeines

Erschöpfungszustand, Antriebslosigkeit bei Frau, die sich chronisch um ihre erwachsenen Söhne sorgt.

Erschöpfungszustand bei Frau mit mehreren Kindern, wovon eines herzkrank ist.

Erschöpfungszustand bei Frau mit mehreren Kindern, wovon eines behindert und eines herzkrank ist.

Erschöpfungszustand mit Herzklopfen bei Frau während der Pflege ihres schwerkranken Ehemanns.

Erschöpfungszustand, anhaltend, bei chronischem Streit mit geschiedenem Ehemann.

Schwäche bei Krebspatienten.

Starke Frostigkeit bei Frau in der Schwangerschaft.

Grippaler Infekt mit Anhänglichkeit und Weinerlichkeit (Mutter hochschwanger).

Fieberhafter Infekt mit Weinerlichkeit, Unausgeglichenheit, mangelndes Durchsetzungsvermögen. Zinkmangel bei Hypophosphatasie.

# Vollständige Arzneimittellehre

**Essentielle Grundlinien**

**Originale Prüfungssymptome**

**Differentialdiagnosen**

**Kasuistik**

## Essentielle Grundlinien

**Endlich den eigenen Weg beginnen. Statt Nachahmung und Nachfolgen Reifung zur Selbständigkeit. Durch Ablösung von der Idealität zur Realität.**

Der Weg von Placenta geht von einem wunderbaren Idealgefühl und sich EINS und ALLEIN zu fühlen zu einem enttäuschten Idealgefühl, was zu Isolation und Rückzug führt. Schließlich erwacht der Schritt der Ablösung, dem eine Verwirrung und Aufregung vorausgeht, hin zu Reifung, zu Selbständigkeit und der Fähigkeit, allein zu sein und endlich den eigenen Weg zu beginnen. Damit nähert sich der Mensch erneut dem Idealgefühl im Mutterleib, indem er sich mit einer größeren Schale dem Kosmos verbunden fühlt. Vgl. Symptom: Fühlt sich allein überall wohl, ob in großer, fremder Stadt oder freier Natur. In diesem Sinne können die Symptome, die wir unter Idealgefühl aufgeführt haben auch geheilte Symptome sein, nachdem der Mensch seinen Weg durch die leidvolle Erfahrung der Ablösung gegangen ist. Schließlich endet dieser Weg mit der letzten Ablösung im Tod, was sich in dem Prüfungssymptom von Prüfer (2 m) deutlich machte: Er mußte gegen Ende der Prüfung dauernd an den Tod denken und zweifelte in sich, ob eine eventuell nicht materialisierte Existenz nach dem Tod auch lohnend sein kann oder vielleicht langweilig und uninteressant ist. Aus der Prüfung (siehe oben) wie auch aus der klinischen Erfahrung hat sich Placenta als Arznei für Angehörige von Verstorbenen wie auch für Sterbende (klinische Beobachtung vgl. Fall finaler Zustand) bewährt. Ein Schlüsselsymptom für die Verordnung von Placenta ist Versorgen und Pflegen bis zur Erschöpfung aus idealem Antrieb.

/ 378

# Originale Prüfungssymptome

## Gemüt / Lebenssituation-Symptome
(geordnet nach essentiellen Grundlinien)

1. **Idealgeführ**

2. **Isolationsgefühl und Rückzug**

3. **Verwirrung, Aufregung und Angst**

4. **Beziehung und Ablösung anstelle von Nachfolge und Nachahmung, den eigenen Weg beginnen**

5. **Reifung zu Selbständigkeit und Alleinsein, eigener Weg**

## 1. Idealgefühl
(Zeit im Mutterleib)

- Fühlt sich sehr eins mit sich selbst, wie sie das nie kannte; sehr angenehmes Gefühl (12 w)
- Empfindet seine Lebensumstände und seine Umgebung z.B. Wohnung, Beziehung, Arbeitssituation als ideal. Jede Kleinigkeit, jede Einzelheit erfreut und paßt (1 m, 2 m)
- Insgesamt ein Gefühl, alles ist in Ordnung. Läßt sich nicht mehr in Streß bringen (5 m)
- Fühlt sich rund und kräftig (1 m, 10 w)
- Fühlt sich stabil, in Ordnung. Es ist in Ordnung mit dem, was ist (15)
- Zuversichtlich. Es ist alles so gut, wie es ist (4 w)
- Verlangen nach dem Genuß des Alleinseins (1 m, 2 m, 3 w)
- Fährt als Hebamme zu einer Geburt. Während der Fahrt singt sie Kinderlieder, die sie seit Jahrzehnten nicht gesungen hat (11 w)
- Schönes Gefühl, wenn Elternhaus im Schnee sieht (1 m)

**Enttäuschtes Idealgefühl**

- Ärgerlich, daß jemand anderer mehr geachtet wird als er. Er will die Nummer Eins sein oder garnicht. Alles oder nichts (1 m)

**Geheiltes Idealgefühl**

- Wenn es nicht so ideal läuft, kann er das so annehmen, daß der andere anders ist und fühlt sich nicht gleich mutterseelenallein. Zieht sich nicht gleich zurück auf einen vermeintlichen Rest der idealen Glückseligkeit, den es gar nicht gibt (1 m)
Kommentar: In dem Symptom scheint auf, daß die Placenta-

Krankheit zu einem großen Teil eine falsche Vorstellung und Sehnsucht nach idealen Zuständen ist.
- Nicht so verletzlich (4 w)

## 2. Isolationsgefühl und Rückzug

**Der enttäuschte Idealzustand führt zu Rückzug und folgender Isolation.**

- Fühlt sich zurückgezogen; fühlt sich allein, einsam, obwohl er weiß, daß Freund oder Freundin da ist (14 m)
- Hört, was das Gegenüber sagt, aber ist innerlich total weg (14 m)
- Gefühl, wie hinter Glas oder in einer Blase abgeschieden (14 m)
- Will sich nur zurückziehen, sich in eine Decke einwickeln (14 m, 4 w)
- Eine Hülle um sich, wohlig, wäre gut, sich engmachen, ein Schutz, faßt mit den Händen jeweils den anderen Oberarm (4 w)
- Augen wollen zufallen mit Traurigkeit (14 m)
- Will ruhig sitzenbleiben und schauen, jedes Gespräch ist zu viel (14 m)
- Der Auftrieb, dies und das noch zu machen, ist völlig unwichtig (14 m)
- Keine Lust auf Ausweitung, Bürgerinitiative, Politik. Die kleine Einheit, eigener Beruf, die Familie sind wichtig (4 w)
- Traut sich mutiger auftreten in der Öffentlichkeit (1 m, 2 m, 4 w)

**Geheiltes Isolationsgefühl**

- Prüferin kommt die Idee und Lust, etwas gemeinsames zu schaffen (12 w)

## 3. Verwirrung, Aufregung und Angst
(Ankündigung der Geburt, Advent, Weihnachten)

- Aufgeregt, verwirrt, nicht mehr bei sich (3 w)
- Total durcheinander, nicht richtig da (12 w)
- Fühlt sich wie unter Droge. Kann nicht kontrollieren, was abläuft in ihm (14 m)
- Unruhe, geht von einem Zimmer ins andere (6 m)
- Angst vor Herzkrankheit (1 m, 2 m)
- Furcht, sich niederzulegen und einzuschlafen aus Angst, aus dem Schlaf nicht wieder zu erwachen (2 m)

## 4. Beziehung und Ablösung anstelle von Nachfolge und Nachahmung, den eigenen Weg beginnen

**Die Placenta-Prüfung, wie auch die klinische Erfahrung am Patienten, haben uns gezeigt, daß Placenta eine Arznei ist, die die Ablösung von Idealvorstellungen ermöglicht. Sie kann in verschiedensten Beziehungen (Arzt-Patient, Mann-Frau, Frau-Frau, Mann-Mann, Sohn-Vater, Sohn-Mutter usw.) von nie zu erreichenden und enttäuschten Idealvorstellungen zu Ablösung bzw. Beziehung auf neuer, realer Grundlage führen. Sie führt dadurch zu freieren, gelasseneren und frustrationsresistenteren Beziehungen.**

- Die Prüferin kommt während der Prüfung zu dem für sie erleichternden Entschluß, daß sie kein viertes Kind mehr will. (18 w)
  Klinische Erfahrung: Einer Patientin mit den gleichen Zweifeln wurde ebenfalls klar, nach Placenta, kein Kind mehr zu wollen. Dieses Symptom bedeutet Ablösung vom Muttersein.
- Hält die Grenze zu geschiedenem Ehemann besser. Trifft klare Vereinbarungen mit ihm. Vor der Prüfung haben sie Grenzset-

zungen in Panik versetzt (12 w)
- Die Prüferin kann wieder einen freundschaftlichen Kontakt zu ihrer ehemaligen Intimfreundin aufnehmen, von der sie sich getrennt hat und auch getrennt bleiben will (13 w)
Klinische Erfahrung: Dieses Bedürfnis, einer alten, noch nicht völlig geklärten Beziehung noch einmal zu begegnen, verspürte ein Patient einige Tage nach der Einnahme von Placenta Q3. Das tat er mit dem Resultat großer Erleichterung.
- Spürt Erleichterung bezüglich der Trauer um ihren vor einem Jahr verstorbenen Ehemann, zwischendurch sogar ein Gefühl von Leichtigkeit und Freude (7 w)
- Fühlt sich freier in der Kommunikation. Kann leichter ein Gespräch beenden und gehen. Findet genau den Punkt, wann das Ende in einer Begegnung gekommen ist (1 m, 2 m)
- Spürt Fähigkeit zur Selbstbeschränkung und Fähigkeit, andere zu beschränken und zu konfrontieren mit dem, was man denkt, wie man ist; dadurch starke Lockerheit und Energie (1 m, 2 m)
- Muß nicht dauernd von seiner Frau gesehen werden (1 m)
- Muß nicht dauernd gesehen werden (1 m)
- Spürt, daß sie in der Begegnung ein bestehendes Problem ansprechen müßte, wenn möglich und sonst gehen müßte. Obwohl es nicht möglich ist, das Problem anzusprechen, bleibt die Prüferin, zieht sich zurück und geht innerlich weg (3 w)
- 35-jähriger Prüfer entwickelt extreme Wut gegen Einmischung der Mutter (2 m)
- Aggressiv gegen seinen Freund (6 m)
- Explodiert sofort, sehr gereizt (12 w, 6 m)
- Spürt als Mann in einer Gruppe von 7 Frauen plötzlich einen massiven inneren Druck und das Gefühl: "Ich muß weg" (2 m)
- Erlebt und durchschaut den depressiven Absturz seiner Patienten als unnötig bis geradezu lächerlich (2 m)
- Spürt eine bewußte Traurigkeit, daß er das Zusammensein und die Zusammenarbeit mit seinen besten Freunden nicht weiter intensivieren kann, daß es eine Grenze gibt, die Alleinsein und Alleinstehen bedeutet (1 m)
- Bereiter, Besorgungen für die Familie zu machen (1 m)

- Findet die Lebensweise und Arbeitsweise seiner Eltern im Gegensatz zu früher absolut nicht mehr nachahmenswert. Kann jetzt aber für seine Eltern den Christbaum besorgen und schmücken (16 m)
- Kann nach Placenta den Entschluß fassen, mit der gesamten Familie in das Haus seiner schwer pflegebedürftigen Mutter zu deren Versorgung zu ziehen (1 m, 4 w)
- Funktionalisierte Beziehung und Versorgung mit folgender Erschöpfung: Versucht, seine Arbeit, Familie, Frau im Wochenbett und Kinder rationell zu organisieren, um die Fülle der Aufgaben zu bewältigen, mit nachfolgender Erschöpfung (2 m)
Kommentar: Erschöpfte Mütter, Hausfrauen, erschöpfte, anämische Krebspatienten klinisch bestätigt.
- Gefühl, sie ist fertig, kaputt (18 w)
- Prüferin fällt auf, daß die Placenten der gebärenden Frauen sich während ihrer Prüfungsphase sehr schnell ablösten (11 w, Hebamme)

## 5. Reifung zu Selbständigkeit und Alleinsein, eigener Weg

- Gefühl von Autonomie und Selbständigkeit (3 w)
- Spürte eine Veränderung in sich wie eine Reifung, fühlt sich autonom (3 w)
- Gefühl der Autonomie und Selbständigkeit der Prüferin ist begleitet von dem Bild in die Wüste gehen zu müssen und zu können und das Alleinsein zu genießen (3 w)
- Macht jetzt Yoga und meditiert, was sie sich vorher nur vorgenommen hat (3 w)
- Fühlt sich sehr wohl, wenn allein und sucht das Alleinsein (1 m, 2 m, 3 w)
- Traut sich mutige Gedanken zu formulieren (1 m, 2 m)
- Fühlt sich allein überall wohl, ob in großer, fremder Stadt oder freier Natur; jeder Platz könnte ein Zuhause sein (1 m, 2 m)
- Gelöstes und kompetentes Auftreten (1 m, 2 m)

- Kann guten Kontakt zu Männern aufnehmen (1 m, 2 m)
- Traut sich mutiger auftreten in der Öffentlichkeit. (1 m, 2 m)
- Prüfer (2 m) fallen während der Prüfung dauernd Zwerge und kleine Männer auf.

Kommentar: Eine Patientin träumt während der Einnahme von Placenta von einer Bettwäsche mit dem Motiv von Schneewittchen und den sieben Zwergen.

**Lachen**

- Lustig, witzig (12 w, 1 m)
- Muß lachen (9 m, 1 m, 2 m)
- Depressive Stimmung der Prüferin schlägt in Richtung großer Freude um (7 w)

## Körperliche Symptome

**Kopf**
- Kopfschmerz seitlich, Schläfe links, drückend nach Nachmittagsschlaf (7 w)

**Gesicht**
- Druck auf Jochbein und Oberkiefer, wie eine Art Zusammenziehen, wie wenn Wasser im Mund zusammenläuft (11 w)
- Einriß im rechten Mundwinkel (2 w)

**Nase**
- Verstopfung der Nase ohne Schnupfen (12 w)
- Schnupfen, zuerst massive Absonderung aus den Choanen nachts, dann Absonderung vorne (2 m)
- Schnupfen: linkes Nasenloch, wässriges Sekret, ab und zu Niesen, Nasenschleimhäute angeschwollen (3 w)
- Schnupfen kommt nicht richtig durch (6 m)
- Nasenborken (2 m)

**Augen**
- Mitgenommenes Gefühl in den Augen (12 w)
- Lichtempfindlich, würde am liebsten die Augen geschlossen halten, weil es ihr zuviel ist, zu sehen (12 w)
- Augen schmerzen dumpf durch Sehen, Augen schließen bessert (12 w)
- Jucken rechter Lidrand, reibt und bekommt eitrige Konjunktivitis (14 m)

## Ohren
- Verstopfungsgefühl in den Ohren wie nach einem Höhenunterschied (12 w, 2 m, Prüfer 2 nur links)
- Sehr geräuschempfindlich (12 w)

## Mund
- Trockenheit der Unterlippe (10 w)
- Herpes in der Mitte der Unterlippe (etwas rechts), leicht schmerzhaft (10 w) (Diese Prüferin hatte 1 x in ihrem Leben Herpes nach Sepia-Gabe.)
- Mundtrockenheit (12 w)
- Zahnfleischbluten, abends beim Zähneputzen. (3 w)
- Spannung im Mund (11 w)
- Komischer Geschmack in Mund und Rachen, wie abgestanden (12 w)

## Hals
- Halsschmerzen (2 m, 3 w, 6 m, 18 w)
- Halsschmerz mit Trockenheitsgefühl (2 m, 3 w, 6 m)
- Halsschmerz mit Trockenheitsgefühl, daß kaum die Kehle feucht bekommt (3 w)
- Wundheit und Trockenheit, warm und kalt trinken bessert, warm noch besser (2 m, 3 w) Honig bessert (2 m)
- Halsschmerz beim Schlucken wie aufgerauht, wie feines Sandpapier, trinken bessert (3 w)
- Halsschmerz kratzend, rauh, brennend mit Trockenheitsgefühl, einschließlich Kehlkopf (6 m)
- Halsschmerz wie während letzter Schwangerschaft, beim Aufwachen mit Eiterklümpchen im Hals, im Lauf des Vormittags Besserung (18 w)

## Larynx und Trachea
- Stimme kreischt, begleitet von Erkältungssymptomen, wie im

Stimmbruch, geht hoch hinauf und plötzlich wieder runter. Die Stimme ist nahe am Versagen (2 m)
- In einer späteren Phase der Prüfung wird die Stimme tiefer, voller und runder, vor allem die Baßtöne beim Singen (2 m)
Kommentar: Dieses Symptom zeigt wieder das Thema der Ablösung. Stimmbruch als Zeichen der Pubertät heißt Lösung aus der Kindheit hin zum erwachsenen Mann.
- Larynx und Trachea schmerzhaft beim Husten, wie wund, schlechter nachts (2 m)
- Stimme rauh und dunkel (6 m)
- Trockenheitsgefühl im Hals und Kehlkopf (6 m)

**Brust**
- Herzschmerzen, stechend, an der Herzspitze (3 w)
- Druck am Brustbein (Innenseite), hält 3 Tage an. (10 w)
- Atembeklemmung (12 w)
- Gefühl, Brüste sind vergrößert, links deutlicher (3 w)
- Muß dauernd Schleim aus den Lungen hochräuspern (6 m)
- Unruhegefühl mit dem Gefühl, Herz schlägt schneller (9 m)

**Husten**
- Husten, schmerzhaft in Kehlkopf und Trachea, Wundschmerz, nachts schlechter (2 m)

**Magen**
- Aufstoßen, Geschmack wie faule Eier (2 m)
- Durst groß in Zusammenhang mit trockenen Lippen (6 m
- Magenschmerz ziehend, Prüferin hatte das während allen drei Schwangerschaften beim Liegen auf der linken Seite, wie wenn der Magen an seiner Aufhängung zerren würde; rechts liegen besser (18 w)
- Übelkeit nach dem Essen (6 m)
- Übelkeit durch Essen schlechter (6 m)

- Übelkeit steigt nach oben Richtung Brust (6 m)

**Verlangen:**
- Süßigkeiten (1 m, 2 m)
- Brot, Nudeln, Reis (viele Kohlehydrate), worauf Prüferin (3 w) ihre Gewichtszunahme zurückführte (3 w)

**Rectum**
- Diarrhoe (2 m, 11 w)
- Stürzende Entleerung (2 m)
- Gelb, wässrig, schleimig (2 m)
- Am Ende der Diarrhoe, Tenesmen, zuerst lustvoll drängend, dann schmerzhaft (2 m)
- Brennen und Stechen am Anus nach Stuhlgang (2 m)
- Konstriktionsgefühl im Anus nach Stuhlgang (2 m)
- Drängendes Bedürfnis zum Stuhlgang (2 m)
- Verstopfung (3 w, 12 w)
- Stuhlgang nur jeden 2. Tag (12 w)
- Drängendes Bedürfnis zum Stuhlgang (12w)
- Verstopfung mit dem Gefühl, sie muß auf die Toilette gehen, kann aber nicht (3 w)
- 1. Teil harter Stuhl, dann sehr heftige Entleerung, durchfallartig (12 w)

**Genitalien, weiblich**
- Schlechte Laune vor Menstruation unter Prüfung besser (3 w)
- Menstruation setzt 1 Tag verspätet ein (3 w)
- Dumpfe, schwermütige Stimmung während der Menstruation (3 w)
- Punktförmiger Schmerz im Uterus (Mitte Unterbauch) (4 w)
- Stechender Schmerz in der Gebärmuttergegend, der schnell wieder vergeht (18 w)

**Sexualität**
- Fühlt sich wie ein großes Wellenmeer ohne Körpergrenze, spürt mehr Hingabe bei sich, großes Wohlgefühl (13 w)
- Laszive Sexualität, sehr hingebungsvoll (13 w)

**Extremitäten**
- Zuckungen einzelner Muskelpartien, Gefühl zwischen Vibrieren und Zittern (3 w)
- Zuckungen, daß sich Arm oder Bein bewegt (3 w)
- Schmerzhafter, tiefer Einriß, blutend, am rechten Zeigefinger, 1. Glied (2 m)
- Schmerz Schulter, zieht vom Nacken über die Schulter beidseits, hat aber links begonnen (11 w)
- Schwäche der Knie morgens (2 m, 1 m)
- Muskeltonus im Nacken und in den Waden läßt nach. Gefühl, er braucht keine Haltearbeit zu leisten (1 m)
- Nägel: Weiche Fingernägel werden fester und härter (2 m)
- Unterarmschmerz durch Überanstrengung beim Kontrabaßspiel wird schlimmer (2 m)
- Schwere in den Händen (4 w)
- Ziehen in den Händen bis Ellbogen (4 w)

**Brustwirbelsäule:**
- Rückenschmerz (BWS) einschießend stechender Schmerz beim Durchatmen, muß eine schiefe Haltung einnehmen, aufgetreten nach Strecken im Bett morgens (14 m)

**Lumbalregion**
- Kälteempfindlichkeit der Lumbal- und Nierenregion, Kälte und Zug lösen sofort Kreuzschmerzen aus. (2 m) Der Prüfer kauft sich einen Angora-Rückenwärmer.
- Wärmegefühl, Leichtigkeit und Durchgängigkeit in der Nierengegend (9 m)

**Sacrum**
- Schmerz im Sacrum (12 w, 2 m)
- Schmerz Sacrum, Ileosacralgelenk (12 w, 2 m)
- Schmerz Sacrum auf Höhe 2. Sacral-Loch rechts, erstreckt sich teilweise über Glutaeus max. (2 m)
- Gefühl von Instabilität im Sacrum (12 w)
- Knirschen in den Ileosacralgelenken, wenn sie im Liegen das Becken Richtung Bett drückt (12 w)
- Durchhängen in der Hüfte und im Kreuz, strengt sich an aufzurichten, was gut tut (7 w)

**Allgemeinsymptome**

**Frostigkeit:**
- Innere Kälte mit Zähneklappern, mit dem Gefühl als müßten die Knochen klappern, jeden Abend (3 w)
- Kälte, als würde sie durch sie hindurchgehen, fühlt sich dabei schutzlos ausgeliefert (3 w)
- Innere Kälte kommt durch geringsten Anlaß (3 w)
- Extremer Frost und Gänsehaut am ganzen Körper (3 w)
- Plötzlicher Frost mit Zähneklappern (3 w)
- Leichter Anflug von Schüttelfrost, angespanntes Kältegefühl (3 w)

**Schwäche:**
- Schwäche morgens (2 m)
- Unheimlich müde und geschafft, Schlaf ist nicht erholsam (18 w)

**Energieschub:**
- Sehr fit morgens, obwohl nachts gearbeitet (10 w)
- Nachtarbeit als Hebamme ist besser verträglich (10 w)
- Empfindlichkeit gegenüber geopathischen Belastungen (2 m)
- Gewichtszunahme (3 w)

# Differentialdiagnosen

**Nähe Natrium muriaticum:** Wegen Folge von Partnerverlust, enttäuschte Liebe.
**Unterschied:** Haß bei Placenta, bezieht sich hauptsächlich auf Mutter, kein Vorwurf, kein Kränkungsthema.

**Nähe Sepia:** Wegen Überlastung durch Familienarbeit, viele Kinder, Ausgelaugtheit.
**Unterschied:** Placenta empfindet den Dienst an der Familie und an den Kindern sowie die Pflege als selbstverständliche oder sogar sehr schöne Aufgabe, die sie gerne macht. Sie ist nur erschöpft und keineswegs ärgerlich und launisch. Sie hat einen starken Kinderwunsch wegen der Sehnsucht nach dem Idealzustand der Familie und des Mutterseins.

**Nähe Cocculus:** Wegen Sorge und Auslaugung durch Pflege von Kranken, Nachtwachen, genervt dadurch. Placenta macht das gerne.

**Folgt gut auf Causticum:** Bei Behinderung und Lähmung. Durch folgendes Placenta wird behindertes Kind selbständiger.

**Nähe Calcium carbonicum:** Wegen Kindermittel, Liebesbedürftigkeit, Rundheit
**Unterschied:** Keine Sturheit

# Kasuistik

## Patienten zum Thema: Pflegen, Sorgen, Erschöpfung

**Diagnose:** Nasenverstopfung, Halsverschleimung mit Erstickungsgefühl, Ohrensausen, Erschöpfungszustand nach Pflege, schlimmer abends.

Frau mittleren Alters kommt wegen total verstopfter Nase beidseits, beginnend jeden Nachmittag bis Abend anhaltend. Hatte schon 5 Jahre lang nur im Sommer gegen Abend verstopfte Nase. Seit 2 Monaten auch im Herbst und Winter. Darüberhinaus beklagt sie Hustenreiz mit viel Schleim im Hals, auch abends schlimmer. Hat abends das Gefühl: "Wenn der Hals jetzt auch noch zumacht, muß ich ersticken." Dazu Ohrensausen, besonders, wenn 2 ihrer Kinder streiten. Dann gehen in den Ohren wie zwei Kapseln auf und es rauscht. Auch das wird generell abends schlimmer.

Abends ist sie völlig ohne Energie, dabei werden auch alle Symptome deutlich schlimmer. Bei Anstrengung keine Beschwerden. Sie weint, alles ist ihr zuviel. Sie hat 4 Kinder, arbeitet im Büro des Mannes. Sinn ihres Lebens sind die Kinder. Ein Kind hatte schon mehrere Herzoperationen, bei denen immer wieder unwahrscheinlich war, daß es überlebt. Vater kurz zuvor an Krebs gestorben. Während dessen Krankheit war sie die meiste Zeit bei ihm im Haus und hat zusammen mit ihrer Mutter diesen bis zu seinem Tod gepflegt, obwohl noch andere Geschwister da waren. "Das war eine schöne Aufgabe für mich und meine Mutter." Backt sehr gerne ihr Brot selbst. Viele Haustiere zu versorgen.

*Ergebnis:* Nach Placenta Q3: Nase sofort frei. Energie viel besser. Ohrensausen fast weg. Konnte jetzt am Grab des Vaters aus Trauer weinen, nicht aus Erschöpfung.

*Analyse:*
Die Patientin geht ganz in ihrer Sorge um andere Menschen auf. Sie ist die gute Hausfrau und Mutter, die für alle sorgt, bis zur äußersten Erschöpfung.

DD: Sepia: Erschöpfung durch Hausarbeit und Sorge um Kinder und Eltern könnte Sepia sein. Bei Placenta gibt es aber keinerlei Zurückweisung dieser Tätigkeiten. Insgesamt gab es in diesem Fall auch keine Anzeichen von Stase und auch keine Ärgerlichkeit, wie man sie oft bei Sepia findet.

**Diagnosen:** Halsschmerzen, Heiserkeit.
Eine Mutter bekommt Halsweh, besser bei warmem Trinken, und Heiserkeit, wobei ihre Stimme dauernd umschlägt, als ihr Sohn erneut mit Fieber anfängt. Dieser hatte in der Vorgeschichte mehrmals eine Pneumonie. Deswegen fährt ihr Schrecken und Angst in die Glieder, wenn er nur anfängt, Fieber zu bekommen.

*Analyse:*
Halsschmerz, besser durch warme Getränke, Heiserkeit mit Umschlagen der Stimme, Folge von Sorge um nächste Familienangehörige. Alle diese drei Symptome sind durch Placenta abgedeckt.

*Ergebnis:*
Auf Placenta sofortige Besserung der Halsschmerzen und Heiserkeit mit kieksender Stimme.

## Patient zum Thema finaler Zustand

**Diagnose:** Sterbender Patient mit massiver Blutung bei Oesophagus-Carcinom.
Patient leidet seit einem halben Jahr an Oesophagus-Carcinom. Seit 2 Monaten kann er nichts mehr essen und wird durch Infusionen sowie einen Schlauch über die Bauchdecke ernährt. Für den Patienten, der sich bereits im Endstadium seiner Erkrankung befindet, scheint das Ende gekommen zu sein, als das Carcinom plötzlich heftig zu bluten beginnt und das Blut schwallweise den Mund verläßt. Nach einigen Arzneien u.a. Carbo veg., die erfolglos blie-

ben, entschied ich mich für Placenta aufgrund meiner bereits vorgefaßten Idee, daß diese Arznei auch am Ende des Lebens bedeutsam sein könnte (Ablösung vom Leben) sowie aufgrund der Tatsache, daß Placenta und Nabelschnur auch eine intensive Verbindung zum Blut aufweisen.

*Ergebnis:*
Die Blutung stoppte innerhalb von 2 Minuten. Der Patient lebte noch 10 Tage bei gutem Wohlbefinden und schlief schließlich friedlich ein.

## Patientin zum Thema Schwangerschaftsübelkeit

Frau mittleren Alters in der 9. Woche ihrer Schwangerschaft. Sie hat ein Kind und hatte schon mehrere Abgänge. Wie in jeder Schwangerschaft leidet sie unter extremer Übelkeit während des ganzen Tages. Sie verspürt einen einschnürenden Druck außen am Hals während dieser Übelkeit. Begleitet wird das ganze von einer auffallenden Frostigkeit. Sie spürt einen Druck im Magen, als wenn sie etwas Falsches gegessen hätte.
Verschlimmerung dieser Übelkeit durch Sprechen, Geruch von Speisen und Autoabgasen, Parfüms. Seit ihrer ersten Schwangerschaft hat sie regelmäßig Übelkeit beim Autofahren.

*Ergebnis:*
2 Tage nach Placenta keine Übelkeit mehr. Die Patientin hatte eine normale Schwangerschaft ohne Übelkeit, ohne Geruchsempfindlichkeit und ohne Frühgeburtsbestrebungen.

*Analyse:*
Wie in der Prüfung fanden wir eine generelle Frostigkeit, Übelkeit und Magenprobleme in der Schwangerschaft, Verschlimmerung durch Reden, bei Abgängen oder Frühgeburtsbestrebungen wie in diesem Fall haben wir das Thema einer vorzeitigen Ablösung. Diese Symptome führten uns zur erfolgreichen Verordnung von Placenta.

Differentialdiagnose: Sepia, Colchicum:
Übelkeit in der Schwangerschaft, Abortus, Geruchsempfindlichkeit. Im Repertorium ist Colchicum unter Abortus nicht aufgeführt. Gegenüber Sepia bevorzugten wir Placenta, weil wir keinerlei Ablehnung der Mutterrolle bei der Patientin fanden.

## Patienten zum Thema: Anlehnungsbedürftigkeit, Weichheit, Weinerlichkeit

**Diagnose:** Rezidivierende Otitis media, lymphatische Schwerhörigkeit, rezidivierende Bronchitis, chronischer Schnupfen, Tonsillenhypertrophie mit kloßiger Sprache, Polypen, Schnarchen im Schlaf, rezidivierende Balanitis.
Kind, 5 Jahre, männlich, Beginn der Erkrankungen kurz vor der Geburt seiner zweiten Schwester.
Gemüt: Sensibel, wird krank, wenn die Geschwister krank werden, geht nicht aus sich heraus. Geschichten, die man ihm erzählt, müssen gut ausgehen. Bei Schmerz öfters ohnmächtig geworden. Angst vor Hunden. Sehr verletzlich. Läßt sich durch die Meinung anderer immer umstimmen. Bei Krankheit braucht er dauernde Sorge.
Aussehen: Als Baby rundlich. Jetzt noch immer teigige Gesichtszüge und blaß. Kopfschweiß nachts.
Verlangen: Extremes Verlangen nach Eiern, Gurken, Schokolade, Knödel und Nudeln.

*Analyse:*
Differentialdiagnose: Calc. carb.. Alle Symptome weisen auf Calc. carb., das er vom Kinderarzt schon öfter ohne Erfolg bekommen hatte. Für uns war es die Anpassungsfreudigkeit und Anlehnungsbedürftigkeit sowie die mangelnde Ablösung, die an Placenta denken ließen. Die Sturheit von Calc. carb. fehlte völlig.

*Ergebnis:*
Einen Monat nach Placenta-Gabe ist das Kind lebendiger und robuster. Die ganze Umgebung des kleinen Patienten bemerkte, daß er sich völlig verändert hat, von einer babyartigen Erscheinung zu einem reifen Vorschulkind. Keine Infekte mehr. Tonsillen noch vergrößert, Sprache noch kloßig. Nach 4 Monaten: Das Schnarchen ist völlig weg. Keine kloßige Sprache mehr, keine Infekte, keine Balanitis. Mutter stellt fest, er ist wesentlich selbstbewußter. Beobachtungszeitraum: 3 Jahre

**Diagnosen:** Morgendliche Übelkeit mit Bauchschmerzen um den Nabel, Schulunwilligkeit.
11 Jahre alter Junge mit morgendlicher Übelkeit, leichte Bauchschmerzen um den Nabel, der nicht in die Schule will und weint mit Vorwürflichkeit, weil man sich in der Familie und insbesondere von seiten der Mutter viel zu wenig um ihn kümmert.

*Ergebnis:*
Nach Placenta Q3-Gabe sagt er am folgenden Tag das Wort Mutter in zwanzig verschiedenen Formen immer wieder zu seiner Mutter und wollte die folgenden 4 Tage nur noch im Bett der Mutter schlafen (Erstreaktion). Die Bauchschmerzen sind seitdem nicht mehr aufgetreten und er geht deutlich mehr zu Freunden aus dem Haus. Als er einen Monat später erfährt, daß die Mutter wahrscheinlich schwanger ist, weint er nur noch und will wieder nur noch bei der Mutter schlafen. Auf Placenta beides wieder prompt in Ordnung.

**Diagnose:** Otitis media.
6 Jahre alter Junge leidet an Otitis media links. Seit 4 Wochen nach einer Windpockenerkrankung ist das Kind allgemein reduzierter, müde, irgendwie kränklich. Das Kind klagt über Ohrenschmerzen links, ist durst- und appetitlos mit roten Backen und Fieber. Die Mutter schildert das Kind jetzt als weinerlich, ruhig, schläft den ganzen Tag.
Als ich das Ohr untersuchen will, schmiegt es sich noch mehr an

die Mutter an und signalisiert weinerlich abwehrend, daß es die Untersuchung nicht will.

*Analyse:*
Wegen der Weinerlichkeit und Trostbedürftigkeit, sowie der Durstlosigkeit verordnete ich zuerst Pulsatilla ohne Erfolg. Wegen der intensiven Zuwendung zur Mutter hin, kein anderer durfte ihn berühren, sowie der bereits mehrmals geheilten Otitis media bei Kindern durch Placenta, verordnete ich diese Arznei in Q6 in mehreren Gaben.

*Ergebnis:*
Das Kind erholte sich schnell, die chronische Kränklichkeit nach Windpockenerkrankung verschwand ebenfalls.

**Diagnose:** Akuter, fieberhafter Infekt.
Zweijähriges Mädchen leidet seit 4 Tagen, nachdem aus dem Urlaub zurückgekommen war, an verstopfter Nase, eitrigem Auge, Fieber, Weinerlichkeit und will nur auf dem Bauch schlafen. Als ich das Kind untersuchen will, die gleiche weinerliche Abwehr wie im vorigen Fall. Die Mutter beklagt den Kampf mit dem Eingewöhnen hier in Deutschland nach dem schönen Urlaub. "Alles ist so hart hier, der Urlaub war ideal."

*Analyse:*
Das Gemüt des kleinen Patienten sowie die allgemeine Stimmung in der Familie: "Traurig über den Verlust des Idealzustandes Urlaub" leiteten mich bei der Verordnung von Placenta.

*Ergebnis:*
Eine Gabe Placenta 200 mit 3 folgenden Auflösungen in Wasser brachten schnelle Besserung.

## Patienten zum Thema Ablösung

**Diagnosen:** Otitis media, Verweigerung fester Nahrung.
16 Monate alter Junge, wacht alle 2–3 Stunden mit Hunger in der Nacht auf und braucht pro Nacht 2 ganze Breifläschchen. Überhaupt ißt er bisher nichts Festes. Er trinkt nur seine Dinkelbrei-Fläschchen oder er will morgens noch gestillt werden. Er ist eher vorsichtig, mit weichen, flaumigen Gesichtszügen, abwartend. Spielt gerne alleine, kapiert schnell.

*Ergebnis:*
Er bekommt Placenta C 30 und am selben Abend fängt er noch an, Festes zu essen und hört definitiv sofort auf, am Tag Fläschchen zu trinken, zum völligen Erstaunen der Eltern, die das schon seit mehreren Monaten bei ihm einführen wollten.
Ein Jahr später bringt ihn die Mutter mit akuter Ohrenentzündung. Das rechte mehr als das linke Trommelfell ist gerötet. Auffallend ist seine ausgeprägte Anhänglichkeit an die Mutter. Sie muß alles für ihn machen. Er genießt es und will es, daß sie für ihn Äpfel reibt usw.. Auf Placenta sofortige Besserung der Otitis, 1 ½ Jahre später sofortige Heilung auch einer anhaltenden Bronchitis.

*Analyse:*
Der Fall spricht für sich.


**Diagnose:** Neurodermitis.
Junge Frau, die seit 2 Monaten an Neurodermitis an Ellbeugen und Hals leidet. Der Beginn der Erkrankung fällt mit dem Wechsel in eine Internatsschule zusammen. Sie sagt, dort gehe es ihr bis jetzt gut. Durch die mögliche Trennung der Eltern, wobei die Mutter, zu der sie ein intensives Verhältnis hat, evtl. weiter wegziehen könnte, fühlt sie sich sehr belastet.
Wesen: Sportlich, ehrgeizig, sehr gewissenhaft, versucht immer, alles sehr gut zu machen.

*Analyse:*
Ablösungskrise durch Internatsschule, Angst vor Verlust der Familie und vor allen Dinge der Mutter führten mich zur Idee, in diesem Falle Placenta zu verordnen. Zuvor wurde die Patientin erfolglos mit Nat-m. behandelt. Nach Placenta Q6 jeden 2. Tag 3 Tropfen vollständige Heilung.

**Diagnosen:** Asthma, Hypermenorrhoe.
Patientin leidet seit einem halben Jahr an Atemnot, seit einem Monat zusätzlich Husten. Verstärkte Menses-Blutungen. Sie muß immer wieder tief durchatmen und seufzen. "Wenn's nur leichter würde." Die Patientin gibt an, daß sie so sehr unter der Eifersucht ihres Mannes leide, die sie unheimlich einschränkt, in dem, was sie will. Andererseits aber ist für sie das Wichtigste die Familie und die Geborgenheit, die sie daraus schöpfen möchte. So fühlt sie sich in dem Zwiespalt, einerseits sich nicht mehr anpassen zu wollen, andererseits aber doch viel Geborgenheit zu bekommen. Sie hat in der frühen Jugend ihre Mutter durch eine Krebserkrankung verloren, zu ihrer Stiefmutter keinen Kontakt gefunden. Sie fühlt sich innerlich wabbelig, ohne Kern, andererseits aber mit einer großen Last auf den Schultern.

*Analyse:*
Der Konflikt der Patientin zwischen dem Wunsch nach intensiver Geborgenheit einerseits und dem Wunsch nach Ablösung und sich nicht in jedem Punkt anzupassen, brachten die Idee zur Verordnung von Placenta.

*Ergebnis:*
Nach Q3 "Dieses Medikament war der Wahnsinn. Ich fühle mich so stabil. Dieses wabbelige Puddinggefühl ist weg." Die Patientin spürt nur noch etwas Atemnot, wenn sie sich vermehrt anstrengt. Die Menses-Blutungen sind normal. Bemerkenswert ist auch, daß mit ihrer Heilung gleichzeitig die Eifersucht ihres Ehemannes nachläßt.
Differentialdiagnose: Ignatia, Nat-m., Kal-c..

Das Seufzen, der stille Kummer, die Tendenz, sich selbst zurückzunehmen, könnten Ignatia sein. Der frühe Verlust ihrer Mutter, die Furcht, zu verletzen oder verletzt zu werden in ihrer Partnerschaft, könnten Symptome von Nat-m. sein. Das auffallendste und deutlichste Problem aber war, daß die Patientin nicht in der Lage war sich zu lösen und sich frei zu bewegen. Für die Verordnung von Kal-c. vermißten wir die hysterische und starre Seite dieses Mittels.

Asthma und Hypermenorrhoe seit 3 Jahren geheilt.

# Aktuelle Neuauflagen von Gerhard Risch

## Der sanfte Weg
Eine Information über
Homöopathie für jedermann
1994, 117 Seiten, kart. DM 19,80

Dieses Büchlein möchte in einer Zeit, in der die offizielle Medizin immer entmenschlichter und risikoreicher wird, einen anderen Weg zur Heilung der meisten Krankheiten zeigen, der menschlich, individuell und »sanft« ist und der sich in seiner Wirksamkeit nicht zu verstecken braucht. In allgemeinverständlicher Form werden dem medizinischen Laien die Grundprinzipien der Homöopathie erklärt, damit er sich ein eigenes Bild von der »Medizin der Zukunft« – wie sie von ihren Anhängern gern genannt wird – machen kann.

* * *

## Homöopathie ist (k)eine Kunst
Kurzlehrgang über Homöopathie
1994, 152 Seiten, kart. DM 24,80

Der medizinisch Interessierte, der nach wirksamen Alternativen zur offiziellen Medizin sucht, wird durch dieses Büchlein in die ersten Schritte homöopathischer Therapie eingeführt. Dieses Heilsystem, das sich nach strengen Gesetzen richten muß, kann nur von dem wirksam ausgeübt werden, der diese Gesetze kennt und ihre Anwendung beherrscht. Es wird in möglichst verständlicher Weise eine »Grundausstattung« geboten, auf der sich dann ein weiteres Studium aufbauen kann.

Verlag Müller & Steinicke München

Johannes Schaeuble
# Homöopathie-Fibel
Malbuch homöopathischer Mittelbilder

2. völlig neugestaltete Auflage 1990, 64 Seiten, 34 vierfarbige homöopathische Mittelbilder in DIN A6-Format mit jeweils zum Mittelbild gehörendem Text, gegenüberliegend den entspechenden schwarz-weiß- Abbildungen zum Selbstausmalen.

*Querformat DIN A4, Spiralheftung, DM 45.–*

Die zeichnerische Darstellung eines homöopathischen Mittelbildes will nicht mehr sein, als eine Skizze einiger typischer Merkmale eines Mittels, so daß der Anfänger sich ein erstes Bild von einem Mittel machen kann. Da gegenwärtig Computerprogramme, die die Riesenmenge der Symptome und Modalitäten der Mittel enthalten, zusammen mit langen Fragebögen die klassische Repertorisierungskunst und Mittelwahl revolutionieren, können die zeichnerisch dargestellten Mittelbilder eine wichtige Rolle spielen.

Friedrich Ritzer
# Heilung durch Ähnlichkeit
in homöopathischer und theologischer Sicht

*1990, 128 Seiten, 4 Abbildungen, kartoniert, DM 29.80*

Der Autor stellt in seiner Dissertation eine Verbindung zwischen Theologie und homöopatischer Medizin her. Zweifellos eröffnet diese Arbeit einen originellen Ansatz, die verschiedenen therapeutischen Bemühungen in Theologie, Psychologie und Medizin zu einem gemeinsamen Verständnis zu führen, in ihrer Sorge um die Heilung des Menschen.

 Verlag Müller & Steinicke München